Prof. Dr. Manuel Pinto Coelho

ÄLTER WERDEN OHNE ZU ALTERN

Bibliografische Information der Deutschen Nationalbibliothek
Die Deutsche Nationalbibliothek verzeichnet diese Publikation in der Deutschen Nationalbibliografie. Detaillierte bibliografische Daten sind im Internet über http://dnb.d-nb.de abrufbar.

Für Fragen und Anregungen:
info@rivaverlag.de

Wichtiger Hinweis
Dieses Buch ist für Lernzwecke gedacht. Es stellt keinen Ersatz für eine individuelle medizinische Beratung dar und sollte auch nicht als solcher benutzt werden. Wenn Sie medizinischen Rat einholen wollen, konsultieren Sie bitte einen qualifizierten Arzt. Der Verlag und der Autor haften für keine nachteiligen Auswirkungen, die in einem direkten oder indirekten Zusammenhang mit den Informationen stehen, die in diesem Buch enthalten sind.

1. Auflage 2019
© 2019 by riva Verlag, ein Imprint der Münchner Verlagsgruppe GmbH
Nymphenburger Straße 86
D-80636 München
Tel.: 089 651285-0
Fax: 089 652096

Die portugiesische Originalausgabe erschien 2015 bei Prime Books, Ltd., unter dem Titel *Chegar novo a velho*. © 2015 by Manuel Pinto Coelho. All rights reserved. Dieses Werk wurde vermittelt durch Maria Pinto Peuckmann, Literary Agent, World Copyright Promotions.

Übersetzung: Martin Rometsch
Umschlaggestaltung: Manuela Amode
Umschlagabbildung: shutterstock/LedyX
Satz: Daniel Forster, Belgern
Druck: GGP Media GmbH, Pößneck
Printed in Germany

ISBN Print 978-3-7423-0707-1
ISBN E-Book (PDF) 978-3-7453-0297-4
ISBN E-Book (EPUB, Mobi) 978-3-7453-0298-1

Weitere Informationen zum Verlag finden Sie unter:

www.rivaverlag.de

Beachten Sie auch unsere weiteren Verlage unter www.m-vg.de.

Prof. Dr. Manuel Pinto Coelho

ÄLTER WERDEN OHNE ZU ALTERN

Ein Arzt verrät innovative Anti-Aging-Strategien, um die biologische Uhr zurückzudrehen

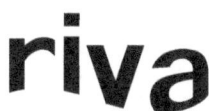

INHALT

Ich widme dieses Buch ...

*... der Beseitigung des Unwissens als Wurzel großen Leides.
Denn wenn die Schulmedizin alternative Methoden nicht trotz
aller wissenschaftlichen Beweise so hartnäckig ignorieren würde,
könnten viele Krankheiten heute bereits geheilt sein.*

*... meiner süßen Frau Daiana, die immer für mich da ist und mir
half, dieses Buch kritisch durchzusehen, meiner Familie, meinen
Patienten, von denen ich in meiner langen Laufbahn so viel gelernt
habe, sowie meinem Sohn Bernardo, dessen außergewöhnliches
Leben mich dazu inspiriert hat, neue Wege zur Linderung des
Leidens zu suchen.*

VORWORT

Wir sind immer beschäftigt, haben es immer eilig. Wir beginnen und beenden unseren Tag, ohne auf unseren Körper zu hören, ohne auf die Warnsignale zu achten, die uns auffordern, das Tempo zu drosseln, einen anderen Weg zu gehen, Schutzmaßnahmen zu ergreifen oder eingefahrene Gewohnheiten zu ändern. Wir gestatten uns viel zu selten kleine, gesunde Gesten, die das Wohlbefinden fördern und uns zufrieden zum Lächeln bringen.

Wir hören andauernd, das Leben bestehe aus tausend »kleinen Dingen«, die so unglaublich wichtig seien. Nun, ich wage zu behaupten, dass dieses Buch ein »großes Ding« ist, denn es kann Ihr Leben ändern!

Auf den folgenden Seiten zeigt uns Professor Manuel Pinto Coelho klar und fundiert, wie wir gesünder leben, unser Wohlbefinden steigern, unsere ganze Lebensqualität erheblich verbessern und gesund altern können. Dieses nützliche Buch stellt alle Behauptungen über die vielen »einzig richtigen Therapien« infrage, die wir ständig vorgestellt bekommen. Keine von ihnen sagt uns, wie wir gesund bleiben und Krankheiten wirklich vorbeugen können.

Krankheiten dürfen nie über die Gesundheit siegen! Das dürfen wir in unserem täglichen Leben nie vergessen.

Ein bekanntes chinesisches Sprichwort gibt uns einen grundlegenden Rat: »Glaube nie alles, was du hörst, und sprich nie alles aus, was du glaubst.« Ja, manchmal sollten wir innehalten und in Ruhe über alle »unbestreitbaren Tatsachen« nachdenken, die unsere Gesundheit und unser Wohlbefinden betreffen. Vor allem müssen wir die Behauptung hinterfragen, für die Gesundheit sei es am wichtigsten, Krankheiten zu *therapieren* – und das sei nur mit Medikamenten und Chemie möglich.

Professor Pinto Coelho hilft uns zu verstehen, dass es wichtiger ist, auf natürliche Weise die Gesundheit zu *erhalten*. Dies gelingt, indem wir auf unseren Körper hören, gesund leben und essen und die richtigen Nahrungsergänzungsmittel zu uns nehmen.

Wie man ein glückliches, gesundes und lebenswertes Leben – auch im Alter – führen kann, ist kein Staatsgeheimnis und man braucht auch keine ausgeklügelten chemischen Rezepturen dafür.

Das Geheimnis liegt in den folgenden Seiten.

Prof. Dr. Paulo Maló, Zahnarzt

EINFÜHRUNG

»Klasse, Manuel. Mir gefallen deine Erklärungen und all die Themen, die du angesprochen hast. Aber ich konnte mir nicht alles merken. Wir sollten ein Buch zu diesem Thema herausbringen. Eigentlich sind wir dazu sogar moralisch verpflichtet. Die Menschen ruinieren ihre Gesundheit, nur um die Profite der Pharmaindustrie zu vergrößern! Das ist eine Schande.« Das sagte mein Freund Jaime Cancela de Abreu, ein echter Gourmet und der Verleger dieses Buches, am 17. Juni 2015 – einen Tag nach einem herrlichen Essen, das er zur Freude seiner Frau zubereitet hatte.

Ich stimme ihm zu (abgesehen von seinen etwas übertriebenen und schmeichelhaften Bemerkungen), und da ich einen guten Freund nicht enttäuschen möchte, habe ich dies Buch geschrieben. Es enthält einige wenig bekannte Methoden, die uns helfen, Krankheiten vorzubeugen. Das ist zumindest ein ehrlicher, vielleicht sogar grundlegender Weg, das Leben der Menschen zu verbessern und sie vor den Gefahren einer ungesunden Lebensweise zu warnen. Ich möchte in diesem Buch klare und präzise Informationen vermitteln über zahlreiche wirksame lebensrettende Methoden, die einige Ärzte nicht akzeptieren beziehungsweise anwenden, obwohl sie wissenschaftlich gut begründet sind.

Penicillin ist ein gutes Beispiel. Dr. Alexander Fleming entdeckte es im Jahr 1928 und veröffentlichte seine Befunde im folgenden Jahr im *British Journal of Experimental Pathology*. Die Ärzte begannen jedoch erst 1941, Patienten mit diesem lebensrettenden Medikament zu behandeln, und der Allgemeinheit kam das Penicillin erst 1946 zugute. Das bedeutet, dass Millionen Menschen unter bakteriellen Infektionen leiden und an ihnen sterben mussten, obwohl es bereits ein Heilmittel gab, über das eine angesehene medizinische Zeitschrift berichtet hatte. Achtzehn Jahre lang mussten Millionen Menschen ihre Angehörigen an Krankheiten leiden und sterben sehen, die man mit Penicillin hätte heilen können. Fleming erhielt 1945 den Nobelpreis.

Leider sind wir heute Zeugen eines ähnlichen Vorgangs, der in diesem Fall das Meerwasser betrifft. Der französische Wissenschaftler René Quinton (das in Apotheken erhältliche Quinton-Plasma ist nach ihm benannt) erfuhr vor über 100 Jahren von der therapeutischen Wirkung des Meerwassers. Es kann Blutplasmatransfusionen ersetzen, weil beide die 118 Mineralien und Spurenelemente der Periodentabelle in gleicher Zusammensetzung enthalten. Dennoch wurden diese Erkenntnisse bisher in der Öffentlichkeit und unter den Medizinern nicht weiter diskutiert. So wird die Gesundheit von Menschen auf der ganzen Welt geschädigt, die leicht Zugang zu Meerwasser hätten.

Die Wissenschaft muss die Öffentlichkeit über wirksame und verfügbare Therapien informieren, damit wir Alterskrankheiten besser behandeln und einen vorzeitigen Tod verhindern können. Das spart auch öffentliche Gelder ein, denn wie wir alle wissen, belasten Alterskrankheiten die Staatskasse erheblich.

Und wir müssen uns in erster Linie um unsere Gesundheit kümmern, nicht um Krankheiten. Wir müssen den Körper mit allen notwendigen Nährstoffen versorgen, damit er seine rund zehn Billionen Zellen erhalten und stärken kann. Nur wir selbst können dazu beitragen, Krankheiten vorzubeugen, indem wir dem Körper alles geben, was er braucht.

Unsere Zellen haben eine begrenzte Lebenszeit und erneuern sich regelmäßig. Der Darm regeneriert sich alle drei Tage, die Zellen der Netzhaut alle zehn Tage. Leber, Milz, Pankreas und Lungen erneuern sich alle 300 bis 500 Tage, das Skelett alle zehn Jahre. Wir werden krank und alt, weil eine unausgewogene und mangelnde Nährstoffversorgung unsere Organe davon abhält, sich vollständig zu regenerieren. Aber dagegen können wir etwas tun.

Um gesund alt zu werden, müssen wir lernen, gut für unseren Körper, unsere Seele und unseren Geist zu sorgen und so Krankheiten zu verhindern. Es ist eine Tatsache, dass wir gesünder altern können. Heutzutage ist es statistisch betrachtet sinnlos, sich auf Krankheiten zu konzentrieren anstatt auf unsere Gesundheit.

Wie erschreckend, dass unsere Kinder zum ersten Mal in der Geschichte der Menschheit kürzer leben werden als wir, ihre Eltern. Sie haben zwar viel mehr Möglichkeiten, aber eine geringere Lebenserwartung.

Die Wissenschaft hat bewiesen, dass eine gesunde Lebens- und Ernährungsweise die Alterung und Krankheiten verhindern, verzögern oder sogar rückgängig machen beziehungsweise heilen kann. Wir alle müssen altern, aber wir müssen dabei nicht krank werden. Nicht das Alter ist unser Feind. Vielmehr sind die Hauptprobleme unsere Ernährung, Bewegungsmangel und das Absinken der Hormonspiegel – natürlich ganz zu schweigen von Zigaretten, Alkohol und anderen Drogen, vor denen wir längst gewarnt wurden. Der Körper reagiert ziemlich empfindlich auf die Angriffe, denen wir ihn mit Fabriknahrung, Zucker, glutenhaltigem Getreide, Margarine, Kasein, quecksilberhaltigen Amalgamplomben sowie Fluor im Trinkwasser und in Zahncremes aussetzen.

Um die Kluft zwischen den neusten Forschungsergebnissen und der schulmedizinischen Praxis zu überbrücken, müssen wir unser Gesundheitssystem revolutionieren. Wir brauchen neue Präventions- und Behandlungsstrategien, mit denen wir ernste Probleme wie Autoimmunkrankheiten, neurodegenerative Erkrankungen und Krebs verhindern oder gar heilen können. Das moderne Gesundheitssystem stellt uns zwar ein gewisses Sicherheitsnetz zur Verfügung, doch dies versagt oft, wenn ein Genesungsprozess oder das Abklingen einer Krankheit sehr lange dauert. Das kostet viele Menschenleben.

Dieses Buch will einer breiten Öffentlichkeit neue Methoden der Krankheitsvorbeugung und -behandlung vorstellen, und zwar auf der Grundlage der aktuellen wissenschaftlichen Literatur und natürlich auch meiner beruflichen Erfahrungen. Es verfolgt das Ziel, eine gesündere und besser informierte Gesellschaft hervorzubringen. Ich möchte nicht weniger, als den Leserinnen und Lesern helfen, ihre Gesundheit selbst in die Hand zu nehmen.

KAPITEL 1

ANTI-AGING-MEDIZIN

Im Jahr 1903 sagte Thomas Edison (1847–1931) voraus: »Künftige Ärzte werden keine Medikamente verordnen, sondern den Patienten beibringen, sich um ihren Körper zu kümmern und sich gesund zu ernähren, und sie werden die Patienten über die Ursachen der Krankheiten und die entsprechenden vorbeugenden Maßnahmen unterrichten.«

Dem stimme ich uneingeschränkt zu.

Claude Bernard (1813–1878) war ein Gegner der »Keimtheorie« seines Landsmannes und Freundes Louis Pasteur, der eine völlig andere Meinung vertrat, was die Ursachen und die Behandlung von Krankheiten betraf. Bernard unterstrich die Bedeutung des »inneren Milieus« und der Homöostase: »Die Konstanz des inneren Milieus ist die notwendige Voraussetzung für ein freies und unabhängiges Leben.«

Es ist bemerkenswert, dass Pasteur die fundamentale Wahrheit dieses Ansatzes erkannte und auf seinem Sterbebett erklärte: »Bernard hatte recht. Die Mikrobe ist nichts. Das Milieu ist alles.«

Für Claude Bernard waren Gesundheit und Widerstandskraft die Grundlagen des homöostatischen Gleichgewichts im inneren Milieu. Diese Überzeugung setzt sich heute immer mehr durch. Sie war jahrtausendelang die Basis der indischen und chinesischen Medizin und bildet heute das Fundament der orthomolekularen, integrativen und funktionellen Medizin. Dieser Ansatz geht davon aus, dass Lebensweise, Umwelt, Ernährung, körperliche Bewegung und Freizeitgestaltung unsere Gesundheit sowie das seelische und spirituelle Wohlbefinden beeinflussen. Die Schulmedizin versucht hingegen im Einklang mit Louis Pasteurs Theorie, mit Medikamenten die Krankheitsursachen zu bekämpfen und die Gesundheit zu fördern. Das geschieht unter gigantischen Kosten, zur Freude der Pharmaindustrie.

Wir wollen die »Keimtheorie« nicht ignorieren – immerhin haben Antibiotika und Impfstoffe Millionen Menschen das Leben gerettet –, aber es ist wichtig, Bernards Erkenntnisse wieder anzuwenden und entschiedener nach einem inneren Gleichgewicht, der Homöostase, zu streben.

Die Medizin muss sich auf die Bedürfnisse der Patienten konzentrieren und sich auf wissenschaftliche Befunde stützen, wann immer es möglich ist, um Krankheiten zu beseitigen. Wichtiger noch: um Patienten zu optimaler Gesundheit zu verhelfen, ihren Alterungsprozess zu verlangsamen und sogar teilweise umzukehren, die Sterblichkeit zu verringern und das Leben zu verlängern.

Vorbeugung ist die beste Therapie.

WIR STERBEN NICHT – WIR BRINGEN UNS UM

Die Anti-Aging-Medizin strebt ein neues, integriertes Gesundheitsmodell an, das auf dem Wissen und der Weisheit basiert, die wir im Laufe vieler Jahre erworben haben. Sie will

- Menschen jeden Alters zu optimaler Gesundheit und optimalem Wohlbefinden verhelfen,
- nach Gesundheit streben und außerdem Krankheiten behandeln,
- den Menschen zeigen, wie sie älter werden können, ohne zu altern, damit sie bis zum Schluss so jung wie möglich bleiben.

Mit jeder Umkreisung der Sonne durch die Erde werden wir alle im gleichen Maße älter. Biologisch betrachtet altern Menschen jedoch unterschiedlich. Bei manchen Menschen treten frühzeitig Alterserscheinungen auf, zum Beispiel Muskelabbau, Herz- und Gefäßschäden, Immunschwäche, Gelenkbeschwerden, Entzündungen, Gedächtnisschwäche und andere Gehirnstörungen sowie sexuelle Probleme. Genetiker sind der Meinung, dass wir 120 bis 130 Jahre alt werden können, und doch sterben die Menschen durchschnittlich mit 78 Jahren. Woher kommt diese große Differenz?

Die Antwort lautet: Schuld sind chronische Entzündungen und bestimmte Aspekte der Genexpression. Mit anderen Worten: Wir können im Alter gesund bleiben, wenn wir unsere Alterungssoftware updaten.

Im Gegensatz zur akuten Entzündung ruft die chronische Entzündung erst dann Symptome hervor, wenn ein Organ oder System eine Funktion verliert. Erst dies führt zu einer offensichtlichen Krankheit. Bis zu diesem Punkt bleibt der Prozess jedoch unbemerkt. Er kann die Gewebe also während eines sehr langen Zeitraumes schädigen.

Die Genexpression können wir selbst beeinflussen, zum Beispiel durch unsere Ernährung, die Reduzierung von Toxinen (Giftstoffen), körperliche Bewegung, Hormontherapien, Nahrungsergänzungsmittel, Stressabbau und andere Aspekte unserer Lebensweise. Wir alle können verhindern, dass vorhandene negative Geninformationen umgesetzt werden, indem wir die richtigen Maßnahmen treffen. Auf diese Weise können wir die Alterung bremsen. Anti-Aging-Experten empfehlen eine sorgfältige und umfassende Herangehensweise, die sich auf acht Pfeiler stützt (dazu gehört auch die Gewichtsabnahme, da niemand mit hohem Gewicht ein hohes Alter erreichen kann). Ich werde diese acht Pfeiler, die auf dem modifizierten Modell von Graham Simpson beruhen, weiter unten genauer beschreiben. Dies sind die Ziele eines Anti-Aging-Programms:

- Verringerung des Taillenumfangs bei Männern: unter 100 Zentimeter
- Verringerung des Taillenumfangs bei Frauen: unter 90 Zentimeter
- Verringerung des Körperfettanteils bei Männern: unter 20 Prozent
- Verringerung des Körperfettanteils bei Frauen: unter 28 Prozent
- Absenkung des Nüchternblutzuckers: unter 85 mg/dl
- Absenkung des Insulinspiegels: unter 7 mU/l (U steht für Enzymeinheit)
- Absenkung des HbA1c-Spiegels (»Langzeit-Blutzucker«): unter 5 Prozent
- Absenkung des CRP-Spiegels (CRP steht für C-reaktives Protein, ein Entzündungsmarker): unter 0,5 mg/l
- Absenkung des Verhältnisses von Triglyceriden zu HDL: unter 2 (HDL ist das »gute Cholesterin«)
- Absenkung des LDL-Spiegels (»schlechtes Cholesterin«): unter 190 mg/dl
- Absenkung des LDL/HDL-Verhältnisses: unter 3,5
- Absenkung des Triglyceridspiegels: unter 150 mg/dl
- Absenkung des Harnsäurespiegels: unter 5,5 mg/dl
- Absenkung des Ferritinspiegels: unter 200 ng/dl
- Absenkung des Homocysteinspiegels: unter 8 µmol/l

- Optimierung jedes Hormons (der DHEA-Wert muss zum Beispiel 20 Prozent des Cortisolwertes betragen)
- Wenn der Kalzium-Score positiv ist, muss man ihn jedes Jahr um etwa 15 Prozent senken.
- Jährlich weitere Absenkung des kardiometabolischen Scores

Warum müssen wir den Kalzium-Score messen und das Herz untersuchen lassen? Nun, wenn wir ein Auto in die Werkstatt zum Kundendienst bringen, wollen wir wissen, ob in mechanischer Hinsicht alles in Ordnung ist. Wir vertrauen darauf, dass die Mitarbeiter der Werkstatt jeden Teil unseres kostbaren Gefährtes prüfen, und wir freuen uns, wenn wir erfahren, dass sie keine Fehler entdeckt haben. Wenn wir unser Auto abholen, erklärt uns der Meister, was wir tun sollen, um es instand zu halten: Wir dürfen den Motor nicht extrem belasten und wir müssen den Reifendruck und den Ölstand jeden Monat prüfen, damit unser teures Auto noch mehrere Jahre durchhält. Am liebsten hören wir, dass keine Schäden vorliegen, die Probleme in der Zukunft erwarten lassen.

Das Herz und die Gefäße sind im Laufe unseres Lebens immer wieder gefährdet. Bei Männern über 45 und Frauen über 55 ist das Risiko für Herzkrankheiten erhöht. So wie ein Auto während seines »Lebens« mehrere Inspektionen mitmachen muss – je nachdem, wie viele Kilometer wir mit ihm gefahren sind –, müssen auch wir uns altersentsprechend inspizieren und alle Organe und unser gesamtes System untersuchen lassen.

Wie wir noch sehen werden, gilt Cholesterin generell als böse, obwohl im Grunde die sogenannten arteriosklerotischen Plaques (Ablagerungen) unser wahrer Feind sind. Sie haben viel mit einem Übermaß an »schlechtem« Cholesterin (LDL) und einem Mangel an »gutem« Cholesterin (HDL) zu tun und können auch auftreten, wenn die Cholesterinwerte im angeblich normalen Bereich liegen. Diese Ablagerungen bestehen aus Myofibrillen in der inneren Schicht der Arteriengefäßwand sowie aus Blutplättchen, Eisen, Cholesterin und Kalzium. Sie können brechen und ihren Inhalt freisetzen, was zur Bildung eines Blutklumpens führt, der seinerseits einen Herzinfarkt auslösen kann.

Zum Glück können wir heute dank der Computertomografie in die Herzkranzgefäße hineinschauen und einen der Bestandteile der Plaques identifizieren. Dieser Bestandteil ist Kalzium. Es ist dichter als die benachbarten Gewebe und erscheint auf dem Bild als heller Fleck in der Herzregion. Daraus erkennen wir, ob arteriosklerotische Plaques vorhanden sind. Doch zurück zum Auto – warum betreuen wir es besser als unseren Körper? Eine medizinische Untersuchung, zum Beispiel die Bestimmung des Kalzium-Scores, hilft uns, Krankheiten auszuschließen und kann uns die Gewissheit geben, dass unser Herz in den nächsten zehn Jahren gesund bleiben wird. Das verschafft uns die gleiche Beruhigung, die wir empfinden, wenn wir unser Auto in die Werkstatt bringen.

Kalzium in den Koronararterien bedeutet, dass arteriosklerotische Plaques vorhanden sind und dass Herzkrankheiten drohen. Dann ist es Zeit, unsere Lebensweise zu ändern und einen geeigneten Behandlungsplan zu erstellen. Wir können eine Krankheit also schon im Frühstadium erkennen, wenn eine Behandlung noch viel einfacher und wirksamer ist. Wenn wir hingegen zu lange warten, kann das erste Symptom durchaus ein Herzinfarkt sein.

DIE ACHT PFEILER DER ANTI-AGING-THERAPIE

1. Entzündungen eindämmen

Extrem niedrige Entzündungsmarker sprechen dafür, dass wir über 100 Jahre alt werden können. Die beste Methode, um Herzkrankheiten, Bluthochdruck, Fettleibigkeit und Diabetes sowie Parkinson, Demenz, Depression, Krebs und Arthritis zu diagnostizieren und medizinisch zu bewerten, besteht darin, die Insulinresistenz, das glykierte Hämoglobin (HbA1c) und das C-reaktive Protein (CRP) zu messen. Denn viele dieser »Gesundheitsprobleme« hängen mit ungesunder (entzündungsfördernder) Ernährung und Bewegungsmangel zusammen. Der Insulinspiegel muss nach zehnstündigem Fasten gemessen werden.

Heute gilt die chronische Entzündung als Ursache für die meisten Krankheiten und für den Alterungsprozess im Allgemeinen, den man im Englischen auch *inflammaging* nennt (abgeleitet von *inflammation*, Entzündung, und *aging*, Alterung). Diese Art der Entzündung ist langsam, stumm und für das bloße Auge nicht erkennbar. Obwohl sie mehrere Jahre lang keine Schmerzen hervorruft, ist sie eine echte degenerative Krankheit.

Deshalb muss sich eine integrative Therapie darauf konzentrieren, einer chronischen Entzündung vorzubeugen und die Blutgefäße gesund zu erhalten. Weil die Entzündung die Wurzel mehrerer Krankheiten ist, sollten wir den Rat des *Time Magazine* (232.2014) befolgen: »Anstatt unterschiedliche Therapien für Herzkrankheiten, Alzheimer oder Darmkrebs zu suchen, sollten wir eine Therapie entwickeln, die alle diese Probleme verhindert.«

MÖGLICHE URSACHEN FÜR CHRONISCHE ENTZÜNDUNGEN

- Hochglykämische Ernährung
- Fastfood
- Toxisches Blut
- Toxine, Dioxin, Insektizide im Essen
- Diätgetränke
- Hormonmangel
- Zahnbetterkrankungen
- Zu hoher Homocysteinspiegel
- Cholesterin
- Zu viele mehrfach ungesättigte Fettsäuren und zu wenig einfach ungesättigte Fettsäuren
- Ballaststoffarme Ernährung
- Nährstoffmangel (Vitamine, Enzyme)
- Transfette
- Omega-3-armes Essen
- Fettleibigkeit
- Schwermetalle
- Süßigkeiten/Maissirup
- Rauchen

Heute gilt die Entzündung als Ursache vieler Krankheiten wie Herzkrankheiten, Bluthochdruck, Fettleibigkeit, Diabetes, Demenz, Parkinson, Depression, Krebs, Diabetes, um nur einige zu nennen. Auch die gefürchtete und rätselhafte Fibromyalgie gehört dazu. Studien belegen sogar, dass alle chronischen Krankheiten eine mehr oder weniger bedeutende entzündliche Komponente aufweisen. Auch das Altern ist anscheinend die Folge eines Entzündungszustandes.

Wenn wir daran denken, wie viele ältere Menschen an chronischen Krankheiten leiden, können wir uns vorstellen, gegen welche Entzündungsepidemie wir kämpfen müssen. Obwohl die meisten Ärzte und Patienten es noch nicht wahrhaben wollen, ist diese stumme chronische Entzündung der Hauptgrund für die Krise der modernen Gesundheitssysteme. Trotz der enorm vielen Probleme, die sie hervorruft, wissen viele Ärzte die Warnsignale immer noch nicht einzuschätzen, geschweige denn die beste Therapie anzuwenden.

DAS PROBLEM

Zucker → Entzündung → Fettleibigkeit → Diabetes →
Herzkrankheiten → vorzeitiger Tod

DIE LÖSUNG

Weniger Zucker → weniger Entzündungen → weniger Fettleibigkeit →
weniger Diabetes → weniger Herzkrankheiten → langes Leben

Die chronische Entzündung ist ein sehr kritischer Zustand. Menschen, die daran leiden, haben häufig auch eine andere Krankheit, die der Entzündung ähnelt. Eine rheumatoide Arthritis erhöht beispielsweise das Herzinfarktrisiko um 100 Prozent.

Wer einen erhöhten CRP-Spiegel hat (man misst ihn ebenso wie den Insulinspiegel nach zehnstündigem Fasten), leidet möglicherweise auch an einer Makuladegeneration, die das Sehvermögen verringert, sowie an anderen

Krankheiten. Um gesund zu altern, müssen wir also diese chronische Entzündung heilen. Zuerst müssen wir aber herausfinden, was sie verursacht, und dann die Ursachen beseitigen.

Eine Entzündung greift das Endothel – die innere Zellschicht – der Arterien an, und da unsere Blutgefäße insgesamt eine Länge von 80 000 Kilometern haben, sind die Folgen verheerend. Eine Entzündung der Gehirngefäße kann unter anderem zu Depression, Alzheimer oder ADHS führen. Wenn die Blutgefäße des Herzens entzündet sind, droht ein Herzanfall. Eine Entzündung der Blutgefäße im Penis kann Erektionsstörungen auslösen. Ein Entzündungszustand ist auch die wahre Ursache der sich epidemisch ausbreitenden Fettleibigkeit, des Diabetes, des Bluthochdrucks und des metabolischen Syndroms. Zudem erhöht er das Krebsrisiko um das Zehnfache.

Um eine chronische Entzündung in den Griff zu bekommen und kardiometabolische Krankheiten zu heilen – wie Diabetes, Schlafapnoe, Fettstoffwechselstörungen, Krebs, Herzinfarkt, Fettleibigkeit, Fettleber, Muskelschwund, Herz-Kreislauf-Erkrankungen, Gicht, Bluthochdruck, Osteoporose, Arteriosklerose, kognitiven Abbau und Erektionsstörungen –, müssen wir, wie Sie noch lesen werden (siehe Seite 21), zur Paläo-Ernährung zurückkehren (sie hemmt Entzündungen), Sport treiben (das hochintensive Intervalltraining ist besonders wirksam) und Omega-3-Fettsäuren (EPA und DHA), Vitamin C, Coenzym Q10, Alpha-Liponsäure, Betacarotin und Selen in den richtigen Mengen zu uns nehmen.

2. Ernährung

»Die Ernährungsmedizin wird die Lösung für künftige
Krankheiten bringen.«

Linus Pauling, der Begründer der orthomolekularen Medizin, die bei Schulmedizinern immer noch als unorthodoxe Methode gilt, erhielt 1954 den Nobelpreis für Chemie und 1962 den Friedensnobelpreis.

Der wichtigste der hier besprochenen acht Pfeiler verfolgt das Ziel, Fettleibigkeit, Diabetes, das metabolische Syndrom und Herzkrankheiten zu heilen und Menschen zu helfen, die ihre Lebensweise ändern wollen. Wie Sie sehen werden, können Nahrungsergänzungsmittel und eine ausgewogene Kost, die auf industriell verarbeitete Nahrung verzichtet, das Leben um 20 bis 30 Jahre verlängern. Industriell verarbeitete Nahrungsmittel enthalten entzündungsfördernde Bestandteile wie Zucker und schlechte Fette, zum Beispiel Transfette in Margarine und Pflanzenöl.

Die Paläo-Ernährung

Weniger Krankheiten, mehr Energie und einen kleineren Taillenumfang – das verspricht die Paläo-Ernährung, die eine Rückkehr zu den Essgewohnheiten unserer Vorfahren, der Jäger und Sammler, befürwortet.

Unser Nährstoffbedarf wird von unserem genetischen Code bestimmt, der sich im Laufe von Jahrtausenden entwickelt hat. Heute ist klar, dass unser genetisches Erbe sich nicht an die Umwelt anpassen kann. Jede Änderung unserer Ernährung in den vergangenen 50 Jahren hat zu den Entzündungsreaktionen im Inneren unserer Arterien beigetragen.

Erstaunlicherweise hatten unsere Ahnen, die Jäger und Sammler der Altsteinzeit, fast das gleiche Genom wie wir. Unser genetisches Erbe ist perfekt an die Umwelt und die Lebensweise unserer Vorfahren angepasst. Der Homo sapiens tauchte vor 200 000 bis 150 000 Jahren auf und hatte bis zum Aufkommen der Landwirtschaft vor 10 000 Jahren eine Lebenserwartung von rund 75 Jahren. Das ist gar nicht schlecht, wenn man bedenkt, dass es damals keine Arzneimittel gab (und schon gar kein Penicillin!). Die Jäger und Sammler waren viel in der Sonne und eng mit der Natur verbunden. Ihre eiweißreiche Kost (19 bis 35 Prozent) enthielt auch viel Fett (28 bis 58 Prozent) und war arm an Kohlenhydraten (22 bis 40 Prozent). Sie bestand zu etwa zwei Dritteln aus Pflanzen. Die Anpassung an diese Kost führte zu waagrechten Linien auf den Zähnen. Ein Drittel der Kost bestand aus wilden Tieren; deshalb wiesen ihre Zähne auch lange senkrechte Linien auf. Die Menschen damals aßen Früchte und waren enorm aktiv.

Diese Paläo-Ernährung, die Eiweiß (Protein), Fett und Kohlenhydrate in moderaten Mengen enthält, hemmt Entzündungen, verlangsamt die Alterung und heilt chronische Krankheiten. Der modernen Lebensweise – der Fabriknahrung, dem kalorienreichen Essen und dem Bewegungsmangel – hingegen hat sich unser genetisches Erbe noch nicht angepasst.

Um zu verstehen, welchen Einfluss die Lebensweise auf die Gesundheit hat, werfen wir einen Blick auf die Yanomami-Indianer. Bei ihnen gibt es keine Herzkrankheiten und ihr Blutdruck blieb über Jahre ziemlich gleich (95/60 mmHg), weil sie kein Salz und reichlich Gemüse essen.

Der Getreideanbau begann erst mit dem Aufkommen der Landwirtschaft in der Jungsteinzeit (vor über 10 000 Jahren) und Tiere werden erst seit 7000 Jahren gezüchtet. Das heißt, dass die Menschen bis vor Kurzem sehr wenig Getreide und keine Milchprodukte, keinen Zucker und kein Pflanzenöl verzehrten.

Studien lassen darauf schließen, dass die Entfremdung zwischen unserer modernen Ernährungs- und Lebensweise und unseren Paläo-Genen, die sich noch nicht anpassen konnten, der Hauptgrund für die sogenannten Zivilisationskrankheiten ist: Fettleibigkeit, metabolisches Syndrom, Typ-2-Diabetes, Bluthochdruck, Herzkrankheiten, Hypercholesterinämie, Autoimmunkrankheiten, Osteoporose, degenerative Krankheiten und Krebs.

Die Jäger und Sammler wiesen keine Entzündungsmarker auf, wie wir sie heute beobachten, und deshalb waren ihnen diese Krankheiten fast unbekannt. Die Kindersterblichkeit war zwar hoch, denn die Gebärenden wurden schlecht betreut; aber die Sterblichkeitsrate bei den Erwachsenen war in der Altsteinzeit niedrig. Wer die frühe Kindheit überlebte, starb durchschnittlich im Alter von 75 Jahren. Das ist erstaunlich, wenn man bedenkt, dass es keine Antibiotika gab (Penicillin wurde, wie gesagt, erst 1928 entdeckt). Eine schwere Infektion konnte daher zur Sepsis und zum Tod führen. Rund 70 Prozent der Todesfälle waren auf Infekte oder Darmkrankheiten zurückzuführen, 20 Prozent auf Gewalt und Unfälle und nur 9 Prozent auf degenerative Krankheiten.[1]

Welche tägliche Nahrung für uns am besten ist, hängt von ihrer Qualität und Quantität ab. Wenn wir uns heute wie die Jäger und Sammler ernähren, bringen wir unsere Hormone ins Gleichgewicht. Unsere tägliche Kost ist dann einfach und besteht aus natürlichen, nicht verarbeiteten Nahrungsmitteln: Fleisch (wenn möglich aus ökologischer Landwirtschaft, die keine Antibiotika, Anabolika und Umweltgifte verwendet), Fisch (wenn möglich wild aus tiefem Wasser und daher weniger mit Umweltgiften belastet), Eier, Früchte (möglichst bunt), Gemüse (Gemüse mit niedrigem glykämischem Index wie Grünkohl, Spargel, Aubergine, Gurke, Brokkoli, Sellerie, Kopfsalat, Lauch und grüne Bohnen), Nüsse, Mandeln, Süßkartoffeln, Kastanien und

Yamswurzeln. Sie verzichtet vollständig auf Getreide (besonders auf gluten-haltiges Getreide), Milchprodukte und Zucker.

Meiden Sie beim Kochen große Hitze. Sie schädigt die Nahrung und er-höht den glykämischen Index. Essen Sie möglichst viel Rohkost. Sie können Nahrungsmittel auch dünsten, marinieren und schmoren (die Temperatur darf 85 °C nicht übersteigen, besser sind niedrigere Temperaturen). Unsere Ahnen erhitzten ihr Essen schon vor 300 000 bis 400 000 Jahren; daher sind unsere Gene daran angepasst. Allerdings zerstört Kochen die meisten Vitami-ne. Braten Sie nur mit Kokosöl oder Wasser, nie mit Pflanzenöl, das reich an schädlichen Transfetten ist. Grillen kann sogenannte heterozyklische Amine erzeugen, die krebserregend wirken. Eine Mischung aus erhitzten und rohen Nahrungsmitteln ist optimal.

Die Regulierung der Insulinproduktion ist äußerst wichtig für die Ge-sundheit und das Wohlbefinden. Der Insulinspiegel sollte unter 7 mU/l blei-ben. Das erreichen wir durch ein ausgewogenes Verhältnis von Eiweiß (19 bis 35 Prozent), Fett (28 bis 58 Prozent) und Kohlenhydraten (22 bis 40 Prozent). Dadurch stabilisieren wir den Blutzuckerspiegel und hemmen Entzündungen.

Wir dürfen nicht vergessen, dass Eiweiß und Fett die Insulinproduktion kaum beeinflussen. Nur bestimmte Kohlenhydrate steigern die Insulinpro-duktion. Sie verursachen daher die meisten chronischen Krankheiten.

Die Grundlage der Paläo-Ernährung bilden sechs Nahrungsmittelgrup-pen: Fleisch, Fisch, Eier, Gemüse, Nüsse und Obst. Tropische Früchte sollten Sie nicht zu oft essen, außer Kokosnüsse. Trinken Sie keinen Fruchtsaft und essen Sie höchstens eine Frucht am Tag, wenn Sie abnehmen wollen.

Der Alterungsprozess ist ein Prozess der Säurebildung. Wenn wir geboren werden, ist unser Körper alkalisch, wenn wir sterben, ist er sauer. Um dem ent-gegenzuwirken, sollte unsere feste und flüssige Nahrung weniger säurebildend und mehr basenbildend sein. Bevorzugen Sie also folgende Nahrungsmittel:

- Wasser mit einem alkalischen pH-Wert (über 7,3) oder isotonisches Wasser (3,5 Liter Mineralwasser, vermischt mit 1,5 Liter Meerwasser)
- Obst der Saison: Zitrone, Wassermelone, Limette, Grapefruit, Mango, Stachelbeere, Feige (stark basenbildend); Dattel, Melone, Weinbeere, Kiwi, Brombeere, Apfel, Birne, Ananas (basenbildend); Orange, Bana-ne, Kirsche, Pfirsich, Avocado, Papaya (schwach basenbildend)

- Gemüse der Saison: Spargel, Zwiebel, Gemüsesaft, Petersilie, Spinat, Brokkoli, Knoblauch, Algen, Kohl, Endivie (stark basenbildend); Kürbis, grüne Bohnen, Dicke Bohne (Saubohne), Rote Rübe, Kopfsalat, Zucchini, Süßkartoffel, Rettich, Rucola, Gurke, Aubergine, Sellerie, Gemüsepaprika, Kohl, Lauch, Möhren (basenbildend); Tomate, Hartmais, Pilze, Erbsen, Blumenkohl, Kohlrübe, Olive, Schnittlauch, weiße Bohne, Tofu (schwach basenbildend)

Nahrungsmittelkategorie	Stark basenbildend	Basenbildend
Hülsenfrüchte und Gemüse	Spargel, Zwiebel, Gemüsesaft, Petersilie, roher Spinat, Brokkoli, Knoblauch, Gerstengras, Mangold, Kelp, Wakame	Okra, Kürbis, grüne Bohne, Rote Rübe, Sellerie, Kopfsalat, Süßkartoffel, Johannisbrot, Rettich, Rucola, Gurke, Aubergine, Sellerie, Gemüsepaprika, Kohl, Lauch, Möhre, Kichererbse, Zucchini
Obst und Obstprodukte	Zitrone, Wassermelone, Grapefruit, Mango, Aprikose, Stachelbeere, Feige	Dattel, Melone, Weinbeere, Kiwi, Brombeere, Apfel, Birne, Rosinen, Ananas
Getreide und Getreideprodukte		Kamut
Fleisch, Geflügel, Fisch		
Eier und Milch(ersatz)produkte		*Muttermilch*
Nüsse, Kerne und Saaten	Macadamianüsse	Mandeln, Sesamsamen, Leinsamen
Fette	Olivenöl, Avocadoöl	Leinöl
Getränke	Kräutertee, Zitronensaft	Grüntee
Süßmittel, Würzmittel, Sonstiges	Stevia, Himalajasalz, Meersalz, Chili, Zimt	Melasse, Pfeffer

Die folgenden Nahrungsmittel sind wichtig als »Probiotika«; das heißt, sie sorgen auf natürliche Weise für eine gesunde Darmflora: Knoblauch, Kürbis, Aubergine, Kohl, Möhre, Zwiebel, Steckrübe, Gurke.

Die Paläo-Ernährung hat gegenüber anderen Ernährungsweisen einige Vorteile: Sie ist schmackhafter, weil sie frisches Biogemüse, Fleisch, Fisch und Obst mit geringem Zuckergehalt enthält. Fleisch und Fisch werden nicht bei hohen Temperaturen zubereitet, sodass sie nicht toxisch wirken wie andere

Schwach basenbildend	Schwach säurebildend	Säurebildend	Stark säurebildend
Tomate, Pilze, Kohl, Erbse, Blumenkohl, Kohlrübe, Olive, Artischocke, Schnittlauch, weiße Bohne, Tofu, Linse	gekochter Spinat, einige Bohnenarten, Kürbis	geschälte Kartoffeln	Dosengemüse
Orange, Banane, Kirsche, Pfirsich, Avocado, Papaya	Fruchtsaft, Nektarine	Sauerkirsche, Dosenobst, Himbeere	Heidelbeere, Dörrpflaume, gesüßter Fruchtsaft, Marmelade
Amaranth, Hirse, Zuckermais, Hartmais, Quinoa	Roggenbrot, Weizenkeime, Weißbrot, Dinkel, Vollkornreis	weißer Reis, Buchweizen, Hafer, Roggen	Weizen, Weißbrot, gekochte Nudeln, Pizzateig, Maisstärke
	Leber, Auster, Fisch, Speck	Truthahn, Huhn, Lamm	Rindfleisch, Schweinefleisch, Meeresfrüchte
Sojamilch und -käse, Ziegenmilch und -käse, Ricotta	Eier, Butter, Joghurt, Frischkäse, Sahne, Reismilch	Rohmilch, Joghurt, Butter	Käse, homogenisierte Milch, Eiscreme, Pudding
Esskastanie, Paranuss, Haselnuss	Kürbiskerne, Sonnenblumenkerne, Haselnuss	Pekannuss, Cashewnuss, Pistazie	Erdnuss, Walnuss
Rapsöl, Kokosöl	Maisöl, Sonnenblumenöl, Margarine		
Ingwertee	Tee, Kakao	Kaffee, Wein	Bier
Honig, Panela	Fabrikhonig	weißer Zucker, brauner Zucker, Mayonnaise, Senf, Essig	künstliche Süßstoffe, Schokolade

tierische Produkte. Wild und Fisch enthalten wenig Fett und viel Omega-3-Fettsäuren, wenig Zucker, wenig schlechte Kohlenhydrate, wenig Kalorien.

Doch die Jäger und Sammler konnten nicht immer jagen und hatten auch nicht immer andere Nahrungsmittel zur Verfügung. Deshalb profitierten sie von den Vorteilen des periodischen Fastens und der damit verbundenen Kalorienrestriktion.

Auch die Nachteile der vegetarischen Ernährung wurden vermieden: Der Mensch hat einen sieben Meter langen Verdauungstrakt, der nur maximal zehn Prozent des pflanzlichen Eiweißes verwerten kann. Im Gegensatz dazu kann der 30 bis 32 Meter lange Verdauungstrakt der Herbivoren (Grasfresser) dreimal so viel pflanzliches Eiweiß resorbieren. Da Vegetarier zu wenig Makronährstoffe (vor allem Fett und Eiweiß) und Mikronährstoffe aufnehmen, besteht bei ihnen ein Mangel an wichtigen Hormonen (zum Beispiel an Nebennieren- und Geschlechtshormonen) und an dem Wachstumsfaktor IGF-1.

Die Mittelmeerkost ist reich an Brot, Nudeln und Getreide mit hohem glykämischem Index und viel Gluten; außerdem enthält sie Milchprodukte, auch Beta-Casein A1. Die Paläo-Kost hingegen enthält nur Getreidesprossen, weil die Menschen der Urzeit hauptsächlich rohe Nahrung aßen und rohes Getreide unverdaulich ist. Es wäre also keine Überraschung, wenn Fettleibigkeit, Diabetes, das metabolische Syndrom, rheumatoide Arthritis, Herzkrankheiten und Krebs bei den Jägern und Sammlern unbekannt gewesen wären.

Die Bedeutung des Wassers

Neben der festen Kost spielen Getränke eine wichtige Rolle in unserer Ernährung. Immerhin besteht unser Körper zu 70 Prozent aus Wasser und 97 Prozent unserer körpereigenen Moleküle sind Wassermoleküle. Es ist eine Tatsache, dass Krankheiten verschwinden, wenn Sie die Ökologie Ihres Körpers ändern. In einem ökologisch gesunden Körper kann sich keine Krankheit halten. Auch die Alterung der Zellen ist von ihrer Umgebung, dem biologischen Milieu, abhängig. Wenn wir eine Zelle in vergiftetes Wasser tauchen, wird sie selbst vergiftet. Es ist unmöglich, dass eine gesunde Zelle in krankem Blut lebt. Denken Sie an einen Fisch im Aquarium. Es nützt nichts, ihn gut zu füttern, wenn das Wasser schmutzig ist. Der Fisch (genau wie die Zelle im menschlichen Körper) wird krank und stirbt.

Der pH-Wert des Kindes ist basisch (alkalisch), der pH-Wert eines älteren Menschen ist sauer. Das heißt, unser Körper wird umso säurehaltiger, je älter wir werden – es sei denn, wir alkalisieren ihn und werden dadurch jünger. Vergessen wir auch nicht, dass Krebs in einem sauren Milieu gedeiht. Zucker und Säuren sind die besten Freunde der Krebszelle. Krebs benötigt diese zwei Elemente, um zu wachsen. Der pH-Wert des Tafelwassers, das in Restaurants serviert wird, liegt unter dem pH-Wert des Blutes, der 7,35 bis 7,41 beträgt. Die meisten Limonaden enthalten Zucker (Aspartam ist noch schlimmer) und haben einen pH-Wert von 2,5.

Denken Sie daran, dass Ihr Körper zu etwa 70 Prozent aus Wasser besteht (bei Kindern sind es 85 Prozent, bei älteren Menschen etwa 60 Prozent). Wenn Sie altern, verlieren Sie also Wasser.

Gesundes Wasser muss demnach vier Hauptmerkmale haben:

- Einen alkalischen pH-Wert (über 7,4)
- Eine geringe Oberflächenspannung, damit es leichter durch die Kapillaren fließt
- Redoxkomponenten (Antioxidantien)
- Magnetische Eigenschaften, also die Fähigkeit, den Magnetismus zu transportieren, den Wasser normalerweise besitzt, solange es sich noch im Boden befindet

Meerwasser und sein erstaunlicher therapeutischer Nutzen

»Meerwasser heilt alle Leiden.«

Platon (428/427–348/347 v. Chr.)

Alle wichtigen Elemente aller lebenden Organismen, auch des Menschen, befinden sich auch im Meerwasser. Lassen Sie mich wiederholen, was ich in der Einführung geschrieben habe: Der französische Wissenschaftler René Quinton (das in Apotheken erhältliche Quinton-Plasma ist nach ihm benannt) erfuhr vor über 100 Jahren von der therapeutischen Wirkung des Meerwassers. Es kann Blutplasmatransfusionen ersetzen, weil beide die 118 Mineralien und Spurenelemente der Periodentabelle in gleicher Zusammensetzung enthalten. Dennoch wurden diese Erkenntnisse bisher in der Öffentlichkeit und unter den Medizinern nicht weiter diskutiert. So wird die Gesundheit von Menschen auf der ganzen Welt geschädigt, die leicht Zugang zu Meerwasser hätten.

Meerwasser enthält alle Mineralien. Wir könnten daraus *das* Arzneimitteldepot des 21. Jahrhunderts machen, wenn wir es erforschen würden!

Wenn wir regelmäßig Meerwasser trinken, sorgen wir dafür, dass unser humorales System und unser Hormonsystem alle Elemente bekommen, die sie brauchen. Meerwasser enthält 95 Mineralien und 23 andere Elemente. Das sind zusammen 118 Elemente, die in der Periodentabelle vorkommen. Der einzige Unterschied zwischen Mineralwasser und Meerwasser besteht darin, dass das Letztere sämtliche Mineralien, das Erstere nur einige von ihnen enthält.

Meerwasser nimmt anorganische Mineralien auf, die aus Gebirgen stammen, und wird dadurch zu einem riesigen Depot aus Mikroorganismen – Zooplankton und Phytoplankton –, einschließlich Meeresbakterien und Viren. Auf diese Weise wandelt es anorganische Mineralien in organische um, die bioverfügbar sind. Deshalb gilt Meerwasser als bioverfügbar. Es ist im Wesentlichen ein universelles Lösungsmittel, dessen therapeutische Eigenschaften darauf zurückzuführen sind, dass es alle Mineralien enthält, die im menschlichen Körper vorhanden sind. Sowohl Meerwasser als auch unser Blutplasma haben also die gleichen Bestandteile. Das haben chemische Analysen bestätigt.

In dem Buch *L'Eau de Mer, Milieu Organique* von René Quinton, das Quinton 1904 der Medizinischen Akademie in Paris vorlegte, lesen wir, dass wir sowohl im Blutplasma als auch im Meerwasser die gleichen Salze finden – nicht mehr und nicht weniger. Hier sind sie, aufgelistet nach ihrer Bedeutung:

1. Chlor, Natrium
2. Kalium, Kalzium, Magnesium, Schwefel
3. Silizium, Kohlenstoff, Phosphor, Fluor, Eisen, Ammonium
4. In minimaler Dosis: Jod, Brom, Mangan, Kupfer, Blei, Zink, Lithium, Silber, Arsen, Bor, Barium, Aluminium

Die erste Zelle, die auf unserem Planeten je lebte, entstand im Meer. Meerwasser und der menschliche Körper haben die gleiche chemische Zusammensetzung. Das heißt, unsere innere Lebenswelt, die Quinton »vitales Milieu« nannte, ist im Grunde Meerwasser. Es bietet alle physiochemischen Voraussetzungen für die Entstehung und Erhaltung von Leben. Quinton machte es sich zur Aufgabe, unwiderlegbar nachzuweisen, dass schlichtes Meerwasser den wichtigsten Bestandteil unserer inneren Flüssigkeiten ersetzen kann: das Blut.

Das Meer stellt uns Hochspannungswasser zur Verfügung (es enthält viermal so viel Salz wie unser Körper), vergleichbar mit elektrischen Leitungen. Wenn wir die Spannung des Wassers – oder des Stroms – nicht reduzieren, können wir beide nicht nutzen. Wenn wir jedoch in der Lage sind, sowohl die osmotische als auch die elektrische Spannung unseren Bedürfnissen anzupassen, können wir beide nutzen. Die notwendige Transformation des Meerwassers erreichen wir, wenn wir es mit Mineralwasser mischen. Entsalzung, eine andere Form der Transformation, wäre zu teuer.

André Mahé, Quintons Biograf (Quinton trug den Spitznamen »französischer Darwin«), berichtet, Quinton habe 532 Kubikzentimeter Blut eines Hundes durch Meerwasser ersetzt, das er in ein Blutgefäß injizierte. Vier Tage später fraß der Hund 400 Gramm Fleisch und hatte sich vollständig erholt. Fünf Jahre später lebte das Tier immer noch; dann starb es bei einem Unfall. Dass der Hund nach dem Experiment am Leben blieb, beweist, dass sein Organismus eine Energiequelle gefunden hatte, die seinem eigenen Blut überlegen war: Meerwasser.

So wurde das »Quinton-Plasma«, auch als isotonisches Wasser bekannt, geboren. Es ist in manchen Apotheken erhältlich und ähnelt unserem Blutplasma sehr. Es ist salzig wie unsere Tränen und unser Schweiß und enthält zwei Teile Meerwasser, das weit von der Küste entfernt gesammelt wurde, und fünf Teile Leitungswasser. Es ist eine echte Alternative zur Bluttransfusion.

Nach zahlreichen erfolgreichen Experimenten mit anderen Tieren und nachdem er sich vergewissert hatte, dass weiße Blutkörperchen nicht absterben, wenn Blut mit Meerwasser verdünnt wird, verkündete Quinton sein »Gesetz der maritimen Konstanz«: »Tierisches Leben, das als Zelle im Meer geboren wurde, besitzt innerhalb einer zoologischen Ordnung immer noch die gleichen Zellen, die man in der ursprünglichen maritimen Umwelt findet, und verfügt daher über leistungsfähige Zellfunktionen.«

René Quinton war der eigentliche Entdecker der »Spurenelemente«, wie wir sie heute nennen: »Ein Element, das nur in kleiner Menge vorhanden ist, spielt deswegen keine geringe Rolle. Bis zum Beweis des Gegenteils müssen wir davon ausgehen, dass Cäsiumsalz, das Spektralanalysen zufolge nur im Meerwasser und in lebenden Organismen vorkommt, biologisch ebenso wichtig ist wie Chlor oder Natrium, die 84 bis 90 Prozent jedes gelösten Salzes stellen. Die gesamte physiologische Mikrochemie beweist, wie wichtig bestimmte Salze selbst in winzigen Mengen sind.«

Um Quintons Arbeit besser zu verstehen, zitiere ich zum Abschluss einige Passagen aus Mahés Biografie:

»Wann immer der menschliche Organismus aus irgendeinem Grund fehlerhaft arbeitet (wegen chemischer Gifte, mikrobieller Infekte, Organversagens, Nährstoffmängeln usw.), spielt injiziertes Meerwasser eine wichtige Rolle im Körper. Alles in allem tut Quinton das Gegenteil dessen, was Pasteur tut. Der Begründer der Mikrobiologie widmete sein Leben der Erforschung von Krankheitserregern. Sofern keine Krankheiten vorlagen, empfahl Quinton aus einem allgemeinen physiologischen Blickwinkel eine defensive Therapie, um den Körper gegen Invasoren zu unterstützen. Pasteurs Seren wurden hingegen benutzt, um Krankheitserreger zu bekämpfen. Quintons Methode ermöglicht es dem Organismus, den Eindringling zu bekämpfen, und verschafft dadurch lebender Materie die Kraft, die sie braucht, um weiterzuleben.«

Die beiden Methoden könnten einander ergänzen, aber dem steht offenbar wirtschaftliche Interessen entgegen. Pasteurs Seren führten zu einer mächtigen Industrie, die Arbeitsplätze für Hunderte von wissenschaftlichen Mitläufern schuf und im Gegensatz zu Quintons Methode enorme Profite ermöglichte. Deshalb wurde das Quinton-Plasma trotz seiner großen gesundheitlichen Vorteile schnell vergessen – man konnte es nicht zu Geld machen. Für das Quinton-Plasma gibt es mehrere praktische Anwendungsmöglichkeiten:[2]

- Es ist das beste Küchensalz.
- Man kann damit das beste Mineralwasser herstellen.
- Es ist das beste Desinfektionsmittel bei Infektionen des Mundes.
- Es ist die beste Zahncreme und das beste Mundwasser.
- Es ist das ideale Heilmittel bei Wunden im Mund.

- Es ist das beste Abführmittel.
- Es reinigt die Haut, entfernt Unreinheiten und Toxine und macht die Haut heller und schöner.
- Es beseitigt Sodbrennen.
- Es alkalisiert den Körper und verlängert dadurch das Leben.
- Es ist das ideale Desinfektionsmittel für Obst und Gemüse.
- Es entgiftet den Körper.
- Es ist der beste Nährstoff für die Zellen.
- Es ist ein sehr gutes Stärkungsmittel.
- Es unterdrückt den Appetit und reguliert daher das Körpergewicht.

Meerwasser ist also das perfekte »Tiefenreinigungsmittel«! Krankheitserreger haben es im Meerwasser schwer, weil es stark alkalisch ist (pH-Wert 8,4), während sie ein saures Milieu zum Leben brauchen.

Wie man Meerwasser trinkt
Um isotonisches Wasser herzustellen, mischen Sie fünf Teile Mineralwasser mit zwei Teilen Meerwasser. Um einen Fünf-Liter-Behälter zu füllen, bräuchten Sie 3,68 Liter Mineralwasser und 1,42 Liter Meerwasser. Einfacher und praktischer ist es, diesem Fünf-Liter-Behälter Mineralwasser eineinhalb Liter zu entnehmen – das ist isotonisches Wasser mit einem pH-Wert von etwa 5 bis 7 – und mit der entsprechenden Menge Meerwasser – mit einem pH-Wert von 8,4 – zu mischen. Wenn Sie kein Meerwasser bekommen, können Sie zwei Teelöffel Blütensalz oder reines Meersalz in fünf Litern Mineralwasser verdünnen.

Wie Sie wissen, ist Meerwasser hypertonisch (es enthält 35 Gramm Salz pro Liter), während unser Blut isotonisch ist (9,4 Gramm Salz pro Liter). Meerwasser ist also viermal salziger als menschliches Blut (4 × 9 = 36 Gramm Salz pro Liter). Genauso viel Salz wie unser Blut enthält das isotonische Wasser unseres Körpers, weshalb Schweiß und Tränen salzig schmecken. Es macht je nach Alter etwa 60 bis 80 Prozent unseres Körpergewichts aus. Wenn wir einen Liter Tränen in einen Behälter gießen und sedimentieren lassen, finden wir eine kristalline weiße Ablagerung am Boden des Behälters.

Da die Menschen zunächst zögern, Meerwasser zu trinken, weil es viel Natrium enthält und daher streng schmeckt, empfehle ich, es in kleinen Schlucken zu trinken und zu »kauen«, damit es sich mit Speichel vermengt. Dadurch wird der Salzgeschmack abgeschwächt und der Gaumen kann sich an das Aroma gewöhnen. Um das Salz zu neutralisieren, können Sie Meerwasser auch in den Kühlschrank stellen – die niedrige Temperatur beseitigt den Salzgeschmack – oder Sie fügen ein paar Tropfen Zitronensaft hinzu.

Das isotonische Wasser hilft den Nieren, die filtrierte Blutmenge zu verdoppeln, was den Blutdruck stabilisiert. Die 118 Mineralien und Spurenelemente der Periodentabelle, die das Wasser enthält, sind sehr wichtig für elektrolytische Vorgänge. Auf diese Weise können Sie auch abnehmen, denn dieses Wasser dämmt den Appetit, weil es dem Körper genau die Mengen an Mineralsalzen, Fettsäuren, Phytoplankton und Zooplankton gibt, die er braucht.

Sie können auch reines Meerwasser verwenden. In diesem Fall müssen Sie aber genau auf die Menge achten: Sie dürfen nicht mehr als ein Drittel Glas Wasser alle drei Stunden trinken und höchstens einen halben Liter am Tag. Das dürfte eine interessante Information für Schiffbrüchige sein, die hungrig und durstig sind.

Der große kolumbianische Schriftsteller Gabriel García Márquez schrieb in seinem Roman *Bericht eines Schiffbrüchigen* von einem Mann namens Velasco, der langsam Meerwasser trank, und zwar in sehr kleinen Mengen, damit das Salz ihn nicht dehydrierte.[3] Alle, die darauf nicht achteten, starben.

Dieses Verfahren kann auch eine Alternative für die Blutwäsche sein. Schütten Sie zwei Kilogramm gut rieselndes Salz in eine Badewanne mit 100 Liter lauwarmem Wasser und bleiben Sie etwa 20 bis 30 Minuten in der Wanne. Wiederholen Sie diesen Vorgang 15 Tage lang täglich. Die gleiche Prozedur ist im Meer möglich: Bleiben Sie ebenso lange im Wasser, eingetaucht bis zur Brust. Dieses Verfahren zwingt die Nieren, besser zu arbeiten (der Grund ist der physikalische Vorgang, den man Osmose nennt). Isotonisches Wasser ist für den ganzen Organismus gut, weil es mehr Nährstoffe enthält und daher beispielsweise im Winter vielen Erkältungen vorbeugt.

Mein Freund Seixas Monteiro, der die Geheimnisse und den therapeutischen Nutzen des Meerwassers besser als jeder andere kennt und sein Wissen über dieses wichtige Thema freundlicherweise mit mir geteilt hat, empfahl mir einen Test mit Haustieren. Gießen Sie Leitungswasser in ein Gefäß und isotonisches Wasser in ein anderes Gefäß und beobachten Sie, was die Tiere bevorzugen. Sie werden sehen, dass die Tiere sofort zum isotonischen Wasser laufen.

Kalorienrestriktion und Fasten

Wie wir wissen, verlangsamt die Kalorienrestriktion – also eine Einschränkung der Kalorienzufuhr – nicht nur Alterungsprozesse. Es gibt auch Belege dafür, dass sie ebenso wie das Fasten Krankheiten verhindert und sogar heilt, zum Beispiel Fettleibigkeit, Diabetes, Bluthochdruck, Herzinfarkt, Hautkrankheiten, psychische und neurologische Erkrankungen, das chronische Erschöpfungssyndrom, Schlafstörungen, Allergien, rheumatoide Arthritis, Magen-Darm-Störungen und Unfruchtbarkeit.

Kalorienrestriktion und Fasten beeinflussen über das neuroendokrine System, das Hormonsystem und das Immunsystem die Energieproduktion sowie den Fett- und den Eiweißstoffwechsel; sie verbessern die Gehirnfunktion, die Fruchtbarkeit, die Strahlenempfindlichkeit und die Apoptose (den programmierten Tod unerwünschter Zellen) und hemmen die Alterung. Aber wie verzögert die Kalorienrestriktion das Altern und wie verbessert sie die Gesundheit? Nun, wir wissen, welche inneren und äußeren Kräfte die Alterung verursachen.

Innere Faktoren sind:
- Freie Radikale[4]
- Endogene Glykation

Äußere Faktoren sind unter anderem:
- Ungesunde Ernährung
- Sitzende Lebensweise
- Schlechte Lebensgewohnheiten
- Umweltgifte
- Stress
- Armut

Wir können die Alterung aber hemmen, indem wir die Zahl dieser ursächlichen Faktoren verringern,

1. indem wir die Produktion von freien Radikalen mit folgenden Enzymen reduzieren:
   - Superoxiddismutase
   - Glutathionperoxidase
   - Katalase
2. indem wir die endogene Glykation (Glykierung, eine Art von »Karamellisierung«) bestimmter Eiweiße im Blut verringern.
3. indem wir die Körpertemperatur senken.
4. indem wir Genschäden reduzieren.

Wir wissen auch, welche inneren und äußeren Kräfte der Alterung entgegenwirken.

Innere Faktoren sind:
- Apoptose
- Kräftige Immunreaktionen
- DNS-Reparatur
- Langlebigkeitsgene

Äußere Faktoren sind unter anderem:
- Wohlbefinden
- Umgebungswechsel
- Sozial angenehmes Umfeld
- Regelmäßige Einnahme von Anti-Aging-Substanzen
- Sport

Außerdem können wir die Alterung verzögern, indem wir die Faktoren stärken, die ihr entgegenwirken.

1. Indem wir freie Radikale neutralisieren (mit den oben genannten drei Enzymen).
2. Indem wir die Eiweißregeneration verbessern.
3. Indem wir die Genreparatur verbessern.

4. Indem wir die Immunreaktion stärken.
5. Indem wir die Beseitigung defekter Zellen fördern.
6. Indem wir die neuroendokrinen Funktionen optimieren.
7. Indem wir die sauren Abfallprodukte des Stoffwechsels aus dem Körper entfernen.

Regelmäßiges Fasten, die regelmäßige Einnahme von Nahrungsergänzungsmitteln, eine ausgewogene Ernährung mit gesunden Nahrungsmitteln (frische Bioprodukte), eine gute Lebensqualität (Wohlstand, Entspannung, regelmäßiger Urlaub) und moderate körperliche Aktivität können Ihr Leben um etliche Jahre verlängern. Wenn Sie früh damit beginnen, etwa in Ihren Zwanzigern, können alle diese Faktoren zusammen Ihrer statistischen Lebenserwartung mehrere Jahre hinzufügen. Und selbst wenn Sie mit diesen gesunden Gewohnheiten erst später im Leben anfangen, sagen wir in den Vierzigern oder Fünfzigern, können Sie noch weitere dreißig Jahre eine gute Lebensqualität genießen.

Die vielen Methoden des Fastens
Im Zusammenhang mit kalorienarmen und hypoglykämischen Ernährungsweisen ist das intermittierende Fasten (Intervallfasten) überaus wichtig, wenn Sie abnehmen wollen. Das hat mehrere Gründe:

- Unser Körper braucht Energie. Wenn er sie nicht durch das Essen bekommt, weil wir bewusst fasten, holt er sie sich aus einer anderen Quelle: aus den Fettzellen, die wir abbauen wollen (eine weitere Quelle sind die Muskeln).
- Über verschiedene Mechanismen stimuliert das Fasten die Produktion von Leptin, des »Sättigungshormons«, das Informationen an das Gehirn sendet. Das Gehirn reagiert darauf, indem es den Appetit hemmt, wenn wir satt sind (im Gegensatz dazu fördert Ghrelin, das »Hungerhormon«, den Appetit).

Wenn Sie intermittierend fasten und eine hypoglykämische Kost zu sich nehmen, erzeugt Ihr Körper mehr Leptin – Sie haben dadurch weniger Appetit. Und hier sind die besten vier Methoden des intermittierenden Fastens:

1. **24 Stunden lang nichts essen:** Das mag Ihnen extrem vorkommen, aber wenn Sie heute ein Frühstück, ein Mittagessen und ein Abendessen einnehmen und am nächsten Tag nur zu Abend essen, haben Sie das Ziel schon erreicht. Gefühlt haben Sie aber gar keinen ganzen Tag lang gefastet, sondern nur ein Frühstück und ein Mittagessen ausgelassen (Sie dürfen und sollen Wasser, Tee und/oder Kaffee trinken).

2. **8/16:** Essen Sie nur zwischen 11 Uhr und 19 Uhr. In den folgenden 16 Stunden essen Sie nichts.

3. **12/12:** Essen Sie nur während einer Zwölf-Stunden-Periode. In den folgenden zwölf Stunden essen Sie nichts. Sie können zum Beispiel zwischen 20 Uhr und 8 Uhr am folgenden Tag fasten oder zwischen 21 Uhr und 9 Uhr oder zwischen 22 Uhr und 10 Uhr und so weiter.

4. **5/2:** Essen Sie fünf Tage lang (am besten Paläo-Kost) und nehmen Sie dabei jeden zweiten Tag – insgesamt also zwei Tage – nur 500 Kalorien zu sich. Das sind zum Beispiel vier Eier und zwei Salate.

Fasten hemmt aber nicht nur den Appetit und hilft beim Abnehmen, es hat weitere positive Wirkungen:

- Es schärft die kognitiven Funktionen.
- Es stärkt die Immunabwehr.
- Es heilt Akne und Ekzeme.
- Es hemmt die Bildung von Tumoren.
- Es schützt vor Demenz und Parkinson. Die Restriktion auf 20 bis 50 Gramm Kohlenhydrate am Tag helfen Ihnen, im ketogenen Zustand zu bleiben. Das ist wünschenswert, damit die Neuronen bei diesen beiden neurodegenerativen Krankheiten und Autoimmunstörungen besser ernährt werden (wobei die aus Glukose gewonnene Energie vermindert ist).
- Es bekämpft Diabetes und lindert Depressionen.

Nahrungsmittelunverträglichkeit und Allergie

Allergien bedrohen die Menschen auf der ganzen Welt. Mehr als 500 Millionen leiden an Nahrungsmittelallergien, die ihrerseits möglicherweise diverse Krankheiten verursachen, zum Beispiel Asthma (300 Millionen Menschen) sowie die allergische Rhinitis, ein Risikofaktor für Asthma, die bei mehr als 30 Prozent der Erwachsenen und 40 Prozent der Kinder vorhanden ist.

Allergien[5] sind eine übermäßige Reaktion des Immunsystems auf im Grunde unschädliche Substanzen. Zu den Allergenen, die wir am häufigsten einatmen, gehören Baum- und Blütenpollen, Tierhaare, Staub und Schimmel. Zu den Allergenen, die wir am häufigsten schlucken oder auf andere Weise in uns aufnehmen, zählen Arzneimittel und Nahrungsmittel (Eier, Erdnüsse, Gluten, Nüsse und Meeresfrüchte) sowie Kosmetika, Reinigungsmittel, Pflanzen, Tierbisse, Sonnenlicht und sogar Wasser. Nickel, Kupfer und Latex können ebenfalls Allergien auslösen.

Die heftigste allergische Reaktion ist die Anaphylaxie, die sogar tödlich sein kann. Mögliche Folgen sind Atemnot und eine Schwellung des Kehlkopfes, die zu Erstickung, Herz-Kreislauf-Versagen oder Schock führen können. Der anaphylaktische Schock muss so schnell wie möglich behandelt werden. Die Therapie besteht in einer Adrenalin-Injektion, die man sich auch selbst verabreichen kann. Unbehandelt kann eine anaphylaktische Reaktion innerhalb von Minuten oder Stunden nach dem Auftreten der ersten Symptome zum Tod führen. Ein Luftröhrenschnitt kann die letzte Hoffnung sein.

Doch was verursacht allergische Reaktionen? Normalerweise schützt das Immunsystem den Körper vor Viren, Bakterien und anderen Krankheitserregern; es zerstört sie, sobald es sie als Bedrohung erkannt hat. Wenn das Immunsystem eine Substanz als »nicht harmlos« erkennt und sie angreift, kann es zu einer allergischen Reaktion kommen. Epidemiologische Studien belegen, dass die Zahl der allergischen Erkrankungen weltweit zunimmt. Zu ihnen gehören:

- Atopische Dermatitis
- Allergische Rhinitis
- Bronchialasthma
- Nahrungsmittel-, Arzneimittel- und Insektengiftallergie
- Nesselsucht und Angioödem (Unterhautschwellungen)

Um eine Allergie zu diagnostizieren, veranlassen Ärzte nach der Anamnese und der Untersuchung meist Tests, um bestimmte Allergene zu identifizieren:

- Sie injizieren mit einer dünnen Nadel eine kleine Dosis des vermuteten Allergens unter die Haut und warten dann 20 Minuten, ob die Haut sich rötet oder ein wenig anschwillt.
- Mittels eines Radio-Allergo-Sorbens-Tests (RAST) und eines ELISA-Tests gibt man Blutserum zum Testallergen. Findet man im Serum dann IgE-Antikörper gegen das Allergen, kann man sie messen und so die Allergie nachweisen.
- Bei der Messung der verschiedenen weißen Blutkörperchen ist im Falle einer Allergie die Menge der Eosinophilen meist erhöht.

Die Therapie kann beginnen, sobald das Allergen identifiziert ist. Die am häufigsten verwendeten Arzneimittel gegen Allergien sind Antihistaminika, abschwellende Mittel, Glukokortikoide und Beta-2-Sympathomimetika. Auch eine Hyposensibilisierung kommt in Betracht.

Die wichtigsten natürlichen Mittel zur Unterstützung einer Allergietherapie sind Vitamin C, »Vitamin« D_3, Vitamin E, Magnesium, DHA und EPA (Omega-3-Fettsäuren), Quercetin, Spirulina, DHEA und Probiotika.

Immunglobuline
Sowohl Allergien als auch Nahrungsmittelunverträglichkeiten sind die Folge einer übertriebenen Reaktion des Immunsystems auf bestimmte Nahrungsmittelbestandteile. Die sogenannten IgE-Antikörper (Immunglobulin E) reagieren auf Allergene (Antigene) im Essen. Die Reaktion tritt rasch ein und zeigt sich auf den Schleimhäuten. Symptome sind Nesselsucht, Bindehautentzündung, eine laufende Nase, Durchfall und in den schlimmsten Fällen ein anaphylaktischer Schock. Was die Nahrungsmittelunverträglichkeit anbelangt, werden die reagierenden Immunzellen Gamma-Immunglobuline (IgG) genannt. Hier sind die Symptome weniger klar und treten erst bis zu zwei Tage nach dem Verzehr auf. Dennoch können schwere Gesundheitsstörungen die Folge sein. Verursacht werden die Reaktionen von Proteinen im Nahrungsmittel. Unverträgliche Proteine lösen immer eine Entzündung und eine Dysbiose (Ungleichgewicht in der Darmflora) aus.

Ist die Darmwand bei einer Autoimmunkrankheit geschädigt, wird sie durchlässig (»Leaky-Gut-Syndrom«), sodass diese Proteine sowie Nahrungsmittelmoleküle und Mikroorganismen ins Blut gelangen können, wo der Organismus, sobald er sie als Antigene erkannt hat, sie mit Gamma-Immunglobulinen bekämpft. Folgende Symptome treten auf:

- Sofort: Durchfall, Verstopfung, Bauchschmerzen, Veränderungen der Darmpassage, Blähungen und Migräne
- Nach einiger Zeit: Gewichtsabnahme, Insulinresistenz und Hyperglykämie – also das metabolische Syndrom –, zusätzlich Allergie, Sinusitis, Ekzem oder Nesselsucht

Migräne ist oft die Folge des Verzehrs bestimmter Nahrungsmittel, zum Beispiel von glutenhaltigem Getreide, Kasein, Eiern und Sojaprodukten. Tabak, Alkohol und die Antibabypille können ebenfalls Kopfschmerzen auslösen.

Abgesehen von den oben erwähnten Symptomen hat eine Nahrungsmittelunverträglichkeit viele weitere schwerwiegende Folgen. Wenn beispielsweise kleinste Restbestandteile der Nahrung durch die Darmwand dringen und bis in die Blutgefäße des Gehirns vordringen, tun die antikörperbildenden B-Lymphozyten alles, um diese Eindringlinge unschädlich zu machen. In der Folge kommt es zur Methylierung: B-Lymphozyten identifizieren zunächst die Aminosäurekette des Angreifers. Wenn diese den Aminosäureketten eines bestimmten Organs ähnelt, identifizieren sie später fälschlicherweise dieses Organ als Ziel. So entstehen Autoimmunkrankheiten, bei denen der Körper sich selbst angreift, zum Beispiel rheumatoide Arthritis, Spondylitis ankylosans, Zöliakie und bestimmte Schilddrüsenerkrankungen.

Doch neben der Darmwand verfügt unser Körper noch über weitere Schutzmechanismen. Wenn die Blut-Hirn-Schranke, die das Gehirn vom Blutstrom trennt, durchlässig wird, steigt das Risiko für Krankheiten wie Multiple Sklerose, Parkinson und Alzheimer. Diese entstehen, nachdem sich bestimmte Symptome zeigen – Hyperaktivität, Autismus, Epilepsie und Schizophrenie. Sie hängen mit Gluten und Milchkasein zusammen, ganz zu schweigen von Krebs.

Freie Radikale, Antioxidantien und Proteinglykation

Wenn wir den Alterungsprozess betrachten, müssen wir auch einen Blick auf freie Radikale, Antioxidantien und Proteinglykation werfen.

Freie Radikale und Antioxidantien

Die Freie-Radikale-Theorie des Alterns, die Denham Harman 1956 formulierte,[6] ist eine der bedeutendsten Theorien, die den Alterungsprozess zu erklären versuchen. Nach Harman sind freie Sauerstoffradikale für die Schäden verantwortlich, die Zellen und Gewebe während des Alterungsprozesses erleiden. Das bedeutet, dass wir länger leben können, wenn wir unsere antioxidative Abwehr stärken. Im Jahr 1972 überlegte Harman, ob Mitochondrien (die »Energiekraftwerke« der Zellen) die eigentlichen Alterungsverursacher sind, da ihr Sauerstoffverbrauch die Schäden durch freie Radikale immer weiter verschlimmert.[7]

Aber was sind freie Radikale? Es sind hochreaktive Metaboliten, die von Natur aus während des Körperstoffwechsels, der Energieproduktion oder der biologischen Reaktion auf Umweltgifte, Alkohol, Zigarettenrauch, zu viel Sonnenstrahlung, Waschmittel und Kosmetika entstehen. Zudem erzeugt der Körper sie selbst bei körperlicher Bewegung oder während einer Infektion. Einige zelluläre Reaktionen (vor allem in den Mitochondrien der Leberzellen) auf freie Radikale sind:

- Lipidperoxidation (Schädigung der Fette in den Zellmembranen)
- Eiweißoxidation
- Bildung von Stickstoffradikalen, die unter bestimmten Umständen wiederum die Mitochondrien schädigen können
- Schädigung der DNS durch Oxidation

Bei einem übermäßigen Vorkommen von Sauerstoffradikalen spricht man von oxidativem Stress. Die freien Radikale bilden sich in der Umwelt oder im Körper oder in beiden. Die Abwehr kommt nicht mehr gegen sie an. Die Folge ist schnellere Alterung.

Freie Radikale schädigen die Zellmembranen, Proteine, Mitochondrien und die DNS im Zellkern; sie verkürzen die Telomere (schützende Chromosom-Endstrukturen), verursachen Genmutationen und Entzündungen und werden mit mehr als 60 Krankheiten in Verbindung gebracht, zum Beispiel mit Krebs, grauem Star, Arteriosklerose, Parkinson und Demenz.

Antioxidantien beugen diesen Krankheiten vor. Antioxidantien sind Substanzen, die Stoffwechselendprodukte unschädlich machen. Es sind Moleküle, die in der Lage sind, die Oxidation anderer Moleküle zu hemmen, und so den Körper vor Schäden durch freie Radikale zu schützen. Freie Radikale werden von Umweltfaktoren verursacht (zum Beispiel von Sonnenlicht, Umweltverschmutzung, Rauch und Stress) und von Antioxidantien deaktiviert.

Einige Antioxidantien bildet der Körper selbst; aber das ist nicht immer der Fall. Wenn wir älter werden, lässt die Produktion nach. Sie spielen eine wichtige Rolle für die Gesundheit, da sie den Alterungsprozess beeinflussen und freie Radikale bekämpfen. Man kann sie in drei Gruppen einteilen:

1. Antioxidative Enzyme, die Oxidanzien chemisch hemmen
   - Katalase
   - Glutathionperoxidase
   - Glutathionreduktase
   - Superoxiddismutase
   - Vitamin C
2. Proteine, die Metalle chelatieren
   - Coeruloplasmin
   - Hämoglobin und Myoglobin
   - Cytochromoxidase
   - Lactoferrin
   - Ferritin
   - Transferrin
3. Radikalfänger
   - Vitamine A, C und E
   - Carotinoide (Betacarotin, Lycopin u. a.)
   - Flavonoide (Rutin, Quercetin u. a.)
   - Harnsäure, Bilirubin, Glutathion
   - Metallionen in antioxidativen Enzymen (Mangan, Zink, Selen)

Oxidativer Stress ist ein Ungleichgewicht zwischen Oxidanzien (freien Radikalen), die in großen Mengen vorhanden sind, und Antioxidantien, die in nicht ausreichenden Mengen vorhanden sind. Die ständige natürliche Produktion von reaktiven Sauerstoffsubstanzen (ROS) in den Mitochondrien während der Lebenszeit einer Zelle erzeugt oxidativen Stress, der die Alterung der Zellen und des Körpers beschleunigt. Wir wissen heute, dass die

Menge der geschädigten Lipide und Proteine zunimmt, wenn die DNS der Mitochondrien durch freie Radikale geschädigt wird.

Antioxidantien sollte man nur in kleinen Dosen und kombiniert zuführen, nie isoliert. Sie reduzieren die Menge der freien Radikale und schützen das Immunsystem. Dadurch fördern sie unser Wohlbefinden. Menschen, die Obst und Gemüse essen – das sind gute Quellen für Antioxidantien –, leiden seltener an Herzkrankheiten, Krebs und neurologischen Störungen. Antioxidantien schützen auch wichtige Körpersysteme, indem sie freie Radikale bekämpfen, welche die Zellen, die DNS, körpereigene Lipide und Cholesterin schädigen.

Einige Antioxidantien kann der Körper selbst bilden oder aber mit der Nahrung aufnehmen: Glutathion (das wirksamste Antioxidans), Alpha-Liponsäure, Coenzym Q10 (Ubichinon), Resveratrol, Carotinoide (zum Beispiel Astaxanthin) sowie die Vitamine A, C und E. Frische Gemüse, Früchte und Nüsse sowie Grüntee und andere Pflanzen enthalten besonders viele Antioxidantien.

Es gibt heute keinen Zweifel mehr daran, dass eine ausgewogene Zufuhr von Antioxidantien unsere Gesundheit stärkt und Krebs, Herzkrankheiten, Makuladegeneration, grauen Star und so weiter verhindert, vor allem wenn wir frisches Obst und Gemüse der Saison essen.

Da der Körper weniger Antioxidantien produziert, wenn wir älter werden, ist es wichtig, Antioxidantien mit der Nahrung aufzunehmen. Sie bekämpfen freie Radikale und hemmen den Alterungsprozess. Zwei Aspekte dürfen wir jedoch nicht vergessen:

1. Die Reduzierung von freien Radikalen kann eine unerwartete negative Folge haben – sie erhöht möglicherweise den Lipidspiegel im Blutplasma.[8]
2. Die Reaktion auf oxidativen Stress kann nicht nur das Leben der Zellen und damit des Körpers verlängern, sondern auch für die Entwicklung von Krebstherapien bedeutsam sein.[9]

Eiweißglykation

Die Glykation (Glykierung, eine Art von »Karamellisierung«) von Proteinen trägt ebenfalls zur Alterung bei. Wenn das Bluteiweiß Hämoglobin mit Glukose oder Fructose reagiert, glykiert es. Aufgrund dieser Schädigung kann es nur noch wenig Sauerstoff aufnehmen. Es entsteht ein Sauerstoffmangel und wir altern schneller. Das heißt: Je mehr Zucker Sie essen, desto schneller altern Sie, und je weniger Zucker Sie essen, desto länger leben Sie. Vitamin B_1 (Thiamin) und seine Derivate, Vitamin B_6 (Pyridoxin), Chrom, Carnosin, Zimt, Gurmar (*Gymnena sylvestre*) und Corosolsäure gehören zu den wirksamsten Glykationshemmern. Bestimmte Antioxidantien, zum Beispiel solche, die Schwefel enthalten, sowie die Vitamine C und E und Ginkgo biloba schützen den Körper ebenfalls vor oxidativen Schäden, die die DNS altern und das Glutathion in den Mitochondrien oxidieren lassen.

Fettleibigkeit und rezeptfreies hCG aus einem neuen Blickwinkel

Meine Intuition sagt mir, dass wir Fettleibigkeit (das heißt, einen BMI von 30 oder höher) mit neuen Augen betrachten müssen. Dabei stütze ich mich auf eine Therapieform, die eher auf klinischen Beobachtungen als auf irgendeiner Theorie basiert. Im Jahr 1954 entdeckte Dr. A. T. W. Simeons eine Methode, mit der man angesammeltes Körperfett abbauen kann, ohne hungern oder hart trainieren zu müssen. Die Lösung ist das sogenannte humane Choriongonadotropin (hCG). Im Jahr 2008 reisten Experten zu seiner Klinik, dem Salvador Mundi International Hospital in Rom, und wurden mit einer neuen Behandlungsmethode konfrontiert. Grundannahme dieser Methode ist, dass Fettleibigkeit in all ihren Formen auf einer abnormen Funktion des Zwischenhirns beruht, welches den Fettstoffwechsel reguliert.

Wie Sie seinem außergewöhnlichen Buch *Pounds and inches: a new approach to obesity* entnehmen können, nehmen fettleibige Menschen unabhängig davon, ob sie zu viel oder sogar zu wenig essen, während Gesunde nicht zunehmen, selbst wenn sie zu viel essen. Bei Fettleibigen ist jeder Gewichtsverlust, der durch eine Diät, eine Schilddrüsentherapie, Appetitzügler, Abführmittel, intensiven Sport, Massage, Bäder und so weiter bewirkt wurde, nicht von Dauer. Der Patient nimmt die Pfunde, die er verloren hat, nach der Diät schnell wieder zu. Keine der genannten Maßnahmen kann nämlich die Störung beseitigen, die Fettleibigkeit verursacht: die fehlerhafte Funktion des Zwischenhirns.

Drei Arten von Fett

Der menschliche Körper enthält drei Arten von Fett. Die erste, das Baufett, ist struktureller Natur; sie füllt unter anderem die Räume zwischen diesen

Organen und schützt diese und die Knochen. Der zweite Typ ist über den ganzen Körper verteilt und bildet eine normale Energiereserve. Der Körper nutzt sie, wenn die Energiezufuhr durch die Nahrung nicht ausreicht. Beide oben genannten Fettarten sind normal. Selbst wer zu viel davon hat, gilt nicht als fettleibig.

Die dritte Fettart jedoch ist völlig abnorm. Auch sie kann zwar als Energiereserve dienen, aber diese Energie steht während eines Kalorienmangels nicht zur Verfügung. Stattdessen wird sie im Gegensatz zu den beiden anderen Arten in einer Art geschlossenem Depot gespeichert.

Simeons weist darauf hin, dass ein Fettleibiger, der hungert, um abzunehmen, zuerst seine normalen Fettreserven verliert. Sobald die zweite Fettart verbraucht ist, beginnt der Körper, sein Bauchfett zu verwerten. Seine abnormen Reserven (den dritten Typ) verwertet er nur im Notfall – aber dann ist man bereits so hungrig und schwach, dass man seine Diät ohnehin aufgibt.

Deshalb klagen Fettleibige oft darüber, dass sie die falsche Art Fett verlieren, wenn sie eine Diät befolgen. Obwohl sie hungrig und müde sind und das Gesicht, die Taille, die Hüften, die Oberschenkel und die Arme schlanker werden, ist der eigentliche Effekt gering. Die Fettart, die sie nicht mögen, bleibt an genau den gleichen Stellen, während das Fett, das die Knochen schützt, immer mehr abgebaut wird. Die Haut bekommt Falten und das Gesicht sieht älter aus. Kaum eine Erfahrung ist so frustrierend und deprimierend wie diese.

Bei all dem ist die Darmflora sehr wichtig. Ein geschädigtes Mikrobiom kann die Ursache dafür sein, warum manche Menschen nicht abnehmen oder sogar zunehmen, wenn sie fasten.

Simeons nennt drei Hauptursachen für Fettleibigkeit:

- Genetische Veranlagung: Die Fähigkeit des Zwischenhirns (Hypothalamus), die Fettspeicherung richtig zu regulieren, ist bei manchen Menschen von Geburt an sehr gering.
- Andere Störungen des Hypothalamus: Sie führen dazu, dass Energieaufnahme und Fettspeicherung nicht mehr normal geregelt sind.
- Ausgeschöpfte Fettreserven: Ein angeblich normales Fettdepot wird plötzlich mit einer großen Nahrungszufuhr konfrontiert, die es nicht bewältigen kann.

Die Therapie der Fettleibigkeit nach Simeons

Wenn Fettleibigkeit also immer auf eine klar erkennbare Störung des Zwischenhirns zurückzuführen ist, besteht die einzige Möglichkeit Fettleibigkeit zu heilen darin, genau diese Störung zu beheben. Nun gibt es zwar viele Medikamente, die angeblich das Zwischenhirn aktivieren, doch keines von ihnen beeinflusst die Energieaufnahme und -speicherung. Man hat versucht, die Störung mit Appetitzüglern (Amphetaminen) zu heilen, aber sie beseitigen das Problem nicht und haben obendrein viele Nebenwirkungen. Nachdem Simeons in Indien junge Patienten gesehen hatte, die am Fröhlich-Syndrom litten, entwickelte er ein neues Medikament.

Dieses Präparat, das als Wirkstoff das Proteohormon hCG (humanes Choriongonadotropin) enthält, wurde an diesen jungen Patienten getestet und heilte ihre Krankheit: extreme Fettleibigkeit und sexuelle Unterentwicklung, die auf ein abnormes Wachstum des Hypophysenvorderlappens und eine damit zusammenhängende Fehlfunktion der Keimdrüsen zurückzuführen war. Das Wort Choriongonadotropin wurde geprägt, weil dieses Proteohormon in der Plazenta (Chorion) gebildet wird und weil es die Keimdrüsen (Gonaden) beeinflusst.

Während dieser Studie geschah etwas sehr Interessantes: Wenn die Patienten täglich nur kleine Dosen erhielten, veränderte sich ihr Gewicht nicht, obwohl sie ihren ungezügelten Appetit verloren. Seltsamerweise änderte sich jedoch ihre Körperform: Obwohl sie keine Diät befolgten, nahm der Taillenumfang deutlich ab. Simeons schloss daraus, dass die abnormalen Fettpolster an den Hüften abgebaut worden waren. Wenn er seinen Patienten kleine tägliche Dosen hCG verabreichte, konnten sie mühelos nur 500 Kalorien am Tag essen und dabei jeden Tag etwa 500 Gramm abnehmen. Dabei verbrauchten sie eindeutig nur abnormes Fett. Es gab keine Anzeichen für einen Abbau des normalen Fettes. Ihre Haut blieb frisch und prall und der hCG-Spiegel normalisierte sich langsam und ohne unerwünschte Nebenwirkungen.

Von da an begann Simeons, diese Methode bei allen Arten von Fettleibigkeit anzuwenden. Er benötigte einige Hundert Fälle, um ohne begründete Zweifel nachzuweisen, dass der Mechanismus bei jeder Art von Fettleibigkeit der Gleiche war – ohne erkennbare Ausnahme. Die meisten Patienten erklärten, die beiden Mahlzeiten zu je 250 Kalorien, die sie aßen, seien mehr als ausreichend. Sie hätten das Gefühl, eben ein großes Mahl eingenommen zu haben.

Abgesehen von seltenen Fällen von Chorionepitheliomen (dabei wachsen Plazentazellen im Unterleib weiter) kommt hCG im menschlichen Körper nicht vor, es sei denn in der Schwangerschaft. Männer haben kein hCG. Da hCG kein Geschlechtshormon ist, kann es Frauen nicht männlicher und Männer nicht weiblicher machen. Man kennt dieses Proteohormon seit rund 50 Jahren. Die Gynäkologen Selmar Aschheim und Bernhard Zondek verwendeten es, um frühzeitig Schwangerschaften zu diagnostizieren.

Die Länge der Behandlung
Wer sieben Kilo oder weniger abnehmen will, benötigt dafür eine Behandlung von 26 Tagen und bekommt täglich 23 Injektionen. Weitere drei Tage kommen hinzu – und zwar ohne Ausnahme –, weil der Patient die 500-Kalorien-Diät nach der letzten Injektion noch drei Tage lang fortsetzen muss. Das ist ein wichtiger Teil der Therapie, denn wenn Sie wieder anfangen, normal zu essen, während Ihr Körper noch hCG enthält, nehmen Sie nach dem Ende der Diät vielleicht wieder zu.

Nach drei Tagen geschieht dies nicht mehr, weil sich kein hCG mehr im Körper befindet. Beenden Sie die Therapie also nie, bevor die 26-Tage-Periode zu Ende ist, selbst wenn Sie nur drei Kilo abnehmen wollen. Anscheinend benötigt das Zwischenhirn selbst bei moderater Fettleibigkeit drei Tage, bis sich seine Fähigkeit zur Energieregulation normalisiert.

Wenn Sie mehr als sieben Kilo abnehmen wollen, müssen Sie auch die Diät länger durchhalten. Aber Sie dürfen insgesamt höchstens 40 Injektionen erhalten. Sie müssen die Therapie unterbrechen, sobald Sie 16 Kilo abgenommen oder 40 Injektionen bekommen haben. Wenn Sie mehr als 16 Kilo verlieren wollen, brauchen Sie eine zweite Therapie (nach vier Wochen Pause) oder eine dritte Therapie (nach sechs Wochen Pause).[10]

HÄUFIG GESTELLTE FRAGEN

Warum soll ich in den ersten zwei Tagen dieser Therapie reichlich fetthaltige Nahrungsmittel essen?

Weil hCG zwei Tage braucht, um vollständig in den Organismus einzudringen. Wenn Sie fettreich essen, dämpfen Sie das Hungergefühl, das Sie am Anfang der Therapie empfinden werden.

Was soll ich in der ersten Phase dieser Therapie essen?

In den ersten zwei Tagen sollten Sie fettreiche Nahrungsmittel essen, zum Beispiel fetthaltige Milchprodukte, Nüsse, Öle, Avocados und so weiter.

Darf ich frisches oder tiefgefrorenes Gemüse essen?

Am besten essen Sie frisches Gemüse, aber tiefgefrorenes ist ebenfalls geeignet.

Darf ich während der Therapie Sauerkonserven essen?

Ja, aber da sie viel Salz enthalten, sollten Sie damit aufhören, wenn Sie nicht abnehmen.

Werde ich ständig hungrig sein, wenn ich nur 500 Kalorien am Tag zu mir nehme?

Nein, weil hCG die Fettreserven abbaut. Der Körper »verzehrt« zuerst das Fett, das sich als Ersatz-Energiequelle eignet, wenn Sie nichts essen. Sie verbrennen etwa 450 Gramm Fett (3500 Kalorien) pro Tag. Ihnen stehen täglich also rund 4000 Kalorien zur Verfügung, von denen 500 aus dem Essen und 3500 aus den Fettreserven stammen. Deshalb sind die meisten Leute nicht sehr hungrig, wenn sie das hCG-Diätprogramm befolgen.

Verliere ich während der Therapie exakt 450 Gramm Fett am Tag?

Nein. Während des 40-Tage-Programms nehmen die meisten Menschen etwa 15 Kilo ab. Männer nehmen gewöhnlich mehr ab als Frauen.

Welches Deodorant soll ich benutzen?

Sie können jedes Deodorant verwenden, am besten eines ohne Aluminium.

Darf ich Shampoo und Haarspülung verwenden?

Ja, aber spülen Sie das Haar nach der Anwendung nicht sofort mit Wasser.

Darf ich mir während der Therapie die Haare färben?

Ja.

Darf ich einen Tag lang nur Äpfel essen, um noch mehr abzunehmen?

Ja.

Darf ich während der Therapie sonnenbaden?

Ja, aber verwenden Sie weder Öl noch Lotion.

Mir wurde die Gebärmutter entfernt. Darf ich an der Therapie trotzdem teilnehmen?

Ja.

Kann ein Diabetiker von diesem Programm profitieren?

Wenn ein Diabetiker das Programm befolgt, stabilisiert hCG den Blutzucker auf natürliche Weise. Die meisten Diabetiker haben am Ende der Therapie abgenommen.

Darf ich neben hCG auch Medikamente einnehmen?

Ja, sofern die Medikamente nicht die endokrinen Drüsen stören. Darüber spricht der Arzt mit jedem einzelnen Patienten.

Kann hCG den Cholesterinspiegel beeinflussen?

Der Cholesterinspiegel kann während der Behandlung schwanken. Meist steigt er.

Darf ich während der Therapie weiter meine Hormone einnehmen?

Ja.

Darf ich meine Diabetesmedikamente absetzen, wenn die Therapie beendet ist?

Das kann möglich sein, aber Sie sollten nicht fest damit rechnen. Es hängt meist davon ab, wie lange Sie schon Diabetes haben, wie viele Medikamente Sie einnehmen und wie hoch der Blutzuckerspiegel ist. Sprechen Sie darüber mit Ihrem Arzt.

Senkt hCG den Blutdruck?

Bei vielen Patienten sinkt der Blutdruck. Manche können sogar auf ihre Medikamente verzichten. Verändern Sie Ihre Medikation jedoch nicht ohne Rücksprache mit Ihrem Arzt.

Darf ich meine Antidepressiva weiter einnehmen?

Ja.

Darf ich meine Anxiolytika weiter einnehmen?

Ja.

Welchen Einfluss hat hCG auf Gicht?

In diesem Fall kann die Einnahme schädlich sein, weil hCG den Harnsäurespiegel erhöht.

Beeinflusst hCG meinen Menstruationszyklus, wenn er unregelmäßig ist?

Manche Frauen haben während der hCG-Therapie einige Veränderungen ihres Zyklus beobachtet. Unregelmäßigkeiten verschwinden jedoch nach dem Ende der Therapie.

Darf ich während der Behandlung joggen und Sport treiben?

Anstrengender Sport ist nicht zu empfehlen. Aber Sie dürfen spazieren gehen oder ein wenig Sport treiben, solange Sie nicht schwitzen.

Warum darf ich während der Therapie keine Schilddrüsenhormone einnehmen?

Der Hypothalamus, den das hCG beeinflusst, reguliert auch die Schilddrüse. Zusätzliche Hormondosen könnten eine Schilddrüsenüberfunktion auslösen.

Warum sollen Frauen während der Menstruation kein hCG injizieren?

Weil Frauen während ihrer Menstruation bereits eine kleine Menge hCG produzieren.

Werde ich hungrig, wenn ich während meiner Menstruation keine Injektionen bekomme?

Manche Frauen sind während ihres Zyklus hungrig, wenn sie keine Injektionen bekommen. Andere berichten, sie seien nicht hungrig. Sie können während dieser Zeit einen natürlichen Appetitzügler einnehmen.

Was soll ich tun, wenn ich an Verstopfung leide?

Trinken Sie mehr und nehmen Sie bei Bedarf Magnesiumdimalat oder ein ballaststoffhaltiges Abführmittel ein. Wenn nötig, konsultieren Sie einen Arzt.

Welche Nebenwirkungen hat das hCG-Programm?

Zum Glück werden sehr wenige negative Nebenwirkungen gemeldet. Meist klagen die Patienten über Hunger.

Wie wirkt hCG sich auf Rheumabeschwerden aus?

Zusammen mit einer kalorienarmen Diät kann hCG Kortikosteroide überflüssig machen und rheumatische Beschwerden erheblich lindern.

Wie wirkt sich die Therapie auf Magengeschwüre aus?

Meist bessern sie sich.

Kann hCG Männer weiblicher machen?

Im Gegenteil – hCG kann den Testosteronspiegel (und bei Frauen den Progesteronspiegel) anheben.

Kann die langfristige Einnahme von Diuretika die Gewichtsabnahme fördern?

Nein, im Gegenteil. In diesem Fall erschwert hCG die Gewichtsabnahme. Wer abnehmen will, sollte nie Diuretika einnehmen. Eine zu schnelle Gewichtsabnahme kann zudem zu Haarausfall führen.

Endet eine kalorienreduzierte Diät vor oder nach der hCG-Therapie?

Sie endet drei Tage nach dem Absetzen des hCG.

Wie gefährlich ist es, wenn man mit hCG zu stark abnimmt?

Diese Gefahr besteht nicht. Sie verlieren ja nur das sogenannte abnorme Fett, nicht das strukturelle Fett oder das Fett, das als Energiequelle dient.

Was hat es zu bedeuten, wenn 30 Tage nach dem Beginn der hCG-Therapie der Appetit wieder zunimmt?

Das liegt wahrscheinlich an einer Resistenz gegen hCG.

Wann soll eine Frau mit den hCG-Injektionen beginnen?

Etwa am vierten Tag ihres Menstruationszyklus. Dann haben sie reichlich Zeit bis zur nächsten Menstruation, während der ja kein hCG verwendet werden darf, selbst wenn sie eine kalorienreduzierte Diät einhalten.

Wie lange soll ich bis zu einer neuen hCG-Therapie warten?

Zwischen der ersten und zweiten Behandlung sollten Sie sechs Wochen Pause machen. Warten Sie acht Wochen, bevor Sie mit der dritten Therapie beginnen.

Wann beginnt man während der Therapie abzunehmen?

Meist am fünften Tag.

Sind Massagen nützlich?

Während der Behandlung sollten Sie auf Massagen und anstrengenden Sport verzichten.

Was ist während der Therapie auffallender: die Gewichtsabnahme oder die Veränderung der Körperform?

Wer mithilfe von hCG und einer kalorienreduzierten Diät abnimmt, verliert meist an Gewicht und die Taille schrumpft im selben Ausmaß. Die Konturen des Körpers verändern sich also ein wenig.

Der Cholesterin-Mythos[11]

Die »Fettgehaltshypothese« setzt sich durch

Der erschreckende Anstieg der Todesfälle durch Herz-Kreislauf-Krankheiten (HKK) in den USA der 1950er-Jahre führte dazu, dass wir intensiv nach einer Lösung suchten. Koordinierende Organisationen wie die Amerikanische Herzgesellschaft (1924) und das Nationale Herzinstitut wurden gegründet. Die berühmte Framingham-Studie begann 1948 in einem kleinen Ort in der Nähe von Boston. Sie verfolgte das Ziel, »Faktoren und gemeinsame Merkmale zu entdecken, die bei einer großen Gruppe von Teilnehmern, bei denen noch keine klaren Symptome einer HKK aufgetreten waren und die nie einen Herzanfall oder Schlaganfall erlitten hatten, innerhalb eines langen Zeitraumes zu HKK beitragen«.

In der Zwischenzeit führten einige Wissenschaftler – vor allem der Molekularbiologe John Gofman von der University of California, der Erfinder der Zentrifugalmethode (1950), mit der man die Lipoproteine VLDL und LDL isolieren konnte – Studien durch, die sich auf die Arbeit des russischen Pathologen Nikolai Anitschkow stützen. Anitschkow hatte im Jahr 1913 Kaninchen cholesterinreiches Futter gegeben und nachgewiesen, dass Cholesterin sich in den Arterien ablagert und dort Plaque bildet, die derjenigen Plaque gleichen, die bei Menschen festgestellt wurde. Allerdings fressen Kaninchen normalerweise Pflanzen, die kein Cholesterin enthalten. Trotzdem schienen diese Befunde eine genauere Untersuchung zu rechtfertigen, zumal sie eine fast sofortige Lösung des HKK-Problems versprachen. Das hielt man für möglich, obwohl die Biochemiker David Rittenberg und Rudolf Schönheimer 1937 nachgewiesen hatten, dass das Cholesterin im Essen kaum etwas mit dem Cholesterin im Blut zu tun hat – was viele Folgestudien bis zum heutigen Tag immer wieder bestätigten.

Interessant ist, dass Forscher der kardiologischen Abteilung der Universitätsklinik in Örebro, Schweden, nach neueren Studien mit Bären (ja, diese Allesfresser ähneln uns Menschen durchaus und können einen Cholesterinspiegel von 600 mg/dl erreichen!) zu folgendem Ergebnis kamen: »Braunbären vertragen während ihres Winterschlafs viel Cholesterin, Fettleibigkeit und Bewegungsmangel, ohne Anzeichen für Arteriosklerose aufzuweisen.« Schon 1950 hatten Gofman und sein Team einen Artikel in der Zeitschrift *Science* veröffentlicht, in dem sie zu dem Schluss gelangten, dass »der Cholesterinspiegel ein unbefriedigender Maßstab für das Vorkommen oder Fortschreiten einer Arteriosklerose ist«. Einige Jahre später trafen die ersten Ergebnisse der Framingham-Herzstudie ein:

1961: Männer unter 50 mit hohem Cholesterinspiegel litten häufiger an Herzkrankheiten. In dieser Gruppe befanden sich oft Raucher, Übergewichtige und wenig aktive Personen. Die »98 Framingham-Risikofaktoren« werden von Ärzten und Versicherungen heute noch verwendet. Bei Männern über 50 »wurde kein Zusammenhang zwischen einem hohen Cholesterinspiegel und Herzkrankheiten festgestellt«.

1974: Männer mit einem Cholesterinspiegel unter 190 mg/dl erkrankten dreimal so häufig an Dickdarmkrebs wie Männer mit einem Cholesterinspiegel über 220 mg/dl. Ein deutlicher Zusammenhang bestand zwischen einem niedrigen Cholesterinspiegel und vorzeitigem Tod. Ein Zusammenhang zwischen einem hohen Cholesterinspiegel und plötzlichem Tod wurde nicht festgestellt.

1987: Überraschung! »Nach einem Alter von 50 steigt die generelle Sterblichkeit bei einem hohen oder niedrigen Cholesterinspiegel. Es besteht ein unmittelbarer Zusammenhang zwischen dem Absenken des Cholesterinspiegels in den ersten 14 Jahren und der Sterblichkeit in den folgenden 18 Jahren (11 % Anstieg im Allgemeinen und 14 % Anstieg der Sterblichkeit bei HKK pro 1 mg/dl Cholesterinspiegel-Reduktion).«

Anfang der 1980er-Jahre gab es immer noch keine allgemein anerkannte Strategie gegen Herz- und Gefäßkrankheiten. Die Tatsache, dass man Cholesterin in arteriosklerotischer Plaque gefunden hatte (zusammen mit vielen anderen Substanzen wie zum Beispiel Kalzium und »zellulärem Müll«), brachte die Wissenschaftler auf den Gedanken, Cholesterin sei die Ursache der Arteriosklerose. Schon im Jahr 1974 hatten Brown und Goldstein entdeckt, dass LDL (ein Lipoprotein, das Cholesterin transportiert) durch Rezeptoren in der Zellmembran in die Zelle eindringt und dass ein Mangel an diesen Rezeptoren zu einem Anstieg des LDL im Blut führt. Im Jahr 1976 entdeckte Akira Endo, der mit Pilzen experimentierte, ein Molekül, das die Cholesterinproduktion hemmt – das erste Statin. Er nannte es Mevastatin und bald folgte ihm Lovastatin. Diese Moleküle werden von Pilzen gebildet. Sie wehren damit Parasiten ab, indem sie die Cholesterinsynthese in ihnen hemmen. Bei Menschen verringern die Statine die Produktion von Mevalonsäure, einem Molekül, das für die Biosynthese von Cholesterin wichtig ist.

Diese rasche Entwicklung in einem Umfeld, in dem es kaum gesicherte Erkenntnisse über HKK gab, verleitete einen Teil der Mediziner zu der Überzeugung, dass man etwas gegen das Cholesterin unternehmen müsse. Und weil man das Cholesterin bereits mit HKK in Verbindung gebracht hatte, war der nächste Schritt recht einfach: Cholesterin ist die Ursache der HKK!

Doch ein anderer Teil der Biomediziner lehnte hastige Schlussfolgerungen ab und erklärte: »Korrelation ist nicht Kausalität.« Das Vorhandensein von Cholesterin in arteriosklerotischen Läsionen kann man demnach mit der Beobachtung vergleichen, dass man bei einem Brand häufig Feuerwehrleute vorfindet.

Im Jahr 1984 wurden die Ergebnisse des *Lipid Research Clinics Coronary Primary Prevention Trial (LRC-CPPT)* veröffentlicht. Dabei handelte es sich um eine multizentrische randomisierte Studie, die vom NIH (dem Nationalen Gesundheitsinstitut der USA) gefördert wurde. Sie testete die Folgen einer Absenkung des Cholesterinspiegels mit dem Medikament Cholestiramin bei 3806 Männern im mittleren Alter, bei denen ein Risiko für eine Erkrankung der Herzkranzgefäße bestand: »Das Sterberisiko aufgrund aller Ursachen sank in der Gruppe, die Cholestiramin erhielt, nicht signifikant.« Basil Rifkind, der Leiter der Studie, erklärte, es sei nicht möglich, die Wirkung einer Reduktion des Cholesterinspiegels eindeutig nachzuweisen.

Schuld daran sei »die Zahl der durch Gewalt und Unfälle verursachten Todesfälle in der Cholestiramin-Gruppe«. Dennoch verkündete Rifkind einen
Sieg und behauptete, die Regierung verfüge nun über den eindeutigen Beweis dafür, dass das Absenken des Cholesterinspiegels das Risiko für HKK
senke. Nachdem das NIH 30 Jahre lang ohne greifbare Resultate gearbeitet
hatte, die seine Existenz gegenüber den Steuerzahlern gerechtfertigt hätten, berief es jetzt unverzüglich die sogenannte *National Institutes of Health
Consensus Development Conference* ein, die vom 10. bis 12. Dezember 1984
abgehalten wurde. Nach zweitägiger Debatte, in der die unterschiedlichen
Meinungen klar zutage traten, wurde ein Gremium aus 14 Personen zusam-
mengestellt. Unter ihnen waren auch zwei Rechtsanwälte: Nancy H. Chasen,
eine »Anwältin für öffentliches Interesse«, und John T. Fitzpatrick. Das Gremium sollte die NIH-Konsensus-Erklärung ausarbeiten. Sie trug den Titel
»Die Senkung des Cholesterinspiegels zur Vorbeugung gegen Herzkrankheiten.«

Die Redner, die eine abweichende Meinung vertraten, beklagten, man habe ihre Ansichten nicht berücksichtigt. Viele angesehene Wissenschaftler kri-
tisierten die Methode, mit der man zum Konsensus gelangt war – sie wurden aber ignoriert. Sofort gründete die amerikanische Regierung das *National
Cholesterol Education Program (NCEP)*, das derzeit Tausende von Menschen
beschäftigt und große Geldbeträge verteilt. Anthony Gotto, der damalige
Präsident der Amerikanischen Herzgesellschaft, erklärte: »Wenn wir die Senkung des Cholesterinspiegels fortsetzen, wird es im Jahr 2000 keine Arteriosklerose mehr geben.«

Die Pharmaindustrie nutzte die Situation, um neue Statine zu entwickeln
und zu vermarkten. Sie wurden zum größten Geschäft in der gesamten Geschichte der Pharmazie.

Die Entwicklung einer »Herzdiät«

Während der Debatte über Cholesterin gab es auch eine Diskussion über den
Einfluss der Ernährung auf HKK. Die Frage wurde 1951 von Ancel B. Keys
aufgeworfen, einem Ernährungswissenschaftler und Professor an der University of Minnesota. Er wies auf einer Konferenz in Rom darauf hin, dass HKK
in Italien und im gesamten Mittelmeergebiet viel seltener vorkamen als in
den USA. Das Gleiche galt für Japan.

Keys zog daraus sofort den Schluss, dass der geringere Verzehr von tierischem Fett (zum Beispiel in zwei Ländern, die vom Zweiten Weltkrieg verwüstet worden waren), die Ursache dieses Unterschieds sei. Im Jahr 1953 veröffentlichte Keys einen Bericht über sechs Länder, in dem er angeblich nachwies, dass eine fettreiche Kost HKK förderte. Allerdings standen ihm Daten aus 22 Ländern zur Verfügung (einschließlich Portugal) – er wählte davon nur sechs aus und ignorierte Länder, in denen die Sterblichkeit durch Herzinfarkte niedrig war, obwohl die Menschen seit Jahrhunderten viel Käse, Butter und Stopfleber aßen.

In den folgenden Jahren leitete Keys eine Reihe von Studien, über die die Medien ausführlich berichteten und die in Amerika und auf der ganzen Welt das Ernährungsverhalten veränderten. Vor Keys genossen die Amerikaner traditionelle Nahrungsmittel wie Butter, Eier und Speck, ohne sich um die möglichen gesundheitlichen Folgen für ihre Gesundheit zu sorgen. Nachdem Keys am 13. Januar 1961 auf der Titelseite der Zeitschrift *Time* erschienen war, bekam die amerikanische Öffentlichkeit zu hören, gesättigtes Fett verstopfe ihre Arterien. Diese Idee änderte die Ernährung in Amerika und auf der ganzen Welt radikal. Sie bereitete einer Industrie den Weg, die stark verarbeitete Nahrung herstellte, vor allem Margarine (die Transfette enthält, hergestellt aus teilweise gehärtetem Pflanzenöl). Neuere Studien zeigen immer wieder, dass diese verarbeiteten Produkte mit HKK zusammenhängen.

Im Jahr 2015 kam beispielsweise eine Studie zu dem Schluss: »Gesättigtes Fett ist nicht die Ursache von Herzinfarkten, Schlaganfällen und Diabetes Typ 2. Der Beweis dazu ist jedoch komplex und hat methodische Grenzen. Transfette hängen mit der Gesamtsterblichkeit aufgrund von HKK zusammen, wahrscheinlich durch den Verzehr industrieller Transfette in größeren Mengen, als Wiederkäuer sie produzieren.« Keys unterstützte die sogenannte Herzdiät zur Behandlung von HKK, die zusammen mit der »Fetthypothese« heute noch die Grundlage der Therapie der HKK ist. Wie in der Fallstudie mit den sechs Ländern ignorierte Keys jedoch die Daten, die seine Hypothese *nicht* bestätigten.

Seit einigen Jahren werden nun Studien veröffentlicht, die belegen, dass die Ergebnisse der älteren Studien falsch interpretiert wurden. Eine im Jahr 2016 veröffentlichte Studie, die die von Keys und seinen Mitarbeitern während des Minnesota Coronary Experiments (1968–1973) gesammelten

Daten neu analysierte, kam zu dem Schluss: »Daten von Studien (aus den Jahren 1968 bis 1973) belegen, dass der Verzehr von Linolsäure anstelle von gesättigtem Fett zwar den Cholesterinspiegel senkt. Aber die Studien stützen nicht die Hypothese, dass dadurch das Risiko abnimmt, an Herzkrankheiten oder anderen Ursachen zu sterben.« Es gibt immer mehr Beweise dafür, dass der Nutzen pflanzlicher Öle, verglichen mit dem Nutzen gesättigter Fette, aufgrund unvollständiger Daten überschätzt wurde. Das bestätigte auch das Minnesota Coronary Experiment.

Auch Politiker diskutierten über das Thema. Im Jahr 1976 leitete Senator McGovern, in den 1970er-Jahren Präsidentschaftskandidat, den Ausschuss für Ernährung und Bedürfnisse des Menschen. Eines der Ziele dieses Gremiums war die Ermittlung einer Ernährungsweise, welche die Amerikaner gesünder machen sollte. Nach zweitägigen Anhörungen im Senat wurde der angesehene Vegetarier Nick Mottern, dessen Mentor Ancel Keys gewesen war, mit der Ausarbeitung von Ernährungsleitlinien für die Amerikaner beauftragt. Zum ersten Mal forderte eine amerikanische Regierungsbehörde die Bürgerinnen und Bürger auf, Fett zu meiden und Kohlenhydrate zu bevorzugen. Danach entwickelte sich eine weltweite, profitable Industrie, die cholesterin- und fettarme, aber Transfette enthaltende Margarine verkaufte. Die Folgen für die Gesundheit der Menschen waren damals noch nicht absehbar.

Die heutige Situation
Seit mehr als drei Jahrzehnten stützt sich die Therapie der HKK auf die Senkung des Cholesterinspiegels. Diese ungerechtfertigte Praxis hat uns von den wahren Ursachen der HKK abgelenkt. Wenn Anthony Gottos Prognose als Präsident der Amerikanischen Herzgesellschaft sich erfüllt hätte, wären die HKK im Jahr 2000 ausgerottet gewesen. Stattdessen steigt die Zahl der Herz-Kreislauf-Kranken auf der ganzen Welt an, obwohl die Zahl der Todesfälle wegen HKK in den Industrieländern gesunken ist.

Es war einfach, das Cholesterin für die HKK verantwortlich zu machen – aber wie ist dann die heutige Situation zu erklären? Anzeichen dafür, dass es falsch ist, sich allein auf das Cholesterin zu konzentrieren, gab es bereits 1981. Damals wurden 246 Risikofaktoren ermittelt, die mit HKK zusammenhängen (Hopkins und Williams, 1981), und diese Zahl ist seither noch gestiegen. Im November 2013 wurden die Leitlinien der Amerikanischen Herzgesellschaft zum Cholesterin umgeschrieben. Es gab verständlicherweise Spannungen zwischen den »Experten«, weil Studien und öffentliche Erklärungen bedeutender Kardiologen dem bisherigen Paradigma widersprachen. Letztere halten weder Cholesterin noch gesättigtes Fett für die Ursache von Herz- und Gefäßkrankheiten. Die wichtigsten Änderungen waren:

1. Die Experten fanden in randomisierten, kontrollierten Studien keine Belege dafür, dass die Senkung des LDL-Cholesterinspiegels eine sinnvolle Therapie darstellt.
2. Der maximal empfohlene LDL-Spiegel liegt jetzt bei 190 mg/dl.
3. Das Gesamtcholesterin wird nicht mehr berücksichtigt.

Die epidemiologischen Ergebnisse stützen die Hypothese nicht, dass Cholesterin die Ursache der HKK ist. Alternative Auffassungen wurden immer wieder vorgetragen. Neue Modelle sollten die mit HKK zusammenhängenden Aspekte besser erklären, eine Rechtfertigung für die 108 Risikofaktoren liefern und den Nutzen einer möglichen Therapie erheblich vergrößern. Doch das setzt eine neue Analyse der veröffentlichten biomedizinischen Erkenntnisse voraus. Wir müssen Studien prüfen, die früher ignoriert wurden, neue Studien durchführen und gegenüber neuen Therapien aufgeschlossener werden.

Als Folge der »Herzdiät« nahm die Fettleibigkeit in den USA und im Rest der Welt zu. Dieser Trend begann genau nach der Formulierung der Ernährungsrichtlinien für Amerikaner im Jahr 1976. Der Bericht im Jahr 2016 stellte fest: »40 Prozent der Amerikanerinnen waren fettleibig und amerikanische Jugendliche nahmen ebenfalls zu.« In vielen Kommentaren der Experten für öffentliche Gesundheit heißt es, die »Richtlinien« hätten die USA »zu einer Nation der Fettleibigen und Diabetiker« gemacht.

Die US-amerikanischen Ernährungsrichtlinien für die Zeit von 2015 bis 2020, die das amerikanische Landwirtschaftsministerium herausgab, ändern kaum etwas an der bisherigen Situation – abgesehen davon, dass sie einräumen, es sei nunmehr gesund, auch Eier zu essen. Außerdem raten sie uns jetzt, den Zuckerkonsum einzuschränken. Aber sie empfehlen immer noch, wenig Fett zu essen, vor allem wenig gesättigtes Fett. Beispiele für Widersprüche in Studien und unter den Wissenschaftlern lassen jedoch darauf schließen, dass gesättigtes Fett nicht mehr als ungesund betrachtet werden sollte.

Robert Knopp und Barbara Retzlaff, zwei Lipidologen, sprachen von einem »Paradoxon«, denn »eine fettreiche Diät hemmt das Fortschreiten einer Herzerkrankung bei Frauen mit metabolischem Syndrom, das in den USA epidemische Ausmaße angenommen hat«. Viele Kardiologen stimmen ihnen zu. Der bekannte britische Kardiologe Aseem Malhotra schrieb beispielsweise: »Die Idee, dass wir auf gesättigtes Fett verzichten sollen, um das Risiko für Herz- und Gefäßkrankheiten zu senken, dominierte die Ratschläge und Ernährungsrichtlinien fast vier Jahre lang. Wissenschaftliche Studien belegen jedoch, dass diese Empfehlung paradoxerweise das Risiko erhöht.«

Was ist Cholesterin?
Cholesterin ist ein Molekül, das der Körper von Natur aus bildet. 70 Prozent des Cholesterins werden von unserem Organismus produziert, hauptsächlich in der Leber. Die restlichen 30 Prozent stammen aus dem Essen. Die Leber verwendet das Cholesterin als eine Art »Zement«:

- Cholesterin repariert Muskelfaserrisse nach dem Sport.
- Es hilft den Neuronen, besser miteinander zu kommunizieren.
- Es repariert verletzte Arterien.

Cholesterin ist eine der wichtigsten Substanzen im menschlichen Organismus. Es ist nicht nur unentbehrlich für die Regeneration der Zellen und die Bildung der Zellmembranen, sondern spielt auch eine Schlüsselrolle für deren Stabilität und Fluidität. Ein Mangel an Cholesterin verändert die meisten Membranfunktionen und ihre Fähigkeiten. Zudem ist es sehr wichtig für den Vitaminstoffwechsel (vor allem für die Verwertung der Vitamine A, D_3, E und K), für die Galleproduktion (wichtig für die Fettverdauung), für das Gehirn, das 25 Prozent des Körper-Cholesterins enthält, für die Bildung von Synapsen, die uns das Denken, Lernen und Erinnern ermöglichen, und für die Hormonproduktion (zum Beispiel von Testosteron, Progesteron und Östrogen). Manche Forscher sind der Ansicht, dass ein hoher Cholesterinspiegel im Alter ab 65 die Lebenserwartung und die Potenz steigert. Außerdem wird es für die Produktion von Stresshormonen benötigt (die wichtigsten sind Glukokortikoide wie Cortisol und »Vitamin« D_3, das eigentlich ebenfalls ein Steroidhormon ist). Die Sexualhormone sind ebenfalls Steroidhormone. Wenn unsere Haut zu wenig Cholesterin enthält, kann sie kein »Vitamin« D$_3$ bilden.

Wie wir noch sehen werden, wurde das Cholesterin immer für bestimmte Herzkrankheiten verantwortlich gemacht, weil man annimmt, dass es die Arterien umso mehr verstopfe, je höher der Cholesterinspiegel im Blut sei. In Wahrheit wird diese Theorie nicht von den wissenschaftlichen Fakten gestützt.

Studien belegen nicht nur, dass die meisten Menschen (drei von vier), die zum ersten Mal einen Herzanfall erleiden, einen normalen Cholesterinspiegel haben. Neuere Studien zeigen auch, dass die Therapie meist schädlich ist. Was Herzprobleme anbelangt, so wird die Bedeutung der zahlreichen Nebenwirkungen stark vernachlässigt, die die Absenkung des Cholesterinspiegels mit sich bringt. Dazu gehören Gedächtnisschwund, Bänder- und Muskelschwäche, Impotenz (Cholesterin ist die »Mutter« aller Hormone und daher ist es normal, dass Libido und Sexualität im Allgemeinen nachlassen, wenn man den Cholesterinspiegel mit Statinen und anderen Medikamenten senkt), ein höheres Diabetesrisiko (weil die Therapie die Zahl der Insulinrezeptoren verringert und dadurch auch das Risiko für Herzprobleme erhöht), Verdauungs- und Leberstörungen, Kopfschmerzen, Schwindel, kognitive Störungen und Hautallergien.

Statine blockieren das Enzym HMG-CoA-Reduktase, das die Cholesterinproduktion in der Leber ermöglicht und für uns überlebenswichtig ist. Dennoch sind sie die weltweit meistverkauften Arzneimittel und werden eingesetzt, um den Cholesterinspiegel und den LDL-Spiegel zu senken – obwohl LDL lediglich das Cholesterin aus der Leber holt, wo es hergestellt wird, und zu den Geweben bringt, die es benötigen. Es ist lächerlich, dass LDL als »böses Cholesterin« gilt, im Gegensatz zum HDL, das »gut« sein soll. Das HDL ist ebenfalls nur ein Transporteur, der Cholesterin aus dem Gewebe, das es verwertet hat, in die Leber befördert, die es recycelt. Statine erhöhen zudem das Risiko für Diabetes und Fettleibigkeit. Erst seit Kurzem werden die Statine von der Wissenschaft deswegen angeprangert.

Die Europäische Arzneimittelagentur (EMA) erkannte im März 2012, dass Statine das Diabetesrisiko stark erhöhen. Sie empfahl den Labors, die Nebenwirkungen genau zu registrieren und in die Informationen für Anwender aufzunehmen. Das wurde allerdings nicht immer befolgt. Aber das ist nicht alles.

Inzwischen ist klar, dass Statine auch dem Herzen schaden. Studien belegen, dass sie nicht nur gefährlich, sondern auch wenig wirksam sind. Eine neuere Studie enthüllte, dass diese Medikamente im Gegensatz zur heute allgemein akzeptierten Theorie, der zufolge Statine nicht nur den Cholesterinspiegel, sondern auch das Arterioskleroserisiko senken, möglicherweise sogar Arteriosklerose und Herzschwäche fördern.[12] Einige der in dieser Studie diskutierten physiologischen Abläufe zeigen, dass Statine dem Herzen in vielerlei Hinsicht schaden könnten:

- Sie hemmen die Funktion des Vitamins K, das die Arterien vor Verkalkung schützt.
- Sie schädigen die Mitochondrien und beeinträchtigen die ATP-Produktion (ATP liefert Energie, unter anderem für den Herzmuskel).
- Wie Sie noch sehen werden, behindern sie die Produktion von Coenzym Q10.
- Sie stören die Produktion von Selenoproteinen wie Glutathionperoxidase. Diese wird ebenfalls dringend benötigt, um oxidative Schäden im Muskelgewebe zu verhindern.

Angesichts all dieser Risiken kommen die Autoren zu dem Schluss: »Herzschwäche und Arteriosklerose sind echte Epidemien unserer Zeit und der langfristige Gebrauch von Statinen kann sie paradoxerweise verschlimmern. Wir empfehlen, die derzeitigen Anwendungsrichtlinien für Statine sofort zu aktualisieren.«

Was Herzkrankheiten anbelangt, ist heute völlig unsicher, wodurch sie verursacht werden. Die meisten Mediziner halten stur an der Behauptung fest, Cholesterin sei der Bösewicht. Doch inzwischen gibt es sehr widersprüchliche neue Theorien.

Wir wissen, dass sogenannte arteriosklerotische Plaque, die den Durchmesser der Arterien verringert, hauptsächlich aus Zellen besteht, die glattes arterielles Muskelgewebe bilden, sich jedoch abnorm vermehren. Außerdem enthält diese Plaque Kalzium, Eisen und Cholesterin. Letzteres ist in geringerer Menge vorhanden und repariert Arterienwände, die durch eine Entzündung geschädigt wurden. Der wahre Schurke ist die Entzündung: Sie führt zur Bildung der arteriosklerotischen Plaque und dadurch zur Arteriosklerose. Deshalb sollte der Entzündungsbiomarker CRP (C-reaktives Protein) unter 0,5 liegen. Ist dies der Fall, können Sie so viel gesättigtes Fett essen, wie Sie wollen. Wenn der Organismus den Cholesterinspiegel erhöht, um sich selbst zu schützen, dürfte es keine gute Idee sein, den Spiegel mit Medikamenten zu senken – sei es mit Statinen, sei es mit anderen Arzneimitteln. Wir sollten einen hohen Cholesterinspiegel immer als Problem betrachten, das mit der Lebensqualität zu tun hat. Es ist lösbar, wenn wir unser Verhalten und unsere Ernährung umstellen. Sehr wichtig ist dabei eine tägliche, angemessene Dosis von Omega-3-Fettsäuren.

Die einzigen Menschen, die von Statinen profitieren können, sind jene, die an einer erblichen Hypercholesterinämie leiden, einer seltenen Krankheit, die den Cholesterinspiegel unabhängig von der Lebens- und Ernährungsweise auf über 330 mg/dl erhöht.

Wenn Sie Statine einnehmen müssen, sollten Sie auch Ubichinon (Coenzym Q10) oder Ubichinol nehmen. Diese Coenzyme sind zugleich Antioxidantien. Ihre Produktion wird von Statinen blockiert. Diese wichtigen Moleküle transportieren Elektronen in die Mitochondrien, die »Kraftwerke« der Zellen. Dort wird ATP (Adenosintriphosphat) erzeugt, die Energiegrundlage aller Körperfunktionen.

PCSK9-Hemmer

Unser Organismus kann die LDL-Aufnahme durch die Zellen auf einem direkten Weg regulieren: mit dem Enzym PCSK9 (Proproteinkonvertase Subtilisin/Kexin Typ 9). Es wird in der Leber erzeugt und fördert den Abbau von LDL-Rezeptoren in den Zellen, sodass von ihnen keine exzessiven LDL-Mengen resorbiert werden. Dies ist der natürliche Kontrollmechanismus in den Zellen, den die neue »Anticholesterin-Medizin« nutzen will. PCSK9-Hemmer ermöglichen es den Zellen, sofort mehr LDL zu resorbieren, sodass es aus dem Blut verschwindet und der Patient, so die übliche Formulierung, wieder einen »niedrigen Cholesterinspiegel« hat. Doch das ist ein »Sprung ins Ungewisse« mit unvorhersehbaren Folgen.

Eine Folge zeichnet sich bereits ab: Diabetes Typ 2. Der vorhersehbare Mechanismus (der übrigens auch für Statine gilt, die die LDL-Aufnahme fördern) sieht so aus: Wenn die Zelle gezwungen wird, LDL zu »schlucken«, wird sie unerwartet mit freien Fettsäuren überladen. Diese muss sie dann oxidieren, um Energie zu erzeugen – das geht allerdings auf Kosten der normalen Energieproduktion durch die Oxidation von Glukose.

Natürlich wird die Zelle dann »resistent« gegen Insulin. Das heißt, das Insulin ist auch in großen Mengen nicht mehr in der Lage, den Glukosetransport in die Zellen zu fördern, sodass der Blutzuckerspiegel steigt. Der französische Kardiologe Michel de Lorgeril sagte mit Recht: »Die Zellen brauchen Cholesterin. Deshalb stellen sie es ständig her. Statine sind Moleküle, die die Synthese von Cholesterin in den Zellen verhindern, und wenn die Zellen zu wenig Cholesterin erhalten, bilden sie auf den Membranen mehr Rezeptoren, um möglichst viel Cholesterin aus dem Blut zu holen. PCSK9-Hemmer sind Medikamente, die die Lebensdauer dieser LDL-Rezeptoren auf der Zellmembran verlängern. Die beiden ziehen das Cholesterin in die Zellen und senken dadurch den Cholesterinspiegel. Das ist nutzlos, aber die ganze Welt ist damit zufrieden. Allerdings gibt es toxische Nebenwirkungen. Jeder hat zu dem Thema seine eigene Meinung und ist für oder gegen die Therapie. Doch ein unabhängiger Wissenschaftler, der sich fundierte Studien anschaut, kommt zu dem eindeutigen Schluss, dass Statine toxisch für Muskeln und Neuronen sind, dass sie Diabetes verursachen, die Arterien verkalken und die Nierenfunktion schwächen. Diese toxischen Wirkungen sind durch solide Studien belegt worden. Es gibt bisher noch wenige unabhängige Daten zu PCSK9-Hemmern, doch das Wenige, was wir wissen, bestätigt, dass sie toxisch für das Nervensystem sind. Die positiven Ergebnisse, von denen die Medien berichten, stammen aus Studien, die von Labors finanziert wurden, denen die Patente gehören. Deshalb können wir ihnen nicht trauen! Wenn wir uns diese Studien genauer ansehen, stellen wir fest, dass PCSK9-Hemmer den Cholesterinspiegel sehr wirksam senken, aber keinen klinischen Nutzen haben.«

Was Sie selbst tun können

Sie können vieles tun, um Ihr Risiko für Herzkrankheiten zu senken:

- Ersetzen Sie industriell verarbeitete, modifizierte und künstliche Nahrungsmittel durch frische, halbgegarte, wenn möglich regional erzeugte Bioprodukte.
- Essen Sie mehr gesundes Fett, zum Beispiel Avocados, fetten Fisch, ganze Bio-Eier, Kokosfett, Mandeln, Haselnüsse und Olivenöl, um das

Verhältnis zwischen Omega-3- und Omega-6-Fettsäuren zwischen 1:1 und 1:5 zu halten (nicht bei 1:20, wie in der üblichen westlichen Kost).

● Optimieren Sie die Kalzium-, Magnesium-, Natrium- und Kaliumzufuhr. Essen Sie biologisch angebautes Gemüse, wann immer Sie können.

● Überwachen Sie Ihren »Vitamin«-D$_3$-Spiegel. Er steigt enorm, wenn Sie mindestens drei Viertel Ihres Körpers täglich 20 Minuten der Sonne aussetzen. Achten Sie zudem auf eine ausreichende Zufuhr von Vitamin K$_2$, um Kalzium aus den Arterienwänden und weichen Geweben zu entfernen und in die Knochen und Zähne zu befördern.

● Normalisieren Sie Ihre Hormonspiegel, vor allem den Testosteronspiegel, mit bioidentischen Hormonen.

● Hören Sie auf zu rauchen und trinken Sie nur ein einziges Glas Rotwein am Tag.

● Versuchen Sie, regelmäßig Sport zu treiben.

● Achten Sie auf gute Mund- und Zahnhygiene. Bei Menschen mit schlechter Mundhygiene beträgt das Risiko für Herzkrankheiten 70 Prozent, im Gegensatz zu denjenigen, die sich mindestens zweimal am Tag die Zähne putzen.

● Meiden Sie Statine (außer wenn Sie an einer erblichen Hypercholesterinämie leiden). Statine senken den Cholesterinspiegel künstlich, aber sie haben, wie oben erwähnt, zahlreiche Nebenwirkungen.

● Verbessern Sie Ihre Insulinsensitivität: Essen Sie Nahrungsmittel mit einem niedrigen glykämischen Index, zum Beispiel Süßkartoffeln (besser als Kartoffeln), Honig (besser als Zucker) und Hülsenfrüchte (zum Beispiel Erbsen, Bohnen und Dicke Bohnen, die besser als Getreide sind).

● Erwägen Sie auch, Alpha-Liponsäure einzunehmen.

Eines ist sicher: Der Test, der Ihren Gesamtcholesterinspiegel ermittelt, ist keine gute Grundlage, um das Risiko für Herzkrankheiten zu senken.

Falsche und wahre Verdächtige
Im Februar 2015 veröffentlichte das DGAC (ein Gremium, das im Auftrag der US-Regierung Ernährungsrichtlinien ausarbeitet) einen wissenschaftlichen Bericht und schickte ihn dem Landwirtschaftsministerium und

dem Gesundheitsministerium. Darin machte das DGAC einen erstaunlichen Schwenk, denn es schlug vor, die jahrzehntlange Ernährungspolitik zu ändern und nicht mehr vor Cholesterin im Essen zu warnen. Die Begründung war, gutes Fett habe keinerlei Einfluss auf das Risiko für Herzkrankheiten. Das bedeutet, dass man gesunden Fetten und dem Cholesterin jahrzehntelang fälschlicherweise vorgeworfen hatte, Herzkrankheiten zu verursachen.

Um das Risiko für Herzkrankheiten einschätzen und diesen HKK vorbeugen zu können, ist es recht nützlich, den Triglyceridspiegel zu bestimmen. Triglyceride bestehen aus Glycerin und drei Fettsäuren und spielen eine wichtige Rolle bei der Energieerzeugung und beim Stoffwechsel. Als Energiequelle sind sie langfristig den Kohlenhydraten überlegen. Der Triglyceridspiegel sollte unter 150 mg/dl liegen, das Verhältnis der Triglyceride zu HDL sollte unter 2 und der Ferritinspiegel unter 200 ng/ml liegen. Ein hoher Triglyceridspiegel hängt zweifellos mit einem hohen Insulinspiegel zusammen.

Dies ist jedoch eines der Probleme, die sich am leichtesten ohne Medikamente lösen lassen. Wir beobachten oft Triglyceridwerte über 1000 mg/dl, die sich innerhalb von Wochen normalisieren. Es ist schwer, jemanden zu finden, dem es nicht gelungen wäre, seinen Triglyceridspiegel durch eine drastische Einschränkung des Kohlenhydratkonsums zu normalisieren. Das bedeutet den Verzicht auf alle Getreideprodukte (Brot, Nudeln, Reis, Kartoffeln, Mais, Frühstücksflocken und Kekse) und Früchte.

Es versteht sich von selbst, dass ich mit der aktualisierten und von Experten überprüften wissenschaftlichen Literatur übereinstimme und den Einfluss des Cholesterins bei Herzerkrankungen bestreite. Es gibt eben einen großen Unterschied zwischen biomedizinischen Erkenntnissen und den Paradigmen der klinischen Praxis.

An dem Tag, als mein Artikel dazu veröffentlicht wurde, erhielt ich eine E-Mail von Professor António Heitor Reis von der Universität Évora, die mir große Freude bereitete. Ich möchte mich an dieser Stelle bei ihm für seine freundlichen Worte bedanken. Dies ist der Brief, den ich erhielt:

»Lieber Dr. Pinto Coelho, ich schicke Ihnen hier einen Kommentar, den ich auf der Website der Zeitung *Público* nicht veröffentlichen konnte. Er betrifft Ihren hervorragenden Artikel, der heute, am 26. Juli 2015 erschien:

Ich möchte Dr. Manuel Pinto Coelho für seinen Mut beglückwünschen. In seinem Artikel wertete er Hunderte von wissenschaftlichen Arbeiten aus, die Biomediziner im Laufe der Jahre geschrieben haben. Alles, was er schreibt, wird von publizierten wissenschaftlichen Studien gestützt. Die Teilnehmer an medizinischen Kongressen verteidigen eher althergebrachte Ideen, als dass sie neue Forschungsergebnisse begrüßen. Wäre die Senkung des LDL-Spiegels das wahre Problem, hätten wir Herz-Kreislauf-Krankheiten (HKK) längst ausgerottet. Mehr als drei Viertel aller HKK-Patienten, die von 2000 bis 2006 in amerikanische Kliniken eingeliefert wurden, hatten LDL-Spiegel unter 130 mg/dl (Sacheva et al.), und der durchschnittliche Gesamtcholesterinspiegel bei denjenigen, die an einer Herzmuskelentzündung litten, lag bei 180 mg/dl. Die ungerechtfertigte Konzentration auf LDL hat die Wissenschaft sogar vom Kampf gegen die wahren Ursachen der HKK abgelenkt. Im November 2013 änderten daher die Amerikanische Herzgesellschaft und das Amerikanische College für Kardiologie ihre Leitlinien zu Cholesterin.[13] Experten fanden keine Beweise in randomisierten, kontrollierten Studien, die es rechtfertigen würden, den Gesamtcholesterinspiegel als Therapieziel zu verwenden. Jetzt beträgt die ›Grenze‹ des LDL-Spiegels 190 mg/dl.[14]«

Die folgenden Fälle sind Beispiele dafür, dass Cholesterin fälschlich als Risikofaktor für Herzkrankheiten gilt.

1. Im Jahr 2011 entdeckten meine Kollegen im Krankenhaus Santa Marta in Lissabon ein Paradoxon: Patienten mit niedrigerem Cholesterinspiegel starben dreimal häufiger als jene mit höherem Cholesterinspiegel.[15]

2. Im Jahr 2012 stießen andere Kollegen im Krankenhaus Santa Maria, ebenfalls in Lissabon, auf ein weiteres Paradoxon: Weniger als 25 Prozent der Patienten, die in diesem Krankenhaus starben, hatten eine Fettstoffwechselstörung. Dieser Prozentsatz liegt unter dem Durchschnittswert in der portugiesischen Gesamtbevölkerung (38 Prozent). Wäre Cholesterin ein Risikofaktor, würden wir erwarten, dass mehr als 38 Prozent dieser Patienten an einer Fettstoffwechselstörung gelitten hätten.[16]

Die Schlussfolgerungen müssten also lauten:

1. Die Cholesterin-Kampagne ist der größte Skandal unserer Zeit.
2. Wie inzwischen vielfach nachgewiesen wurde, stimmt es nicht, dass »ein hoher Cholesterinspiegel ein starker Risikofaktor für Herz- und Gefäßkrankheiten ist«, wie die PCS in einem Meinungsartikel predigte.[17] Mehr noch: Die Senkung des Cholesterinspiegels schädigt die Knochen, das Gehirn (Gedächtnisstörungen, aggressives Verhalten, unzureichende Reparatur der Myelinschicht/Multiple Sklerose), die Haut (und damit die Bildung von »Vitamin« D$_3$) sowie die neuromuskulären Endplatten (Folgen sind Schmerzen, Gelenkprobleme, amyotrophe Lateralsklerose und schwere Muskelschwäche). Zudem hemmt sie die Insulinsekretion, was zu Diabetes Typ 2 führen kann.

Wenn wir über die schweren Nebenwirkungen der Statine sprechen, einer Gruppe von Medikamenten, die den Cholesterinspiegel senken, sollten wir auch ihre krebsfördernde Wirkung erwähnen, die schon mehrfach nachgewiesen wurde.[18]

3. Moderne Nahrungsergänzung

Unsere Böden sind heute extrem nährstoffarm. Das ist die Folge der Intensivlandwirtschaft, die ihnen lebenswichtige Nährstoffe stiehlt und die Verbraucher skrupellos bestraft.

Um unsere zehn Billionen Körperzellen zu erhalten und zu stärken, bleibt uns daher keine andere Wahl, als sie mit Supplementen (Nahrungsergänzungsmitteln) zu versorgen. Auf diese Weise können wir den Organen, zum Beispiel dem Herzen und dem Gehirn – die am anfälligsten für Schäden durch freie Radikale, Umweltgifte, Schwermetalle und vorzeitige Alterung sind –, stets die notwendigen Nährstoffe zur Verfügung stellen. In einer idealen Welt enthielte unsere Nahrung alle Vitamine, Mineralien und Fettsäuren, die wir brauchen. Leider ist die Welt nicht ideal.

Wir sind Opfer einer immer stärker eingesetzten Gentechnik, die darauf abzielt, lange haltbare Nahrungsmittel zu erzeugen, oder auch Gemüse und Früchte, die alle gleich groß sind und dieselbe Farbe haben. Wir sind die Opfer einer schamlosen, immer intensiveren Landwirtschaft, die schneller und schneller produzieren will. Es ist noch nicht lange her, dass ein Apfel 400 Milligramm Vitamin C enthielt; heute enthält er 4 Milligramm, also hundertmal weniger. Das Gleiche gilt für Vitamin A, das aus den Kartoffeln und Zwiebeln fast verschwunden ist, und für Kalzium und Eisen, von denen das Gemüse heute 80 Prozent weniger enthält als früher. Deshalb brauchen wir eine ausgewogene und umfangreiche Supplementierung, wenn wir optimale Gesundheit und maximales Wohlbefinden anstreben.

Die heutigen stark verarbeiteten Nahrungsmittel mit ihren Vitamindefiziten werden zunehmend zu Risikofaktoren für Herzkrankheiten, bestimmte Krebsarten, Osteoporose, Knochenbrüche und viele andere Gesundheitsprobleme.

Hinzu kommt, dass unser Bedarf an Vitaminen und Mineralien steigt, wenn wir älter werden, während unser Verdauungssystem weniger Nährstoffe aufnehmen kann. Daher brauchen wir weitere Supplemente, etwa Antioxidantien (unter anderem die Vitamine A, C, und E sowie B-Vitamine).

Es ist eine Tatsache, dass ausgelaugte Böden zu Problemen hinsichtlich der Nahrungskette, Umweltgifte und chronische Belastungen zu oxidativem Stress, Entzündungen und Hormonstörungen führen. Deshalb ist eine angemessene Supplementierung für uns lebenswichtig: Sie gibt uns, was dem Essen fehlt, beseitigt Ungleichgewichte und bewirkt, dass negative erbliche Veranlagungen nicht aktiviert werden. Doch was sind Supplemente? Dem Buch *Dietary Supplement Health and Education* zufolge ist ein Supplement oder Nahrungsergänzungsmittel ein Produkt, das

- darauf abzielt, unsere Nahrung zu ergänzen,
- einen oder mehrere Nährstoffe enthält (einschließlich Vitamine, Mineralien, Gewürze, Aminosäuren und andere Substanzen oder ihre Komponenten),
- in Form von Kapseln, Tabletten, Pillen, Pastillen oder Flüssigkeit aufgenommen wird.

Dazu gehören unter anderem:

- **Nutrazeutika:** Jede Substanz, die als Nahrungsmittel oder als Teil davon gilt und unserer Gesundheit nützt, weil sie Krankheiten verhindern und heilen kann.
- **Funktionelle Nahrungsmittel:** Jedes natürliche oder verarbeitete Nahrungsmittel, das Nährstoffe enthält, die für unsere körperliche und seelische Gesundheit nützlich sein können.
- **Phytochemikalien oder sekundäre Pflanzeninhaltsstoffe:** Ein Begriff, der diejenigen Pflanzenbestandteile bezeichnet, auf welche die therapeutische Wirkung von funktionellen Nahrungsmitteln und Nutrazeutika zurückgeführt wird.

STEIGERN DER PRODUKTION VON STICKSTOFFMONOXID (NO), DES WIRKSAMSTEN NATÜRLICHEN ANTIOXIDANS

- L-Arginin, L-Citrullin, Folat, Vitamin C und Vitamin E
- Rotes Fleisch, Fisch, dunkle Schokolade, Olivenöl, Sojaprodukte, Nüsse, Granatäpfel, Melonen

STEIGERN DER PRODUKTION VON ADENOSINTRIPHOSPHAT (ATP) IN DEN MITOCHONDRIEN

- D-Ribose, Coenzym Q10, L-Carnitin, Magnesium

LINDERN VON ENTZÜNDUNGEN

- Essenzielle Omega-3-Fettsäuren (DHA und EPA)
- Antioxidantien wie Vitamin C, Coenzym Q10, Alpha-Liponsäure, Betacarotin, Selen

VERHINDERN VON THROMBOSEN (BLUTGERINNSEL)

- Nattokinase, Aspirin, Knoblauch, Coenzym Q10, Omega-3-Fettsäuren, Vitamin C, Vitamin E, Ginseng

REPARATUR VON ENDOTHELIALEN STAMMZELLEN IN DEN ARTERIEN (DIE ZELLSCHICHT, DIE MIT DEM BLUT IN KONTAKT KOMMT)

Wenn Sie die Zahl der endothelialen Stammzellen mithilfe von Supplementen erhöhen, fördern Sie automatisch die Reparatur der Arterien.

VERLÄNGERN VON TELOMEREN

Telomere sind »Schutzhüllen« für den genetischen Code. Sie bestehen aus DNS und befinden sich an den Enden der Chromosomen – man könnte sie mit den Stiften an den Enden von Schürsenkeln vergleichen. Nach der Geburt sind die Telomere lang, doch sie werden kürzer, wenn wir altern. Telomere sollen dafür sorgen, dass die genetischen Informationen während der Zellvermehrung intakt bleiben.

Die Telomerlänge der Leukozyten (weiße Blutkörperchen) ist abhängig vom Alter, dem Geschlecht und Alterskrankheiten. Im November 2010 veröffentlichte *Nature* eine Studie an Mäusen, die belegt, dass sich deren Alterungsprozess umkehren lässt, wenn man ihre Telomerproduktion anregt. Die Paläo-Ernährung, Sport und verschiedene Nahrungsergänzungsmittel fördern die Aktivität der Telomere und steigern dadurch ihre Länge.

Nützliche Supplemente sind: Astragalus (Tragant), Vitamin E, Epitalon (ein Peptidhormon, das die Epiphyse erzeugt; es besteht aus den vier Aminosäuren Alanin, Glutamin, Aspartat und Glycin), »Vitamin« D_3 (gemessen als 25-OH-Vitamin D), Vitamin K_2, Resveratrol und Chlorella.

Manche Leute sind der Meinung, dass Glutathion (der König der Supplemente), »Vitamin« D_3, Zink-Bisglycinat, N-Acetylcystein (NAC) und der Vitamin-B-Komplex das Herzstück einer guten Nahrungsmittelergänzung sind und immer berücksichtigt werden sollten, entsprechend dem persönlichen Bedarf.

Das unbekannte Vitamin K_2

Vitamin K_2 gehört zu den vielen Vitaminen (das sind Substanzen, die unser Organismus nicht selbst herstellen kann und die er daher aus der Nahrung aufnehmen muss) und Mineralien, die für unsere Gesundheit unerlässlich sind.

Anders als Vitamin K_1 ist Vitamin K_2 in grünem Blattgemüse reichlich enthalten. Eine weitere Quelle sind fermentierte Nahrungsmittel, da einige Bakterien während der Fermentierung Vitamin K produzieren.

Nach Leon Schurgers, einem weltweit anerkannten Experten für Vitamin K, regt Vitamin K_2 im ganzen Körper die Produktion zweier Enzyme an. Es handelt sich um Osteocalcin (das Kalzium aus dem weichen Gewebe und aus den Arterienwänden entfernt und in die Zähne und Knochen leitet) und um MGP (Matrix-Gla-Protein).

97 Prozent der Bevölkerung nehmen nicht genug Vitamin K_2 zu sich. Das Vitamin ist fettlöslich und kann ohne Fett nicht aufgenommen werden. Wenn Sie täglich 45 Mikrogramm Vitamin K_2 mit einer fetthaltigen Mahlzeit einnehmen, senken Sie Ihr Sterberisiko durch eine Herzkrankheit um 57 Prozent. Das liegt daran, dass Vitamin K_2 Kalzium entfernt, das sich in weichen Geweben und in den Arterienwänden angesammelt hat. Es trägt so dazu bei, arteriosklerotischen Verschlüssen vorzubeugen. Es senkt sogar das Risiko, sich die Wirbelsäule zu brechen, um ein Zehntel und verstärkt dadurch die Wirkung, die »Vitamin« D_3 und Kalzium auf die Knochen ausüben. 70 Prozent der Bevölkerung leiden an »Vitamin«-D_3-Mangel.

Ich verwende Vitamin K_2 in meiner klinischen Praxis hauptsächlich als hochdosierten Wirkungsverstärker des »Vitamins« D_3 (das ebenfalls fettlöslich ist), weil es Kalzium aus weichen Geweben entfernt. »Vitamin« D_3, Kalzium, Magnesium und Vitamin K_2 arbeiten synergistisch zusammen und sollten immer gemeinsam eingenommen werden.

Mithilfe von Vitamin K_2 – gemeinsam mit »Vitamin« D_3 verabreicht – konnten wir mehrere Krankheiten erheblich bessern, die zuvor eine schlechte Prognose hatten. Die Dosierung ist 100 Mikrogramm Vitamin K_2 pro 10 000 I.U. »Vitamin« D_3. Nebenbei gesagt: Vitamin K_1 wird sehr häufig bei Krankheiten eingesetzt, bei denen die Gerinnung gestört ist, zum Beispiel bei Hämophilie. Es produziert Gerinnungsfaktoren, die wir brauchen, um Blutungen zu stillen. Dieser Tatsache verdankt es auch seinen Namen: Das »K« steht für »Koagulation« (Blutgerinnung).

Aber das sind nicht die einzigen positiven Wirkungen des Vitamins K_2. Es spielt eine wichtige Rolle während der Schwangerschaft und während des Stillens, wo es die gesunde Entwicklung des Kindes fördert. Es verbessert die Insulinsensitivität. Dadurch hilft es Menschen mit Insulinresistenz, die an Fettleibigkeit, erblicher Hypercholesterinämie und Bluthochdruck leiden. Es senkt das Krebsrisiko, indem es die Genexpression reguliert. All dies gilt vor allem für die Vitamin-K_2-Variante Menachinon 7 (MK-7), die in fermentierten Nahrungsmitteln enthalten ist (im Gegensatz zu MK-4, das nur als synthetisches Supplement erhältlich ist). Das wies eine Studie nach.[19] Sie belegt, dass Vitamin K_2 das Krebsrisiko um 14 Prozent und das Risiko, an Krebs zu sterben, um 28 Prozent senkt.

Andere Studien wiesen nach, dass

- Vitamin K_2 nicht nur ungiftig ist – man braucht sich also keine Sorgen wegen der Dosis zu machen –, sondern auch chronische Entzündungen und damit zusammenhängende Krankheiten heilen kann (Arthrose, Diabetes, Alzheimer).[20]
- die tägliche Zufuhr von 500 Milligramm Vitamin K_2 das Fortschreiten der Insulinresistenz bei älteren Männern verlangsamen kann.[21]

Es genügt, täglich 150 bis 200 Mikrogramm Vitamin K_2 zu sich zu nehmen. Wenn Sie natürliche Quellen bevorzugen, dann essen Sie Grünkohl, Rosenkohl, Spinat und Brokkoli, am besten im Rahmen einer fetthaltigen Mahlzeit, da Vitamin K_2 fettlöslich ist.

Kalzium

Kalzium ist das Mineral, das im Körper am reichlichsten vorkommt. Insofern ähnelt es dem »Vitamin« D_3 und dem Vitamin K_2. Für unsere Gesundheit ist es unentbehrlich. Wenn wir nicht ausreichend mit »Vitamin« D versorgt sind, kann Kalzium im Dünndarm nicht resorbiert werden – eine Supplementierung ist dann nutzlos.

Der WHO zufolge sollten wir 540 Milligramm Kalzium am Tag aufnehmen. Dieses Mineral sorgt dafür, dass Körperflüssigkeiten und Gewebe alkalisiert werden, dass also ihr pH-Wert sinkt. Das hemmt den Alterungsprozess: Je weniger Kalzium wir aufnehmen, desto saurer wird der Körper und das beschleunigt die Alterung. Eine kalziumreiche Kost senkt hingegen das Krebsrisiko, weil sie entartete Zellen bekämpft.

Kalzium ist für den Körper enorm nützlich, weil es Informationen von der Zellmembran in die Zelle weiterleitet, die Muskelkontraktionen reguliert, die DNS-Synthese in Gang setzt und für die Knochenbildung notwendig ist.

Die beste Kalziumform ist das Kalzium in Eierschalen und das Kalzium in der Sango-Meereskoralle, die auf den japanischen Ryukyu-Inseln zu finden ist. Diese Koralle enthält auch viel Magnesium, auf das ich unten genauer eingehen werde. Ihr Kalzium-Magnesium-Verhältnis beträgt 24:12 Prozent, also 2:1. Das ist der ideale Wert. Korallenkalzium hat sich im Laufe von Millionen Jahren im tiefsten Wasser des Meeres angesammelt, weit weg von den Korallenriffen. Es absorbiert heute noch die Nährstoffe des Meeres – lebendige Mikroorganismen sowie Mineralien und organische Elemente. Sehr zur Freude der Menschen, die diese Inseln bewohnen und die es für ein Lebenselixier halten.

Bemerkenswert ist, dass die etwa eine Million Inselbewohner fünfmal seltener an Brust- und Prostatakrebs erkranken als wir. Ihr Risiko ist also um 80 Prozent niedriger als das unsere.[22] Diese Menschen gehören zu den gesündesten der Welt und genießen eine sehr hohe Lebenserwartung: 29 von 100 000 Inselbewohnern gelten als »langlebig«, verglichen mit dreien von 100 000 in den USA. Eine Studie, die 1000 Hundertjährige 45 Jahre lang beobachtet hatte (ein so langer Zeitraum ist für wissenschaftliche Studien ungewöhnlich), kam zu dem Ergebnis, dass die Inselbewohner so ziemlich alles besser machen als wir: Sie ernähren sich gesünder, da sie reichlich Gemüse und Obst, aber wenig Süßes, Fleisch und Milchprodukte essen. Und sie leben gesünder, was das Trinken, Schlafen, Atmen, Entspannen und Bewegen, den Umgang mit Gefühlen und sogar das Denken angeht. So praktizieren sie beispielsweise Motobu Udundi, eine Form der Schwertkunst Kenjutsu, die in Okinawa entstand. Außerdem ist ihr Risiko, an Gebärmutter- oder Dickdarmkrebs zu erkranken, nur halb so hoch. Das Demenzrisiko ist dreimal geringer als in Japan und Amerika, Knochenbrüche kommen nur halb so oft vor, das Herzinfarktrisiko ist fünfmal geringer. Die Zahl der Hundertjährigen erreicht bei diesen Inselbewohnern Rekordwerte – wie in Costa Rica, in Sardinien und bei den Sieben-Tage-Adventisten in Kalifornien – und sie sind Weltrekordhalter, was die Zahl der gesunden Hundertjährigen anbelangt.

Einige Forscher sind allerdings der Meinung, dass Kalziumsupplemente das Herzinfarktrisiko erhöhen und die Resorption anderer wichtiger Mineralien, zum Beispiel von Zink, hemmen.

Magnesium, das Wundermineral

Magnesiumsulfat, auch Bittersalz genannt, wurde 1755 von Joseph Black am Rande der griechischen Stadt Magnesia entdeckt. Es wird heute noch als Abführmittel verwendet. Magnesium ist in 350 Enzymen im ganzen Körper enthalten. Es erzeugt, speichert und verwertet Energie und reguliert fundamentale Aspekte des Zellstoffwechsels, zum Beispiel die wichtige DNS-Synthese. Zudem reguliert Magnesium das Zellwachstum und die Zellvermehrung. Dabei arbeitet es synergistisch mit Kalzium, »Vitamin« D_3 und Vitamin K_2 zusammen.

Außerdem unterstützt Magnesium die Regulierung des Blutzuckerspiegels. Dadurch senkt es das Diabetesrisiko. Ein hoher Zuckerspiegel (Hyperglykämie) entsteht durch eine geringe Insulinsensitivität der Zellen oder durch die Erschöpfung der Pankreaszellen, die für die Insulinproduktion zuständig sind.

Zudem spielt Magnesium eine wichtige Rolle bei der Entgiftung. Es schützt die Zellen so vor Schäden durch Umweltgifte und Schwermetalle.

Weiter reguliert Magnesium die elektrischen Signale, die durch die Nerven wandern. Es steuert die Nerventätigkeit, die Herztätigkeit (es schützt vor Rhythmusstörungen), die neuromuskuläre Erregungsübertragung und die Muskelkontraktionen. Man behandelt damit Muskelkrämpfe, reguliert den Gefäßtonus, den Blutdruck und die periphere Durchblutung. Magnesium moduliert und steuert auch die Kalziumaufnahme und -abgabe der Zellen, was ebenfalls für die Muskeltätigkeit wichtig ist.

Mehr als die Hälfte unseres Magnesiums befindet sich in den Knochen, der Rest in den Geweben, Muskeln, Organen und Körperflüssigkeiten. Ohne Magnesium wären die Funktionen der Nerven und Muskeln gestört und der

Körper würde weniger Energie erzeugen. Die Folge wären Muskelschwäche, brüchige Knochen, Angst, Herzrhythmusstörungen und Krämpfe. Es gibt Studien, die zum Teil ohne fundierte Belege und mit übertriebener Begeisterung zur Behandlung mehrerer Krankheiten, zum Beispiel gegen Hautgeschwüre, Depression, Schwindel, Sonnenbrand, Nierensteine, Gelbsucht und Gicht, empfohlen haben. Die meisten dieser Krankheiten werden heute noch mit Magnesium behandelt.

Wie Sie mehr Magnesium mit der Nahrung aufnehmen

Wie jedes andere Mineral kann unser Körper auch Magnesium nicht selbst herstellen; deshalb müssen wir es mit geeigneten Nahrungsmitteln und Supplementen zu uns nehmen. Wohlbekannte magnesiumreiche Nahrungsmittel sind: Spinat, Brokkoli, Rübstiel, roher Sellerie, reife Tomaten, Leinsamen, Mandeln, Walnüsse, Cashewnüsse, dunkle Schokolade, Kürbis- und Sonnenblumenkerne.

Magnesium stammt aus dem Boden und die moderne Intensivlandwirtschaft laugt die Böden aus. Deshalb ist es sehr wahrscheinlich, dass unsere Nahrung heute weniger Magnesium enthält als vor 20 Jahren. Die meisten Menschen nehmen nicht genug Magnesium zu sich. Deshalb sind Supplemente der beste Weg, um den Magnesiumbedarf zu decken. Manche Menschen brauchen ein Supplement, obwohl sie sich gesund ernähren.

Krankheiten, die mit Magnesiummangel zusammenhängen

Viele Krankheiten und Probleme ließen sich lindern oder beseitigen, wenn wir genügend Magnesium zu uns nähmen: Autismus, Herzrhythmusstörungen, kongestive Herzinsuffizienz, koronare Herzkrankheiten, Asthma, Diabetes, Glaukom, Epilepsie, Migräne und Multiple Sklerose.

Die Hauptursachen eines Magnesiummangels sind:

- Nierenkrankheiten, die zu einer exzessiven Magnesiumausscheidung führen
- Diabetes bewirkt ebenfalls eine erhöhte Magnesiumausscheidung im Urin. Das gilt vor allem, wenn er schlecht eingestellt ist.
- Alter: Die Magnesiumresorption im Darm ist bei älteren Menschen geringer.

- Medikamente, Antibiotika und einige Mittel gegen Krebs können Magnesiummangel verursachen.
- Stress führt zu einer geringeren Magnesiumaufnahme.

Magnesium lindert nervöse Spannungen und entspannt die Muskeln. Deshalb kann Magnesiummangel Angst auslösen. Das setzt einen heimtückischen Kreislauf in Gang und eine Depression kann die Folge sein. Darum ist eine ausgewogene Kost, die genügend Mineralien und Vitamine enthält, und bei Bedarf eine Supplementierung so wichtig. Dabei sollte man darauf achten, dass das Magnesium in einer gut resorbierbaren Form vorliegt.

Wie Sie herausfinden, ob Sie mehr Magnesium brauchen
Unser Organismus benötigt genügend Magnesium. Daher müssen Sie die Symptome des Magnesiummangels kennen. Es sind: Muskelschwäche, Muskelkrämpfe, Muskelkontraktionen, Appetitlosigkeit, Schlafstörungen, Demineralisierung der Knochen, Blutzuckerschwankungen, Krämpfe und erhöhte Blutfettwerte.

Magnesium ist nicht toxisch. Wenn Sie zu viel Magnesium aufnehmen, scheidet es der Körper im Stuhl und im Urin aus, meist verbunden mit einer schnelleren Darmpassage und weicherem Stuhl. Das sollten alle wissen, die an Verstopfung leiden.

Da Magnesium im Wesentlichen ein intrazelluläres Mineral ist, nützt es übrigens nichts, den Magnesiumgehalt des Blutes zu messen. Selbst wenn dieser hoch ist, brauchen die Zellen möglicherweise mehr Magnesium.

Wie Sie Magnesiummangel beseitigen
Zuerst sollten Sie die obige Liste der magnesiumreichen Nahrungsmittel studieren. Die organischen Formen des Magnesiums werden besser resorbiert, wenn das Mineral an einen »Transporter« gebunden ist, der ihm hilft, die Darmwand zu durchdringen. Organisches Magnesium gelangt auch leichter in die Zellen; es hat eine bessere Bioverfügbarkeit als mineralisches Magnesium.

Magnesium-Bisglycinat hat die beste Bioverfügbarkeit. Magnesiumdimalat sowie Magnesiumcitrat, -glycerophosphat und -threonat werden ebenfalls gut resorbiert. Magnesiumcitrat enthält am meisten elementares Magnesium

(16,2 Prozent). Frauen benötigen im Durchschnitt 330 Milligramm Magnesium, Männer 420 Milligramm.

GUTE MAGNESIUMFORMEN

- Magnesiumcitrat: Wird leicht resorbiert und wirkt abführend.
- Magnesiumdimalat: Angezeigt bei Müdigkeit und Schlafstörungen.
- Magnesiumbisglycinat und –glycerophosphat: Diese Formen werden am besten resorbiert.
- Magnesiumcarbonat: Angezeigt bei Verdauungsstörungen und Reflux.

DIE SCHLECHTESTEN MAGNESIUMFORMEN

- Magnesiumoxid: Wird sehr schlecht resorbiert.
- Magnesiumglutamat und -aspartat: Glutaminsäure und Asparaginsäure sind Bestandteile des gefährlichen Süßstoffes Aspartam und können zu Nervengiften werden, wenn andere Aminosäuren sie nicht entschärfen.

Die Bedeutung anderer Vitamine, Mineralien, Spurenelemente[23] und essenzieller Fettsäuren

Da unsere Böden dramatisch ausgelaugt sind, enthalten heute selbst die gesündesten Nahrungsmittel meist weniger Nährstoffe als jene, die frühere Generationen aßen. Daher ist eine Supplementierung unerlässlich, damit wir gesund bleiben und uns wohlfühlen. Eine ausgewogene Kost muss unter anderem Vitamine, Mineralien und Spurenelemente in den empfohlenen Dosen enthalten (einige habe ich in diesem Buch bereits erwähnt), damit der Stoffwechsel gut funktioniert, Gewebe gesund bleiben und die Energieproduktion gefördert wird.

Walter Willet ist der Leiter der Abteilung Ernährung im Fachbereich öffentliche Gesundheit der Harvard University. Seine berühmte »Nahrungsmittelpyramide« enthält täglich eine Dosis eines Multivitaminpräparats. Das ist für folgende Gruppen von Menschen besonders wichtig:

● Für ältere, müde oder depressive Menschen
● Für Menschen, die wegen einer Allergie bestimmte Nahrungsmittel meiden müssen
● Für Patienten, die Medikamente einnehmen, vor allem Statine, Mittel gegen niedrigen Blutdruck, Antiepileptika, Gerinnungshemmer und Medikamente bei ausbleibender Ovulation
● Für Menschen, die nicht genügend oder zu viel Sonnenlicht bekommen
● Für gestresste Menschen
● Für Menschen, die unter Umweltverschmutzung leiden
● Für Sportler und Heranwachsende

Die tägliche Vitaminzufuhr verbessert die Kognition (Gedächtnis, Konzentration und schnelle Auffassungsgabe) bei Jugendlichen und Erwachsenen; sie hemmt die Alterung des Gehirns und beugt Alzheimer vor. Vitamin B_6, Folat (nicht Folsäure) und Vitamin B_{12} senken den Homocysteinspiegel und verbessern dadurch ebenfalls die intellektuellen und kognitiven Fähigkeiten.

Die folgenden Vitamine können, jedes auf seine Weise, Krankheiten vorbeugen, die mit Nährstoffmangelzuständen zusammenhängen (auf die einzelnen Krankheiten kann das vorliegende Buch nicht im Detail eingehen):

● **Vitamin A** (manche Menschen ziehen das Provitamin Betacarotin vor, da es auch in hohen Dosen ungiftig ist): Dieses Vitamin ist fettlöslich und wird in der Leber gespeichert. Es ist ein starkes Antioxidans, macht also freie Radikale unschädlich. Es steuert zahlreiche Gene und ist unerlässlich für die Proteinsynthese, auch für die Produktion wichtiger Enzyme. Allerdings muss ich hier die Ergebnisse von zwei Studien erwähnen, die in der bekannten Zeitschrift *Lancet* veröffentlicht wurden:
  – »Angesichts der Ergebnisse unserer Metaanalyse ist von Betacarotin- und Vitamin-A-Supplementen dringend abzuraten, weil beide

mit einer geringen, aber signifikanten Steigerung der Sterblichkeit durch alle Ursachen und durch Herz- und Gefäßkrankheiten zusammenhängen.«[24]

– »Betacarotin ist ein Antioxidans, aber es kann zu einem Prooxidans werden, wenn es nicht mit Bedacht eingenommen wird; dann kann es das Krebsrisiko erhöhen.«[25]

- **Vitamin B1 (Thiamin):** Dieses Vitamin ist unerlässlich für die Produktion einiger wichtiger Aminosäuren, für die Energieproduktion aus Glukose, für die Weiterleitung elektrischer Signale in den Muskel- und Nervenzellen, auch im Herzen, und für die Produktion roter Blutkörperchen.

- **Vitamin B2 (Riboflavin):** Dieses Vitamin spielt eine wichtige Rolle bei der Produktion von Energie sowie im Protein-, Kohlenhydrat- und Fettstoffwechsel. Außerdem ist es an der Bildung von Antikörpern beteiligt und unterstützt somit das Immunsystem.

- **Vitamin B3 (Niacin):** Von diesem Vitamin gibt es zwei Formen: Nikotinsäure und Nikotinamid. Beide sind zusammen mit Chrom an der Regulierung des Blutzuckerspiegels beteiligt.

- **Vitamin B5 (Pantothensäure):** Dieses Vitamin ist wichtig für den Kohlenhydrat-, Eiweiß- und Fettstoffwechsel, die Bildung von Nebennierenhormonen und ein gesundes Nervensystem.

- **Vitamin B6 (Pyridoxin):** Dieses Vitamin ist ein unentbehrlicher Co-Faktor für die Wirkungen von über 60 Enzymen, die mit der Synthese von Genmaterial, Aminosäuren und Proteinen sowie mit dem Stoffwechsel von Kohlenhydraten und Fettsäuren zu tun haben. Außerdem trägt es dazu bei, Neuropathie und diabetische Retinopathie sowie die Glykation von Proteinen im Allgemeinen zu verhindern.

- **Folat:** Dieses Vitamin ist an der Zucker-, Nukleinsäure- und Proteinsynthese und am Stoffwechsel während der Zellteilung beteiligt. Es verhindert die Vergrößerung der roten Blutkörperchen und dadurch auch eine bestimmte Anämieform.

- **Vitamin B12 (Cobalamin):** Dieses Vitamin braucht Kalzium, damit der Dünndarm es resorbieren kann. Es senkt zusammen mit Vitamin B_6 und Folat den Homocysteinspiegel und hemmt dadurch den Alterungsprozess.

- **Vitamin C (Ascorbinsäure):** Dies ist ein wichtiges Antioxidans. Es ist an mehr als 300 Stoffwechselprozessen beteiligt, unter anderem an der Produktion von Kollagen, dem wichtigsten Stützprotein im Körper. Vitamin C ist unentbehrlich für die Knochen, die Haut, die Zähne und die Fortpflanzung. Zusammen mit N-Acetylcystein (NAC) bildet es Glutathion, das wichtigste Antioxidans unseres Körpers überhaupt. Zudem hemmt es »die zytotoxische Wirkung von Krebsmedikamenten«.[26]
- **Vitamin E (Tocopherole und Tocotrienole):** Diese Vitamingruppe kann in hohen Dosen toxisch sein. Vitamin E ist fettlöslich wie die Vitamine A, D und K und ist ebenfalls ein starkes Antioxidans, das vor freien Radikalen schützt. Außerdem verhindert es die Oxidation von Zellmembranen, Nervenscheiden, Cholesterin und Körperfett.
- **Vitamin H (Biotin):** Biotin gehört zum Vitamin-B-Komplex. Es ist an der Synthese und am Stoffwechsel von Glukose, Fettsäuren, Aminosäuren, Genmaterial und Stresshormonen beteiligt und wichtig für die Haare, die Haut und die Nägel.
- **Bor:** Dieses Spurenelement hemmt und stimuliert zahlreiche Enzyme. Es wird für die Gehirnfunktion benötigt und beeinflusst die Übermittlung von Signalen durch die Zellmembranen in das Innere der Zellen. Außerdem kurbelt es die Bildung von »Vitamin« D_3 an.
- **Cholin:** Dieser Bestandteil von Phosphatidylcholinen (Lezithinen) ist wichtig für die strukturelle Integrität der Zellmembranen. Cholin ist an der Bildung bestimmter Neurotransmitter beteiligt, unter anderem von Acetylcholin, Dopamin und Noradrenalin.
- **Chrom:** Die dreiwertige, nicht toxische Form dieses Spurenelements arbeitet mit Niacin (Vitamin B_3) zusammen. Es hilft dem Insulin, den Blutzuckerspiegel zu regulieren, und zügelt den Appetit. Bei 90 Prozent der Erwachsenen liegt ein Chrommangel vor.
- **Inositol:** Dieser Stoff, ein vom Körper gebildeter und auch mit der Nahrung aufgenommener Alkohol, lindert Depressionen und verbessert die Stimmung. Er hilft bei diabetischer Neuropathie und bei Verstopfung, da er die Darmpassage beschleunigt.
- **Alpha-Liponsäure:** Dieses Coenzym arbeitet mit den B-Vitaminen zusammen und beschleunigt Stoffwechselprozesse, die unentbehrlich

für die Energieproduktion in den Zellen sind. Zudem ist es ein starkes Antioxidans und ein guter Chelatbildner.

- **Lutein:** Dieses Carotinoid ist ein starkes Antioxidans und wie der Farbstoff Zeaxanthin sehr wichtig für die Gesundheit der Augen, da es unter anderem Makuladegeneration und Star verhindern hilft.
- **Lycopin** ist ebenfalls ein Carotinoid (es färbt Tomaten rot). Es senkt das Risiko für bestimmte Krebsarten, schützt vor Herz- und Gefäßkrankheiten und hilft möglicherweise Männern mit gutartiger Prostatavergrößerung.
- **Mangan:** Dieses essenzielle Mineral ist an mehreren Stoffwechselprozessen beteiligt, unter anderem an der Bildung von Aminosäuren, Kohlenhydraten, Geschlechtshormonen, Gerinnungsfaktoren, Cholesterin und einigen Neurotransmittern.
- **Molybdän:** Dies ist eines der seltensten Spurenelemente im menschlichen Körper. Es ist unerlässlich für die Produktion von Harnsäure. Außerdem ist es am Eisen-, Kohlenhydrat-, Fett- und Alkoholstoffwechsel beteiligt.
- **Kalium:** Dieses Ion ist innerhalb der Zellen dreißigmal häufiger anzutreffen als außerhalb. Es ist wichtig für Muskelkontraktionen (daher auch für den Herzschlag), die Nervenleitung, die Regulierung des Blutzuckerspiegels, die Bildung von Nukleinsäure und Proteinen sowie für die Energiegewinnung der Zellen.
- **Jod:** Dieses Mineral ist unentbehrlich für die Bildung zweier Schilddrüsenhormone – Trijodthyronin (T_3) und L-Thyroxin oder Tetrajodthyronin (T_4) – und für die gesunde Funktion der Schilddrüse. Man glaubt, dass 96 Prozent der Weltbevölkerung mehr Jod brauchen. Fisch und Algen sind die besten Jodquellen. Japaner essen davon eine Menge und leiden daher selten an Schilddrüsenstörungen, im Gegensatz zu Menschen, die weit von der Küste entfernt leben. Die Schilddrüse kann Jod besser verwerten, wenn ihr genügend Kaliumjodat und Selen zur Verfügung stehen (ohne Selen kann sie Jodat nicht in Jod umwandeln). Deshalb müssen Menschen mit Schilddrüsenunterfunktion oder mit der Dupuytren-Krankheit diese beiden Substanzen zusammen einnehmen.

- **Zink:** Der Organismus braucht nur kleine Mengen dieses Spurenelements. Er kann es nicht selbst herstellen. Zink ist im Trinkwasser und in einigen Nahrungsmitteln enthalten. Es ist unentbehrlich für das Zellwachstum, stärkt das Immunsystem und ist ein wichtiges Antioxidans. Zudem verbessert es den Insulin- und den Testosteronspiegel und hat deshalb einen positiven Einfluss auf Diabetes vom Typ 1 und 2 und auf die Fruchtbarkeit bei Männern und Frauen. Für die Haare und die Prostata ist es ebenfalls wichtig.
- **Selen:** Auch dieses Spurenelement kann der Körper nicht selbst herstellen. Als Bodenbestandteil stärkt es die Struktur von Hülsenfrüchten und Getreiden. Wie die Vitamine A, E und C sowie Zink ist es ein starkes Antioxidans. (Zu viele freie Radikale verursachen, wie bereits beschrieben, vorzeitige Alterung, Herz- und Gefäßkrankheiten, Star und einige Krebstypen.) Ein Selenmangel begünstigt Dickdarm-, Pankreas-, Prostata-, Lungen- und Blasenkrebs.[27]
- **Kupfer:** Zwei Gene regulieren den Kupferstoffwechsel. Das Spurenelement spielt eine wichtige Rolle beim Sauerstofftransport in die Zellen. Es ist Teil vieler antioxidativ wirkender Enzyme und schützt den Körper auch direkt vor freien Radikalen.
- **Eisen:** Dieses blutbildende Spurenelement dürfen wir wie Kupfer nur zusammen mit dem Essen zu uns nehmen, weil es sonst möglicherweise zum Oxidans wird und karzinogen wirkt.
- Zu den wichtigen Supplementen, die wir alle einnehmen sollten, gehören außerdem die essenziellen Fettsäuren **EPA** und **DHA**. Diese Omega-3-Fettsäuren sind für unsere Gesundheit ebenso wichtig wie Vitamine und Mineralien. Das gilt auch für Coenzym Q10 (Ubichinon oder Ubichinol – das Letztere, eine reduzierte Q10-Form, kann der Körper besser resorbieren), das eine wichtige Rolle bei der Energiegewinnung der Zellen spielt.

Eine letzte Anmerkung: Manche Multivitaminpräparate enthalten eine Unmenge von Zutaten, die dem Käufer glauben machen wollen, er erwerbe ein »vollständiges« Produkt. Das ist zwar ein schlauer Marketingtrick, aber es ist unmöglich, so viele Zutaten in wirksamen Dosen in einer einzigen Tablette oder Kapsel unterzubringen.

Ein Multivitaminpräparat muss (abgesehen von wenigen Ausnahmen) eine Dosis von 100 Milligramm enthalten, damit es wirkt. Wenn in einer Tablette alles von A bis Z enthalten ist, dann bedeutet das, dass die Tablette im Grunde gar nichts enthält!

4. Bioidentische Hormone

Hormone wurden am Ende des 19. Jahrhunderts entdeckt. Der Name ist vom griechischen Wort *ormao* abgeleitet, das »hervorrufen« oder »anregen« bedeutet. Hormone sind chemische Botenstoffe, die der Körper ständig produziert, um seine physiologischen Bedürfnisse zu decken. Das Blut befördert sie von dem Organ, das sie herstellt, zu den jeweiligen Zielorganen.

Das Gleichgewicht zwischen den Hormonen wird von einem komplexen Autoregulationssystem aufrechterhalten. Ihre Abgabe ans Blut wird dabei hauptsächlich von drei Mechanismen gesteuert:

1. Von spezifischen Molekülen im Blut, zum Beispiel von bestimmten Mineralien und Nährstoffen
2. Von anderen Hormonen, die ihre ausgewogene Ausschüttung bewirken
3. Von Signalen des Nervensystems

Es gibt endokrine und exokrine Hormone. Die Bezeichnung hängt davon ab, wie sie ausgeschüttet werden:

● Endokrine Hormone werden von Drüsen ohne Ausführungsgänge direkt ans Blut abgegeben. Solche Drüsen sind die Hypophyse, die Nebennieren, die Schilddrüse, die Hoden, die Ovarien und das Pankreas (die Bauchspeicheldrüse).
● Exokrine Hormone werden durch einen Ausführungsgang freigesetzt, beispielsweise von den Speicheldrüsen und den Magendrüsen.

Manche Organe üben beide Funktionen aus, etwa das Pankreas, die Nieren und die Gonaden, also die Hoden und Ovarien. Das exokrine System besteht aus acht Drüsen, die Hormone ausschütten. Organe und Gewebe, die ebenfalls Hormone produzieren, zählen nicht zum exokrinen System. Das gilt zum Beispiel für die Plazenta, die während der Schwangerschaft Progesteron und Östrogene ausschüttet.

Wissenschaftler finden immer neue Gewebe, die Hormone freisetzen können. Im Grunde schüttet fast jedes Körpergewebe Hormone aus, zum Beispiel bestimmte Magenzellen, die das Hungerhormon Ghrelin erzeugen, das zur Appetitregulierung beiträgt, oder Fettzellen, die das Sättigungshormon Leptin abgeben, das eine wichtige Rolle bei der Fettspeicherung spielt.

Es ist eine Tatsache, dass die Hormonproduktion um etwa ein bis zwei Prozent im Jahr nachlässt, wenn wir über 30 Jahre alt sind. Der Hypothalamus wird zunehmend unfähig, die Hormonausschüttung zu steuern. Das wiederum liegt fast ausschließlich am Cortisol, einem der wenigen Hormone, deren Produktion mit dem Alter steigt.

Deshalb bildet ein Fünfzigjähriger nur halb so viele Hormone wie ein Dreißigjähriger. Wir wissen, dass chronischer Stress eine der Hauptursachen dieses Rückganges ist und dass der steigende Cortisolspiegel den Hypothalamus und andere Teile des Gehirns schädigt, was unsere Lebensqualität verringert.

Wir alle werden mit Hormonmangelzuständen geboren, denn es ist unmöglich, nach der Geburt normale Mengen der 35 wichtigsten Hormone im Blut zu haben. Deshalb müssen wir, um gesund zu bleiben, unsere Hormonspiegel messen und wieder Ausgewogenheit herstellen. Dann können wir wieder die Hormonspiegel erreichen, die wir im Alter von 30 Jahren hatten. Dafür müssen wir die Hormone der Hypothalamus-Hypophysen-Achse, der Schilddrüse, der Nebennieren, des Pankreas, der Ovarien oder Hoden, der Epiphyse und des Thymus als Instrumente eines Orchesters betrachten, das harmonisch zusammenspielen muss.

Wenn wir älter werden, entwickeln sich unweigerlich Augenprobleme. Astigmatismus und Kurzsichtigkeit beginnen oft schon im ersten Lebensjahr und Weitsichtigkeit ist um das Alter von 40 Jahren sehr verbreitet (67 Prozent der Menschen sind betroffen). Für uns ist es keine Frage, diese Defizite mit Sehhilfen auszugleichen. Hormonmangel ist ebenfalls die Regel, wenn wir älter werden, und es wäre unverantwortlich, ihn nicht auch auszugleichen.

Wie können Sie Ihr Hormonprofil bestimmen?

Wenn es Ihnen in letzter Zeit nicht sehr gut geht, könnte es Zeit für einen Hormontest sein. Die ersten Anzeichen bleiben manchmal unbemerkt oder treten plötzlich auf: Gewichtszunahme, Müdigkeit, Akne … In diesem Fall wissen Sie, dass etwas nicht stimmt, und wollen sich besser fühlen. Inzwischen wissen Sie auch, dass all diese Beschwerden mit einem Hormonmangel zusammenhängen können. Und nun? Prüfen Sie, ob bei Ihnen eines der folgenden Symptome vorliegt:

- Einschlafprobleme
- Keine Gewichtsabnahme trotz einer Diät
- Energiemangel und Müdigkeit während des Tages
- Gedächtnisschwäche
- Reizbarkeit, Angst und Depressionen
- Gewichtszunahme, Zunahme des Bauchumfangs, obwohl Sie Sport treiben
- Muskelschwäche
- Gelenkschmerzen
- Nachlassender Sexualtrieb

Viele Menschen gehen zu ihrem Arzt und verlangen einen Hormontest. Das ist ein wichtiger erster Schritt, um Gesundheitsprobleme zu behandeln. Doch die Ergebnisse sind manchmal verwirrend oder sie werden ohne eine weitergehende Untersuchung nicht richtig eingeschätzt. Es ist wichtig zu verstehen, dass kein Testergebnis statisch ist. Sie benötigen mehr als einen Test, um festzustellen, was Sie brauchen und was Sie von einer ausreichenden und auf Sie zugeschnittenen Hormontherapie erwarten dürfen. Nicht ein einzelner Test kann das richtige Bild von uns abgeben – das können nur alle Tests zusammen! Hormone sind eine Art Orchester. Ein vollständiges Hormonprofil evaluiert die Schilddrüse, die Nebennieren, die Sexualhormone und dient als Basis für die Beseitigung möglicher Nährstoffdefizite durch Supplementierung. Östrogen, Progesteron, FSH, LH und Testosteron sollten getestet werden. Vergessen Sie nicht eine Schilddrüsenuntersuchung, einen Blutzuckertest und einen Vitamin-D_3-Test. All das sind wichtige Indikatoren für hormonelle Gesundheit.

Häufige Symptome bei Hormonproblemen

	Nebennieren-hormone	Östrogen	Progesteron	Testosteron	Schilddrüsen-hormone
Gewichtszunahme		↑	↓	↓	↑↓
Angst		↑↓	↓	↓	
Arthritis			↓	↓	
Symptome in den Harnorganen		↓		↓	
Stärkere Menstruation		↑	↓		
Unregelmäßige oder fehlende Menstruation		↑	↓		
Scheidentrockenheit		↓		↓	
Hitzewallungen, Schweißausbrüche		↓	↓		↓
Spannung in den Brüsten	↑↓		↑↓		
Krämpfe		↑	↓		
Nachlassender Geschlechtstrieb	↓	↑↓		↓	↓
Orgasmusprobleme		↓	↓	↓	↓
Traurigkeit und Depressionen		↓	↓	↓	↓
Trockenes Haar und trockene Haut	↓	↓			↓
Müdigkeit	↓		↑	↓	↓
Zysten in den Brüsten		↑	↓		
Ödeme		↑	↓		
Haarausfall		↑↓	↑↓	↑	↑↓
Reizbarkeit		↓	↑↓		
Kopfschmerzen		↑↓	↑↓	↑↓	↑↓
Gedächtnisstörungen		↓	↓	↓	
Stimmungsschwankungen		↑↓	↓		
Nachtschweiß	↑↓	↓	↓		↓
Schlafstörungen		↓	↓		

↑ Erhöhte Blutspiegel ↓ Erniedrigte Blutspiegel ↓↑ Fluktuierende Blutspiegel

Die verschiedenen Arten von Hormonen

Endogene, synthetische und bioidentische Hormone

Da die Aktivität der Hormone zum Teil von ihrer chemischen Struktur und von ihrer Bindung an die Zellrezeptoren abhängt, müssen wir uns die Hauptunterschiede zwischen den einzelnen Hormontypen genauer ansehen.

Ein **natürliches Hormon** stammt aus der Natur – aus einer Pflanze, aus einem Tier oder aus einem Mineral – und ist nicht industriell verarbeitet worden.

Ein **synthetisches Hormon** wurde künstlich hergestellt, umgewandelt oder in seiner chemischen Struktur verändert.

Ein **bioidentisches Hormon** ist ein Hormon, dessen molekulare Struktur mit seinem vom Körper gebildeten Äquivalent genau übereinstimmt.

Einige Beispiele:

- Konjugierte Östrogene (Presomen) sind Hormone, die dem Urin einer trächtigen Stute entnommen wurden. Es sind natürliche, aber nicht bioidentische Substanzen, weil sie von Pferden, nicht von Menschen produziert werden.
- Medroxyprogesteron (Depocon, Depo-Clinovir, Depo-Provera u. a.) ist ein synthetisches, also nicht bioidentisches Medikament.
- Soja-Isoflavone sind Phytohormone – also pflanzliche Hormone – aus der Sojabohne, die beim Menschen eine gewisse Hormonwirkung haben. Es sind jedoch keine bioidentischen Hormone, da ihre Molekülstruktur anders ist als die menschlicher Hormone.

Bioidentische Hormone sind die beste Lösung

Bioidentische Hormone werden aus Yamswurzeln und Bohnensprossen gewonnen. Sie unterscheiden sich von synthetischen Hormonen in ihrer molekularen Struktur. Da man sie nicht patentieren kann, werden sie aus kommerziellen Gründen nicht als beste Methode für eine Hormonbehandlung angeboten. Die Analogie vom Schloss und vom Schlüssel möge diese Therapie illustrieren.

Wenn wir uns Hormone als Schlüssel vorstellen, der in bestimmte Schlösser im Körper passt, und wenn wir die Haustür mit dem Originalschlüssel öffnen, der für das Schloss vorgesehen ist, dann öffnet sich die Tür reibungslos, ohne dass das Schloss beschädigt wird.

Im Gegensatz dazu sind synthetische Hormone dem richtigen Schlüssel nur ähnlich. Deshalb beschädigen sie das Schloss, wenn wir sie öfter benutzen, oder sie machen es mit der Zeit unmöglich, die Tür zu öffnen, selbst mit dem Originalschlüssel. Ein »ähnliches« synthetisches Hormon nimmt den Platz eines körpereigenen Hormons ein und macht dieses dadurch unwirksam. Bioidentische Hormone haben dagegen exakt die gleiche molekulare Struktur wie das vom Organismus gebildete Hormon. Deshalb hält der Körper es für ein endogenes Hormon. Wenn wir synthetische Hormone verwenden, erzielen wir damit also nicht die gewünschte Wirkung. Diese Tatsache sollten Sie immer im Kopf behalten.

Bioidentische Hormone haben eine starke hormonelle Wirkung und können daher Hormonmängel beheben. Der Organismus erkennt bioidentische Hormone als seine eigenen an. Die Verarbeitung eines chemischen Stoffes, etwa eines Medikaments oder eines synthetischen Hormons, kann hingegen zu einer schädlichen Substanz führen, die unerwünschte Nebenwirkungen hat.

DER NUTZEN BIOIDENTISCHER HORMONE FÜR FRAUEN UND MÄNNER

Für Frauen

- Mehr Energie, bessere Stimmung
- Abbau von Fettpolstern
- Besserer Muskeltonus
- Stärkung des Sexualtriebes
- Glättung von Falten (in gewissem Umfang)
- Schutz vor Osteoporose
- Schutz vor Scheidentrockenheit
- Lustvollere sexuelle Beziehungen
- Linderung von Hitzewallungen
- Besseres Gedächtnis, bessere Konzentration

Für Männer

- Mehr Energie
- Besserer Muskeltonus, mehr Muskelmasse
- Mehr Ausdauer beim Sport
- Stärkeres sexuelles Verlangen, bessere Leistungsfähigkeit
- Besseres Gedächtnis, bessere Konzentration
- Besserer, erholsamerer Schlaf
- Kräftigeres Haar
- Weniger Gelenkschmerzen
- Gesündere Knochen
- Normalisierung des Cholesterinspiegels
- Schutz vor Herz- und Gefäßkrankheiten

Synthetische Hormone haben andere Wirkungen. Da unsere Hormone Botenstoffe sind und ihre Struktur ihre Botschaften beeinflusst, sollten wir uns um korrekte Botschaften und ideale Hormonspiegel bemühen. Der erste Schritt ist jedoch eine vollständige medizinische Untersuchung, die die persönliche Krankengeschichte, familiäre Belastungen, Labortests sowie die individuellen Symptome und ihre Auswirkungen auf die Lebensqualität einschließt.

Eine Behandlung mit bioidentischen Hormonen, überwacht von einem Arzt, der auf Hormontherapie spezialisiert ist, verhilft dem Patienten zu einem gesunden Hormonprofil – und das mit weniger unerwünschten Nebenwirkungen. Die Erfahrung des Arztes und die klinische Evaluation sorgen für eine optimale Therapie, die in jeder Phase den Nutzen und mögliche Risiken in Betracht zieht. Wir werden in diesem Buch immer wieder über einschlägige wissenschaftliche Studien diskutieren, ohne den Rat eines Arztes ersetzen zu wollen.

Ein wichtiges Ziel ist, dass die Menschen keine Angst mehr vor einer Hormontherapie haben. Um das zu erreichen, müssen wir sie entmystifizieren, indem wir eindeutig zwischen synthetischen und potenziell gefährlichen Hormonen einerseits und bioidentischen und völlig ungefährlichen Hormonen andererseits unterscheiden.

Es gibt viele Hormonersatztherapien. Sie unterscheiden sich hinsichtlich der Herkunft der Hormone (synthetisch, natürlich oder bioidentisch) und hinsichtlich Verabreichung: oral, sublingual, als Injektion, transdermal mit Pflastern oder Gels oder über die Scheidenschleimhaut, intradermal mit Pellets unter der Haut. Die verfügbaren Studien zur Therapie mit bioidentischen Hormonen sind angesichts der vielen verschiedenen Therapien und Methoden nicht immer leicht zu interpretieren. Sicher ist jedoch, dass bioidentische Hormone im Vergleich mit synthetischen oder konjugierten weniger unerwünschte Nebenwirkungen haben.

Verfügbare bioidentische Hormone
Heutzutage ist es möglich, eine ganze Palette von bioidentischen Hormonen miteinander zu kombinieren:

- Östrogene (Östradiol, Östriol, Östron), oft als Zweifach- oder Dreifachpräparate verordnet
- Pregnenolon
- Dehydroepiandrosteron (DHEA)
- Testosteron

Individuell passende Therapie
Wir können diese Hormone in Form von Kapseln, Cremes, Gelen oder Pflastern verabreichen und miteinander kombinieren. Cremes und Gele lassen sich mit unterschiedlich großen Spateln, Spendern und Pflastern auftragen, sodass eine präzise Dosierung möglich ist. Wichtig für die individuell passende Therapie ist auch Folgendes:

- Abgemessene Dosen: Eine neue Entwicklung ermöglicht die ideale Dosierung für jedes einzelne Hormon, um die idealen Werte für jeden Patienten zu erreichen.
- Optimale Werte: Die Hormontherapie sollte ständig überwacht werden, um die richtigen Hormonspiegel beizubehalten.
- Hormonkombinationen: Personalisierte Kombinationen mehrerer bioidentischer Hormone ermöglichen Synergien zwischen ihnen, sodass sie als »Orchester« zusammenarbeiten. Wenn eine Frau sich den

Wechseljahren nähert, könnte sie beispielsweise von einem Androgen (zum Beispiel DHEA oder Testosteron) profitieren und damit ihre Stimmung und Libido verbessern.

● Die individuelle und optimierte Therapie: Alle Menschen sind verschieden, daher sollte jede Hormontherapie in Zusammenarbeit mit einem Arzt erfolgen.

Was müssen Sie über bioidentische Hormone wissen?

1. Bioidentische Hormone haben die gleiche molekulare Struktur wie die Hormone, die der menschliche Körper selbst herstellt.

2. Der Körper kann nicht zwischen bioidentischen und eigenen Hormonen unterscheiden. Deshalb werden bioidentische Hormone ganz normal verstoffwechselt beziehungsweise ausgeschieden.

3. Synthetische Hormone unterscheiden sich in ihrer chemischen Struktur von körpereigenen Hormonen.

4. Die Therapie mit synthetischen Hormonen erhöht das Krebsrisiko (unter anderem das Gebärmutterkrebsrisiko).

5. Die neuere Literatur empfiehlt die Therapie mit bioidentischen Hormonen in den Wechseljahren, weil sie eindeutige Vorteile hat. Bioidentisches Progesteron senkt beispielsweise das Brustkrebsrisiko und Östriol ist bei bestimmten Beschwerden in den Wechseljahren sehr wirksam.

Folgen des Hormonmangels

Wir sind das Ergebnis unserer abnehmenden Hormonspiegel, denn Hormone sind »Elixiere des Lebens«. Als Arzt begegne ich jeden Tag Männern und Frauen, die sich sechs bis acht Wochen nach dem Beginn der Hormonersatztherapie wie neugeboren fühlen. Dieses neue Wohlgefühl überrascht mich immer wieder. Viele Männer und Frauen leiden unnötig.

Bei Männern hat ein Hormonmangel vielfältige Folgen: geringere Lebensqualität, schlechtere Leistung in der Gesellschaft und im Beruf, Veränderungen des äußeren Erscheinungsbildes, Alterskrankheiten, Erschöpfung, weniger Erektionen am Morgen (das ist bisweilen das erste Symptom einer Herzerkrankung), nachlassende Kraft, Bauchfett, Traurigkeit, Verlust des Selbstvertrauens, Haarausfall und Falten.

Folgende Symptome können bei Frauen mit einem Hormonmangel zusammenhängen: Scheidentrockenheit, schlaffe Brüste, Harninkontinenz, leichte Ermüdbarkeit, wenig Interesse am Sex, Stimmungsschwankungen, Hitzewallungen, Osteoporose und Schlafstörungen.

Die optimale Hormontherapie

Ein normaler Hormonspiegel bei Männern und Frauen führt zu seelischem Wohlbefinden, einer gesünderen Haut (Frauen können fünf bis zehn Jahre jünger aussehen, mit weniger Falten und einer elastischeren Haut), mehr Muskeln und weniger Fett, weniger Traurigkeit, mehr geistiger Klarheit und Beweglichkeit, niedrigerem Blutdruck, geringerer Krankheitsneigung und mehr Optimismus. Die meisten chronischen Krankheiten, die schwer zu behandeln sind, gehen auf kombinierte Nährstoff- und Hormondefizite zurück. Eine Therapie mit bioidentischen Hormonen, die auf wissenschaftlichen Erkenntnissen und soliden Labordaten basiert, ist das Geheimrezept, um seine Energie zu erhalten, wenn man die 40 erreicht hat.

Es geht nicht darum, sich jünger zu *fühlen*, sondern darum, jünger zu *werden*. Wir können die Lebensuhr mit einer Hormonbehandlung zurückdrehen, indem wir die verschiedenen Hormone in ein harmonisches Gleichgewicht bringen. Dadurch normalisieren sich mit der Zeit die Hormonspiegel.

Die wichtigsten Hormone werden von den Ovarien, den Hoden, dem Pankreas, der Schilddrüse, den Nebennieren, der Epiphyse, der Hypophyse und dem Thymus hergestellt.

- Hypothalamus: Vasopressin und Oxytocin (sowie einige Releasing- und Inhibiting-Hormone)
- Epiphyse (Zirbeldrüse): Melatonin
- Hypophyse: Wachstumshormon, MSH, LH, FSH, Prolaktin, TSH, ACTH
- Schilddrüse: Schilddrüsenhormone
- Nebennieren: DHEA, Cortisol, Aldosteron
- Leber: IGF-1
- Pankreas: Insulin, Glukagon
- Ovarien (bei Frauen): Östrogen und Progesteron
- Hoden (bei Männern): Testosteron

Wenn wir die Hormonspiegel normalisieren, können wir die Entzündung des Gefäßendothels lindern. Das Endothel ist die innerste Zellschicht der Arterien, die Kontakt mit dem Blut hat. Wenn es stimmt, dass mehr als zwei Drittel aller Todesfälle mit Gefäßentzündungen zusammenhängen, dann spielen entzündungshemmende Hormone eine wichtige Rolle, wenn wir Herz- und Stoffwechselkrankheiten verhindern wollen. Sie helfen uns, diese zu heilen.

Es gibt viele irreführende Aussagen zur Andropause und zu den Wechseljahren. Wenn wir bedenken, dass wir länger als unsere Vorfahren leben und daher eine bessere Lebensqualität im Alter anstreben müssen – ohne chronische Krankheiten –, dann ist es unerlässlich, auf unsere Hormonspiegel zu achten. Die notwendige individuelle Therapie mit bioidentischen Hormonen – deren chemische Struktur mit den körpereigenen Hormonen identisch ist – sollte unter ärztlicher Aufsicht erfolgen. Sie ist das Geheimnis für bleibende Energie und Vitalität im Alter.

Und dies sind die fünf Grundregeln, die ein Arzt befolgen muss, wenn er das Hormonprofil eines Patienten optimieren will:

- Identifizieren Sie Hormondefizite.
- Verwenden Sie nur bioidentische Hormone.
- Bevorzugen Sie Kombinationen von Hormonen.
- Individualisieren Sie die Dosierungen.
- Evaluieren Sie die Therapie alle sechs Monate.

Es gibt mehr als 80 Hormone. Jedes von ihnen hat seine Aufgabe und seine eigene »Zielgruppe« von Zellen, deren Aktivität es beeinflusst. Manche Hormone regen die Ausschüttung von anderen Hormonen an, andere sind für das Wachstum, die Entwicklung, den Stoffwechsel oder die Emotionen zuständig.

Nehmen wir die Wechseljahre als Beispiel. Vor Jahren bekamen Frauen vor dem Klimakterium selten Hormone; sie nahmen sie nur, um nicht schwanger zu werden, die Menstruationsblutung abzuschwächen oder den Menstruationszyklus zu regulieren. Es ist jedoch eine Tatsache, dass Frauen schon vor den Wechseljahren häufig an Progesteron- und Östradiolmangel leiden und eine Hormontherapie benötigen.

Heutzutage weigern sich viele Frauen, Hormone einzunehmen. Dazu ist anzumerken, dass Frauen, die an Brustkrebs erkrankt waren und deren Tumor entfernt wurde, länger und besser leben, wenn sie mit weiblichen Hormonen behandelt werden. Auch das Rezidivrisiko ist bei ihnen niedriger.

Die folgenden Bedingungen müssen jedoch erfüllt sein:

- Eine gesunde Ernährung ohne toxische Substanzen und ohne Zucker, Kochtemperatur unter 85 °C, Verzehr von frischem Obst und Gemüse der Saison und generell von Bioprodukten
- Bioidentische Hormone: Sie werden von den Hormonrezeptoren besser erkannt als andere Hormonformen. Daher verbleiben sie länger im Körper und werden nicht so schnell abgebaut.
- Richtige Verabreichung der Hormone: meist transdermal, aber auch subkutan oder sogar intramuskulär
- Ausgewogenheit zwischen Östrogenen, Progesteron und Testosteron

Menstruierende Frauen sollten entsprechend ihrem Hormonprofil folgende Hormone einnehmen:

- Testosteron: täglich
- Östradiol: zwischen dem 5. und 25. Tag
- Progesteron: zwischen dem 15. und 25. Tag

Dies sind die Wirkungen des Testosterons während der Wechseljahre:

- Eine unmittelbare Wirkung auf die weiblichen Genitalien
- Dauerhafte Stärkung der Libido
- Zunahme der Muskelmasse, anabole Wirkung
- Stimulation der Lipolyse (des Fettabbaus) und somit der Gewichtsabnahme

Nach den Wechseljahren müssen Frauen mit kognitiven Problemen und Gedächtnisstörungen, die auf Testosteron- und Östradiolmangel zurückzuführen sind, entsprechend ihrem Hormonprofil täglich folgende Hormone einnehmen (manche Experten empfehlen, sie nur vom 1. bis zum 26. Tag zu verabreichen):

- Östradiol: 80–100 pg/ml
- Progesteron: 1–3 ng/ml
- Testosteron: 7–8,5 pg/ml

Bei den meisten Frauen bildet der Körper 10 Prozent weniger Testosteron als bei Männern. Die folgenden Hormone reguliert der Hypothalamus: DHEA, Melatonin, Pregnenolon, Schilddrüsenhormone, Cortisol, Aldosteron, Insulin, Thymushormone, Östrogene (Östradiol, Östriol, Östron), Progesteron, Testosteron, Oxytocin, Wachstumshormon und »Vitamin« D_3, das als wichtigstes Hormon gilt.

Arten und Phasen der Wechseljahre

Es ist wichtig, dass eine Frau sich über die hormonellen Veränderungen informiert, denen sie möglicherweise ausgesetzt ist – und das betrifft nicht nur einen einzelnen Lebensabschnitt! Die Ovarien produzieren Östrogen und Progesteron sowie Androgene, zu denen auch das Testosteron gehört. Die Hormonspiegel beginnen meist im Alter von etwa 40 Jahren zu sinken. Deshalb sind hormonelle Veränderungen (die sogenannte Perimenopause) schon im Alter von 30 bis 35 Jahren möglich. Da die Hormonspiegel in dieser Zeit ziemlich drastisch zu schwanken beginnen, treten allmählich Symptome wie Hitzewallungen, unregelmäßige Menstruation, Scheidentrockenheit und Schlafstörungen auf. Die Ursache können alternde Ovarien sein, die nicht mehr imstande sind, Eizellen und Hormone zu bilden. Auch der Östrogenspiegel fluktuiert stark, weil die Ovarien dennoch versuchen, Eizellen zu produzieren. Während vieler Zyklen kommt es nicht zu einer Ovulation und es wird kein Progesteron gebildet.

Wenn eine Frau sich den Wechseljahren nähert, leidet sie möglicherweise an unregelmäßigen Menstruationszyklen mit starken oder abnormen Blutungen. Während der Wechseljahre hören die Ovarien auf, jeden Monat Eizellen zu produzieren und abzugeben. Es findet keine Ovulation mehr statt, und daher menstruiert die Frau auch nicht mehr. Zudem bilden die Ovarien kein Östradiol und kein Progesteron mehr (wohl aber Androgene).

All das bedeutet jedoch nicht, dass sich kein Östrogen mehr im Körper befindet. Frauen mit größerem Körperfettanteil verfügen meist über mehr Östrogen als schlanke Frauen, weil Fettgewebe Östrogen bildet. Nach den Wechseljahren befindet sich viel weniger Östrogen, Testosteron und Progesteron im Organismus als vorher. Dieser Rückgang der Hormonspiegel kann verschiedene Folgen haben, unter anderem die bekannten Symptome der Wechseljahre.

Übrigens vergessen wir oft, dass es auch chirurgische Wechseljahre gibt, nämlich wenn einer Frau beide Ovarien entfernt werden – meist zusammen mit der Gebärmutter und den Eileitern. Dieser plötzliche Hormonverlust, auch der Sexualhormone, kann schwere Symptome und gesundheitliche Probleme hervorrufen, wenn der Hormonverlust nicht ausgeglichen wird. Das gilt vor allem für junge Frauen.

Testosteron

Im Gegensatz zur verbreiteten Meinung ist Testosteron für Frauen ebenso wichtig wie für Männer. Der männliche Körper bildet Testosteron aus Vorläuferhormonen in den Hoden, Nebennieren und anderen Geweben, zum Beispiel in der Prostata. Bei Frauen wird Testosteron in den Ovarien und Nebennieren hergestellt.

Testosteron erfüllt 200 Aufgaben im Organismus; unter anderem ist es ein Sexualhormon. Sowohl bei Männern als auch bei Frauen ist es zudem ein Virilitätshormon, das die Libido reguliert.

Testosteron und vor allem Dihydrotestosteron (DHT) sind bei Männern verantwortlich für das Haarwachstum (Bart, Schnurrbart, Brusthaare und so weiter), aber auch für Erektionen und für die Ejakulation. Das weibliche Hormon Östradiol wird aus Testosteron gebildet.

Sehen Sie sich einmal die folgende »Kette« an: Ganz oben steht das Cholesterin. Obwohl es meist dämonisiert wird, ist es die Mutter aller Steroidhormone, also der Sexualhormone (Testosteron, Progesteron und Östrogene: Östradiol, Östriol und Östron), der Nebennierenhormone (Corticosteroide: Aldosteron, Glucocorticoide und Cortisol) sowie des Pregnenolons, das der Vorläufer des Progesterons ist, und des Androstendions, aus dem Testosteron, Östrogen, DHEA und Androstendiol gebildet werden.

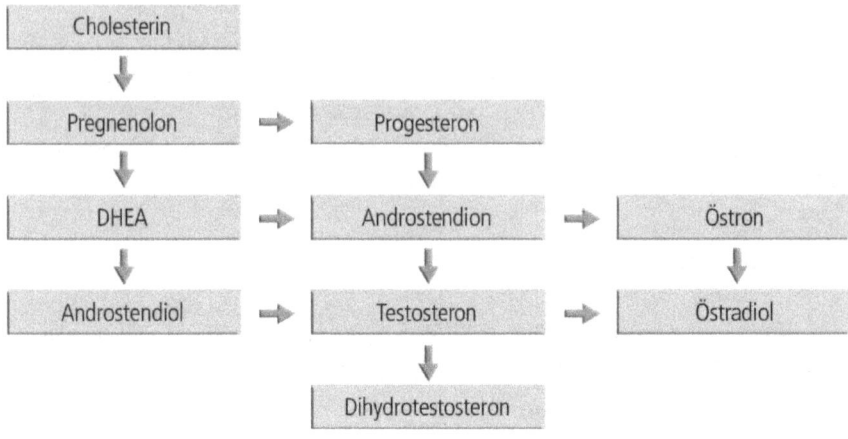

Die meisten Männer über 40 haben einen zu niedrigen Testosteronspiegel, weil dessen Produktion jedes Jahr um ein bis zwei Prozent sinkt. Deshalb ist es wichtig, das fehlende Testosteron unter ärztlicher Aufsicht zu ersetzen. Dabei muss der Arzt immer mit einer Prostatavergrößerung rechnen. Deshalb wird er in regelmäßigen Abständen PSA-Tests empfehlen, solange Sie Testosteron einnehmen.

Testosteron hat mehrere nützliche Wirkungen. Es vergrößert die körperliche und seelische Energie, es steigert die Libido, kräftigt die Muskeln und verringert das Körperfett, wodurch auch die Haut straffer wird.

Symptome eines Testosteronmangels sind: Abbau der Muskelmasse und Muskelkraft, Zunahme des Körperfetts (besonders am Bauch), Abbau der Knochenmasse, schwächere Libido, Erektionsstörungen, nachlassendes Wohlbefinden, Depressionen, geringere Haardichte (zudem wird das Haar fettiger), Nachlassen der kognitiven Funktionen, Herz- und Gefäßkrankheiten, Reizbarkeit und Fettstoffwechselstörungen.

Doch auch ein zu hoher Testosteronspiegel ruft Symptome hervor. Hierzu gehören fettige Haut, Akne, starke Libido, Aggressivität und exzessiver Haarwuchs.

ALLTAGSBESCHWERDEN BEI TESTOSTERONMANGEL

- Unentschlossenheit
- Mutlosigkeit
- Müdigkeit
- Geringere Arbeitsleistung
- Fehlendes sportliches Durchhaltevermögen
- Gedächtnisschwäche
- Neigung zu unangenehmen Träumen

- Abnahme der Libido, Erektionsschwäche
- Kraftloses Haar
- Haarausfall
- Blässe
- Nachlassen der Hautstraffheit
- Faltenbildung
- Gynästomastie (»Männerbrüste«)
- Muskelschwäche
- Fettpolster

Entgegen einer verbreiteten Meinung verursacht bioidentisches Testosteron, im Rahmen einer individuell abgestimmten Therapie und unter ärztlicher Aufsicht verabreicht (der PSA-Wert und andere Parameter müssen regelmäßig gemessen werden), keinen Prostatakrebs. Der Körper erzeugt täglich sieben Milligramm Testosteron. Dieser Wert lässt sich durch Doping steigern (manche Sportler erreichen 250 bis 5000 Milligramm am Tag).

THERAPEUTISCHES ZIEL BEI MÄNNERN

- Gesamttestosteron: 700–1100 ng/dl
- Freies Testosteron: 130–190 pg/ml

THERAPEUTISCHES ZIEL BEI FRAUEN

- Gesamttestosteron: 50–70 ng/dl
- Freies Testosteron: 7–8,5 pg/ml

Menstruierende Frauen sollten täglich Testosteron einnehmen, natürlich abgestimmt auf ihr jeweiliges Hormonprofil. Dies sind die Wirkungen des Testosterons in den Wechseljahren:

- Es wirkt unmittelbar auf die weiblichen Sexualorgane und stimuliert dadurch die Libido.
- Es verhindert und beseitigt funktionelle Störungen und fördert dadurch das gesunde Altern.
- Als anaboles Hormon steigert es die Muskelmasse und regt den Fettabbau an.

TESTOSTERONMANGEL WÄHREND DER MENOPAUSE

- Feines Haar
- Haarausfall
- Geringes Muskelvolumen
- Cellulite

Weitere Symptome:
- Unentschlossenheit
- Angst
- Abnahme der Libido
- Apathie

Frauen nach der Menopause, die wegen Testosteron- und Östradiolmangels an kognitivem Abbau und Gedächtnisschwäche leiden, sollten täglich, abgestimmt auf ihr Hormonprofil, 7 bis 8,5 pg/ml Testosteron einnehmen (manche Mediziner empfehlen, es nur vom ersten bis zum 26. Tag einzunehmen). Frauen erzeugen meist etwa zehn Prozent weniger Testosteron als Männer.

Um den Testosteronspiegel zu erhöhen, sollten Männer »Vitamin« D_3, Vitamin E, Maca, *Tribulus terrestris* und Zink einnehmen. Um den Testosteronspiegel auf natürliche Weise zu erhöhen, sollten Männer und Frauen reichlich Eiweiß und Fett essen und Alkohol, Kaffee und Tabak meiden.

Auf dem Symposium der American Academy of Anti-Aging Medicine über Hormonersatztherapie (A4M) mit bioidentischen Hormonen im Jahr 2017 in Chicago wurde mehrere Male über Hormonmodulation bei Männern und

Frauen diskutiert. Der Anti-Aging-Spezialist Ron Rothenberg erklärte: »Wir werden älter, weil unsere Hormone abnehmen – unsere Hormone nehmen nicht ab, weil wir alt werden.«

Die Testosterontherapie ist ungefährlich und kann enorm hilfreich sein. Unter anderem bewirkt sie einen Rückgang der Entzündungen. Rothenberg zufolge ist Testosteronmangel eine Krankheit. Die neusten Studien zeigen, dass der Testosteronspiegel bei der Hälfte der gesunden Männer zwischen 50 und 70 Jahren unter dem niedrigsten Spiegel liegt, der bei gesunden Männern zwischen 20 und 40 Jahren beobachtet wird. Das bestätigt, dass manche Studien Zahlenwerte unklar wiedergeben und die Ergebnisse nicht korrekt bewerten. Auf diese Weise erzeugen sie Angst vor der Testosterontherapie.

Viele Studien, die auf dem A4M-Symposium vorgelegt wurden, wiesen den Zusammenhang zwischen dem Testosteronspiegel und der Gedächtnisleistung sowie den kognitiven Funktionen nach. Rothenberg erläuterte eine Studie, in der er Testosteronwerte und das Auftreten der Alzheimer-Erkrankung korrelierte. Die Gruppe, die mit Testosteron behandelt worden war, verbesserte sich im ersten Jahr im Vergleich zur Kontrollgruppe, bei welcher die Krankheit weiter fortschritt. Als Ursache wurde angenommen, dass das Testosteron die Bildung des Proteins Beta-Amyloid hemmte. Rothenberg schrieb dazu: »Da wir den Testosteron-Laborwerten zu viel Glauben schenken und die Testosterontherapie für gefährlich halten, werden viele Männer nicht behandelt, obwohl die Therapie ihre Symptome beseitigen und viele Krankheiten lindern könnte.«

Der Hormonspezialist Thierry Hertoghe ist der Meinung, dass Testosteron »völlig erschöpfte Frauen in strahlende, geniale Frauen« verwandeln kann. Es schützt vor Herz- und Gefäßschäden und verlängert die Lebenserwartung. Studien mit hundertjährigen Frauen in Okinawa belegen, dass diese einen höheren Testosteronspiegel haben. Die Wirkung des Testosterons auf Frauen ist unterschiedlich. Wenn man Frauen mit niedrigerem Testosteronspiegel dieses Hormon verabreicht, entspannen sich die Herzkranzgefäße, sodass mehr Blut ins Herz fließt. Die Therapie wird auch mit einem Rückgang von Angina-pectoris-Symptomen in Zusammenhang gebracht. Bei Frauen, die nach der Menopause Testosteron erhielten, nahm das Lipoprotein (a) im Blut um 65 Prozent ab. Dieser Cholesterintyp ist für Todesfälle durch Herz- und Gefäßkrankheiten verantwortlich. Bei Männern unter 45 Jahren zeigen vorläufige Befunde, die mit Angiografien der Herzkranzgefäße erhoben wurden, einen Zusammenhang zwischen Arteriosklerose und einem niedrigen Testosteronspiegel.

Klar ist, dass wir mehr Untersuchungen brauchen. Testosteron kann auch den Haarausfall bei Frauen hemmen (in höheren Dosen, kombiniert mit 2,5 bis 10 Milligramm Finasterid am Tag) und es spielt eine wichtige Rolle für die Libido und die sexuelle Lust: Behandelte Frauen haben häufiger Sex und einen stärkeren Orgasmus. Testosteron und Oxytocin wirken übrigens synergistisch.

Progesteron

Progesteron ist für Männer und Frauen ebenso wichtig wie Testosteron. Es wird hauptsächlich in den Ovarien, in der Plazenta (während der Schwangerschaft), in den Nebennieren (bei Männern und Frauen) und in sehr kleinen Mengen in den Hoden gebildet.

Bei den meisten Frauen kommt es schon im Alter zwischen 30 und 40 Jahren zu tiefgreifenden Veränderungen, also 10 bis 15 Jahre vor der Menopause. Symptome eines Progesteronmangels sind Schlafstörungen, Aufwachen mitten in der Nacht, Stimmungsschwankungen, Angst, Menstruationsschmerzen, zu starke Menstruation, Haarausfall, Knochenschwund und Unfruchtbarkeit. »Hitzewallungen« sind ebenfalls auf einen Progesteronmangel zurückzuführen. Andererseits können Energiemangel und zu starkes Schlafbedürfnis auf einen zu hohen Progesteronspiegel hindeuten.

Solange eine Frau fruchtbar ist, beträgt das Verhältnis zwischen Progesteron und Östradiol 500:1, nach der Menopause nur noch 25:1.

Frauen, die die »Pille« nehmen, befinden sich in einer biochemischen Menopause, weil dieses Medikament die Ovulation verhindert: Das Ei kann das Follikel nicht verlassen und das Follikel kann nicht zum *Corpus luteum* (Gelbkörper) werden, aus dem Progesteron entsteht. Ohne ausreichende Versorgung mit Progesteron kann eine Frau nicht schwanger werden – quasi eine vorprogrammierte Menopause.

Frauen können zwar menstruieren, während Sie die Pille einnehmen, aber Sie können keine Ovulation haben. Nebenbei gesagt kann die Pille eine Schilddrüsenunterfunktion auslösen, weil sie verhindert, dass T_4 (das inaktive Schilddrüsenhormon) sich in T_3 (das aktive Hormon) umwandelt. Viele Frauen können nicht mehr schwanger werden, wenn sie aufhören, die Pille zu nehmen, weil ihre Ovarien atrophiert sind. In diesem Fall müssen sie auf künstliche Befruchtung (In-vitro-Fertilisation) zurückgreifen.

Da die Ovulation ab einem Alter von 35 Jahren auszubleiben beginnt, sollten Frauen erwägen, zwischen dem 15. und 25. Tag des Menstruationszyklus bioidentisches Progesteron einzunehmen, abgestimmt auf ihr Hormonprofil und unter ärztlicher Aufsicht. Progesteron bewirkt, dass Frauen sich entspannter und ruhiger fühlen. Es gibt ihnen inneren Frieden und Ausgeglichenheit. Während der Schwangerschaft produziert der weibliche Körper mehr Progesteron, sodass die Frau innerlich ruhiger ist und besser schläft.

Progesteron stimuliert zudem die Osteoklasten und hemmt dadurch die Osteoporose. Darum kann man durch die Einnahme von Progesteron manchmal Osteoporose heilen. Andererseits verringert es auch die Libido; deshalb sollten Frauen Progesteron nach dem Geschlechtsverkehr einnehmen, nicht vorher.

Frauen sollten also, abgestimmt auf ihr Hormonprofil, zwischen dem 15. und 25. Tag des Zyklus bioidentisches Progesteron einnehmen, um die Chance auf eine Schwangerschaft nach dem Absetzen der Pille zu vergrößern. Außerdem sollten Sie zwischen dem 15. und 25. Tag des Zyklus Zink, Vitamin B_6, Vitamin B_{12} und Folat einnehmen. Diese Kombination minimiert den durch die Pille verursachten Schaden.

Progesteron wird in der zweiten Hälfte eines gesunden Menstruationszyklus in größerer Menge ausgeschüttet (etwa 40 Milligramm am Tag) und hilft der Frau, schwanger zu werden. Während der Schwangerschaft werden 500 Milligramm täglich gebildet. Außerdem hilft Progesteron beim Abnehmen, schützt den Körper vor Krebs, Zysten und Brustfibromen und wirkt angstlösend, weil es den Parasympathikus stimuliert, auf die GABA-Rezeptoren des Gehirns einwirkt, Acetylcholin produziert und dadurch den Schlaf verbessert.

Menstruierende Frauen sollten Progesteron zwischen dem 15. und 25. Tag ihres Zyklus auf die Haut auftragen (manche Experten empfehlen eine Anwendung zwischen dem 14. und 28. Tag), und zwar abends vor dem Schlafengehen, da es den Schlaf verbessert.

Frauen in den Wechseljahren sollten es während der ersten 25 Tage des Monats anwenden und dann bis zum Beginn des folgenden Monats eine Pause einlegen.

Viele Wissenschaftler sind übrigens der Meinung, dass Progesteronmangel Brustkrebs fördert.

Therapeutisches Ziel bei Frauen

Ein Progesteronspiegel (sieben Tage vor Beginn des Zyklus gemessen) unter 10 ng/ml gilt als niedrig; darum sollten Frauen 1 bis 3 ng/ml einnehmen.

Die Anti-Aging-Expertin und Bestsellerautorin Pamela W. Smith wies auf die Gefahren synthetischer Hormone hin, vor allem auf die Schädlichkeit der Progestine (unter der Bezeichnung »Minipille« bekannt). Progestine haben nicht die gleiche Wirkung wie bioidentisches Progesteron und haben obendrein unangenehme Nebenwirkungen:

- Appetitzunahme
- Gewichtszunahme
- Ödeme
- Reizbarkeit
- Depression
- Kopfschmerzen
- Nachlassende Energie
- Aufgedunsenheit
- Nachlassende Libido
- Akne
- Haarausfall
- Übelkeit
- Schlafstörungen
- Störung der körpereigenen Progesteronproduktion
- Störung des Östrogengleichgewichts
- Möglicherweise Krämpfe in den Herzkranzgefäßen

Studien zwischen 2007 und 2010 deuten darauf hin, dass Progestine Brustkrebs fördern, indem sie die Östrogenrezeptoren stimulieren. Trotzdem werden jeden Tag Tabletten mit diesen künstlichen Hormonen verschrieben.

DIE ACHT PFEILER DER ANTI-AGING-THERAPIE | 103

Warum verordnen die Ärzte keine bioidentischen Hormone? Das sollten wir hinterfragen. Schauen wir uns einmal die neusten Studien über bioidentisches Progesteron an. Es hat folgende Wirkungen:

- Es harmonisiert das Östrogengleichgewicht.
- Es reinigt den Körper schnell.
- Es verbessert den Schlaf.
- Es hat eine natürliche beruhigende Wirkung.
- Es senkt hohen Blutdruck.
- Es hilft dem Körper, Fettspeicher zu leeren.
- Es senkt den Cholesterinspiegel.
- Es fördert das Haarwachstum.
- Es sorgt für ein Gleichgewicht der Zellflüssigkeiten.
- Es steigert die nützlichen Wirkungen des Östrogens.
- Es kurbelt den Stoffwechsel an.
- Es ist ein natürliches Diuretikum.
- Es ist ein natürliches Antidepressivum.
- Es ist ein natürlicher Entzündungshemmer.

Mehrere Studien belegen, dass bioidentisches Progesteron die Vermehrung und das Wachstum von Krebszellen *nicht* stimuliert. Wichtig dabei ist, dass Frauen im fruchtbaren Alter, die synthetische Hormone (die »Pille«) einnehmen, diese absetzen. Andernfalls profitieren sie nicht von den positiven Wirkungen des bioidentischen Progesterons.

Östrogene

Die stärksten weiblichen Hormone sind Östrogene: Östradiol, Östriol und Östron. Von ihnen ist Östradiol bei Weitem das wirksamste. Östrol hat die geringste Wirkung; Östradiol ist dreimal stärker. Östrogene stimulieren den Sympathikus. Dabei arbeiten sie mit Dopamin, Adrenalin und Noradrenalin zusammen. Sie steigern die Energie und die Libido – im Gegensatz zum Progesteron, das die Libido verringert. Im Übermaß können Östrogene die Bildung von Zysten fördern und Menstruationsbeschwerden verursachen.

SYMPTOME FÜR ÖSTROGENMANGEL

- Dünnes Haar
- Trockene Augen
- Blässe
- Senkrechte Fältchen über dem Mund
- Alltagsbeschwerden: schwere Erschöpfung, Depressionen, Pessimismus, Entschlussunfähigkeit, schlechtes Gedächtnis und schwache Libido

Östradiol

Östradiol wird in den Ovarien gebildet, entsteht aber auch aus Testosteron und aus dem kleinen Fettanteil der Nebennierenhormone. Im Blut sind meist weniger als 200 pg/ml Östradiol enthalten. Der Östriolspiegel ist höher.

Östradiol gilt als typisch weibliches Hormon. Es lindert die Symptome der Wechseljahre und ist für die Gesundheit, Schönheit und Stimmung der Frau enorm wichtig, unabhängig vom Alter. Es beeinflusst vor allem das Gehirn (es reguliert die Stimmung, viele kognitive Funktionen und das Gedächtnis), das Herz (das Risiko für Herz- und Gefäßkrankheiten ist bei Frauen niedriger als bei Männern), die Haut (es regt die Kollagenbildung stark an und macht dadurch die Haut fester, glatt und weich), die Augen, die Knochen (es steigert die Knochenbildung und verringert dadurch das Osteoporoserisiko nach den Wechseljahren) und die Muskeln.

Männer brauchen ebenfalls Östradiol. Auch bei ihnen stabilisiert es die Stimmung und schützt vor Osteoporose. Bei Männern wird Östradiol aus Testosteron gebildet; deshalb kann es Aggressivität dämpfen. Zudem fördert es die Gesundheit des Gehirns, der Geschlechtsorgane und der Knochen.

Wenn der Östradiolspiegel bei Männern über 30 pg/ml liegt (Fettpolster am Bauch sind ein Anzeichen dafür), kann das die Testosteronproduktion hemmen, was die sexuelle Leistungsfähigkeit verringert, den Fettanteil des Körpers erhöht, die Muskeln schwächt, zu Prostatavergrößerung führt und das Risiko für Gefäßkrankheiten vergrößert. In diesem Fall sollten Sie Anastrozol einnehmen (0,5–1 Milligramm in der Woche), um den Östradiolspiegel auf 20 bis 30 pg/ml zu senken.

Östradiolmangel führt bei Frauen zu Hitzewallungen, Schlafstörungen, abnehmender Knochendichte, Angst, Gedächtnisschwäche, Depressionen, Gewichtszunahme, trockene Augen, Haarausfall, Schwindel und Scheidenatrophie. Östradiol und Östriol machen die Scheidenschleimhaut feuchter; dabei spielt Östriol die wichtigere Rolle. Es lindert zudem Hitzewallungen.

THERAPEUTISCHES ZIEL BEI FRAUEN

• Östradiol: 80 bis 100 pg/ml

Östriol

Kein anderes Östrogen ist im weiblichen Körper so reichlich vorhanden wie Östriol: 800 bis 1000 ng/ml. Es wird in den Ovarien produziert und in der Hormonersatztherapie seit Langem verwendet. Im Jahr 1960 entdeckte Henry Lemon vom Fachbereich Medizin der University of Nebraska, dass Östriol Brustkrebs verhindern kann. Manche Frauen, bei denen diese Krebsart auftritt, haben anscheinend einen niedrigen Östriolspiegel, verglichen mit dem Östradiol- und dem Östronspiegel.

Östriol kann vasomotorische Symptome lindern. Dadurch ermöglicht es die Vermehrung der Epithelzellen in der Scheide, sodass diese ohne unerwünschte Nebenwirkungen befeuchtet wird. Zudem kann Östriol Symptome der Wechseljahre beseitigen, und zwar ohne die Risiken, die mit der Anwendung synthetischer Östrogene verbunden sind – es schützt sogar vor Gebärmutter- und Brustkrebs. Nicht zuletzt verhindert Östriol Krankheiten des Harnsystems, die mit den Wechseljahren zusammenhängen, und verlangsamt die Alterung der Haut.

Östron

Östron wird in kleinen Mengen (50 bis 80 ng/dl) im Fettgewebe und in den Ovarien aus Androstendion gebildet. Im weiblichen Körper ist es nach den Wechseljahren eine der dominierenden Substanzen.

Manche Leute halten Östron für ein schädliches Hormon, weil es gebildet wird, wenn der Körper aufhört, Östradiol herzustellen. Östron verhindert dann, dass sich Östradiol an die Rezeptoren seiner Zielgewebe binden kann, was die Symptome der Wechseljahre verschlimmert.

Da Östron jedoch auch im weiblichen Fettgewebe produziert wird, ist es das einzige Östrogen, das Frauen nach den Wechseljahren noch nutzen können. Möglicherweise schützt es das Herz und die Gefäße und ist eine strukturelle und natürliche Antwort auf Stoffwechselveränderungen durch Fettleibigkeit.

Die empfängnisverhütende Pille

Die empfängnisverhütende Pille enthält synthetisches Östrogen (Äthinylöstradiol), das sich in der Leber anreichert. Es bewirkt, dass die Leber zu viele Proteine (Koagulationsfaktoren) bildet, die die Blutgerinnung fördern. Dadurch werden Thrombosen und Venenentzündung begünstigt, vor allem bei Raucherinnen. Deshalb sollten Frauen, die an Krampfadern leiden, die Pille nicht nehmen.

Die Pille kann zudem zu einem Mangel an Schilddrüsenhormonen, Kortison, Testosteron und Wachstumshormon führen. Wenn die Schilddrüse nicht genügend Hormone bildet, sind Gewichtszunahme, Haarausfall und trockene Haut die Folge. Ein Mangel am Wachstumshormon führt zu Fettanreicherung, Cellulite und nicht erholsamem Schlaf. Ein Testosteronmangel verringert die Libido und verursacht unter anderem Cellulite.

Wie Sie das sexuelle Verlangen ankurbeln

Über Erektionsschwäche wird heutzutage viel geredet, ebenso über einen Arzneistoff, für den die Pharmaindustrie intensiv wirbt: Sildenafil. Doch es ist eine Fehleinschätzung, dass dieser Wirkstoff das Problem lösen könnte.

Erektionsschwäche ist heute lediglich ein psychologisches Problem. Immer mehr Teenager besorgen sich Sildenafil (Spedra, Cialis oder Levitra) – als ob Teenager Erektionsstörungen haben könnten. Diese Substanzen können das Problem nur zeitwilig und auf künstliche Art lösen; aber sie helfen nicht bei anderen Libidoproblemen.

Andererseits gibt es zwei echte Möglichkeiten, nicht nur eine wirkliche Erektionsschwäche zu beheben, sondern auch die Qualität des Orgasmus und das sexuelle Verlangen zu steigern. Sildenafil löst keines dieser Probleme, weder bei Männern noch bei Frauen.

Der männliche Körper bildet aus Testosteron Stickstoffmonoxid. Dieses hat eine gefäßerweiternde Wirkung – auch auf die Schwellkörper, sodass mehr Blut in den Penis fließen und eine Erektion bewirken kann. Testosteron beseitigt bei Männern und Frauen alle Probleme, die mit der Libido zu tun haben, besonders wenn sie gleichzeitig Maca (3 Gramm täglich), Tribulus (500 Milligramm täglich), »Vitamin« D_3 (5000 I.U. täglich), Vitamin E (400 I.U. täglich) und Zink (15 bis 30 Milligramm täglich) einnehmen. Oxytocin, ein Hormon, das im paraventrikulären Nukleus des Hypothalamus gebildet wird, fördert bei beiden Geschlechtern romantische Gefühle und Empathie.

Oxytocin: das »Viagra« der Frau
Im Gegensatz zum »weiblichen Viagra«, für das neuerdings geworben wird und das noch nicht genügend getestet wurde, stimuliert das »Kuschelhormon« Oxytocin romantische Gefühle und Empathie und steigert das sexuelle Verlangen. Dadurch bringt es die Partner einander näher – ohne Nebenwirkungen.

Wenn eine Frau sich 10 I.U. Oxytocin unter die Haut spritzt oder vier bis acht Milligramm Oxytocin als Nasenspray inhaliert (ein oder zwei Sprayhübe; das Limit sind 24 Milligramm oder sechs Sprayhübe), kann es durchaus sein, dass sie nach einer oder zwei Stunden Lust auf Sex bekommt. Zudem hilft Oxytocin der Frau, den Orgasmus schneller zu erreichen, weil es ihn intensiver macht. Menschen mit einem hohen Oxytocinspiegel erleben vertrauens- und liebevollere Partnerschaften.

Sexuelle Störungen und Libidoschwäche bei Frauen
Wenn eine Frau ihr sexuelles Verlangen entsprechend ihrer persönlichen Bedürfnisse steigern möchte, empfehle ich:

- Bioidentisches Testosteron als Gel
- Bioidentisches Östradiol als Gel
- Oxytocin (sublingual oder inhaliert)
- DHEA (oral)

Damit Testosteron die Libido stimulieren kann, braucht es die Unterstützung des Östrogens. Wenn Männer Testosteron in die Kopfhaut reiben, wird ihr Haar üppiger und ihre Partnerin wird erregt, ohne zu wissen, warum.

Frauen dürfen Testosteron nur zusammen mit Östrogen und Progesteron nehmen, wenn ihre Körperbehaarung nicht zunehmen soll. Der Testosteronspiegel der Frau muss zwanzigmal niedriger sein als bei Männern.

Männer können außer dem bioidentischen Testosteron (als Gel) und Cypionat- und Enanthat-Injektionen zusätzlich vier- bis sechsmal im Jahr bioidentischen Testosteronester (Undecanoat) intramuskulär verwenden. Diese neue Therapie wird allmählich bei Männern beliebt, die ihren Testosteronspiegel optimieren wollen.

Testosteron hat einige Nebenwirkungen, unter anderem Akne und Ödeme, und sollte daher nur unter ärztlicher Aufsicht eingenommen werden. Falls das Undecanoat zu Aggressivität oder Reizbarkeit führt, sollte man es sich täglich als transdermales Gel zuführen.

Wachstumshormon

Das Wachstumshormon oder Somatotropin ist das wichtigste (und am reichlichsten vorhandene) Hypophysenhormon. Es wird von den sogenannten somatotropinen Zellen im vorderen Teil der Drüse gebildet, ebenso wie MSH (Melanozyten-stimulierende Hormone), die die Hautpigmentierung und die Libido fördern. Die Ausschüttung des Wachstumshormons wird vom Hypothalamus durch zwei Neuropeptide reguliert: durch Somatostatin, das die Ausschüttung hemmt, und durch Somatoliberin, das die Freisetzung fördert. Das Somatotropin selbst stimuliert wiederum die Ausschüttung von IGF-1, dem insulinähnlichen Wachstumsfaktor 1. Die Hypophyse ist unsere wichtigste endokrine Drüse – sie steuert immerhin die Ausschüttung der Schilddrüsen-, Nebennieren- und Keimdrüsenhormone.

Wie Sie noch sehen werden, ist das Wachstumshormon nicht nur für das Wachstum zuständig – ohne es würden wir Zwerge in der Größe von Kleinkindern bleiben –, es ist auch für Erwachsene äußerst wichtig, weil wir es für die Bildung und Erhaltung von Geweben und Organen benötigen, vor allem der Muskeln. Es gibt den Muskeln Spannkraft und Masse und sorgt dafür, dass wir jugendlich aussehen.

Im Gegensatz zur verbreiteten Meinung verursacht das Wachstumshormon keinen Krebs. Wie Thierry Hertoghe auf dem Congrès International de Santé Naturelle (IPSN/SNI) am 3. Oktober 2015 erläuterte, stärkt das Wachstumshormon auch das Immunsystem. Patienten mit ausgeprägtem Hormonmangel erkranken drei- bis viermal häufiger an Darmkrebs und sterben viermal häufiger an Krebs. Wenn man ihnen Wachstumshormon verabreicht, sinkt das Krebsrisiko um 50 Prozent.

Andererseits ist das Krebsrisiko bei Patienten mit einem übermäßig hohen Wachstumshormonspiegel (der oft mit Akromegalie einhergeht) um 26 Prozent niedriger und sie haben seltener Tumoren. Bei Frauen mit Brustkrebs ist der IGF-1-Spiegel die Folge des Tumors, nicht seine Ursache:

- Brusttumoren können Wachstumshormon freisetzen.
- Brusttumoren haben 30 bis 70 Prozent weniger Rezeptoren für IGF-1.
- Je höher der IGF-1-Serumspiegel ist, desto weniger aggressiv ist der Tumor.

Die Therapie mit dem Wachstumshormon verzeichnet einzigartige Erfolge. Wenn Sie zwei bis vier Monate lang jeden Tag vor dem Schlafengehen 0,05 bis 0,5 Milligramm Somatotropin unter die Haut injizieren, steigt der IGF-1-Spiegel um 30 bis 200 Prozent. Er ist ein Marker, der die Aktivität des Somatotropins widerspiegelt. Bei Männern liegt der normale IGF-1-Spiegel bei 300 bis 350 Mikrogramm pro Liter, bei Frauen bei 200 bis 300 Mikrogramm pro Liter. Auf diese Weise können Sie

- starke Müdigkeit behandeln,
- Angst lindern,
- Alterserscheinungen beseitigen,
- Depressionen lindern (depressive Menschen verfügen über 40 Prozent weniger Wachstumshormon als Gesunde),
- Körperfett abbauen und abnehmen,
- die Muskelmasse erhöhen,
- die Knochendichte steigern,
- die aerobe Kapazität verbessern,
- die Libido steigern,

- das Gedächtnis verbessern,
- das Immunsystem anregen,
- Falten reduzieren.

Wie die anderen Hormonspiegel beginnt auch der Wachstumshormonspiegel ab dem 30. Lebensjahr deutlich zu sinken. Um die Hormonproduktion zu steigern – immer unter ärztlicher Aufsicht –, können Sie drei bis fünf Wochen lang neben dem Hormon (Somatotropin) folgende Substanzen einnehmen:

- Magnesium: 500 Milligramm nach dem Aufwachen
- Kalium: 1 bis 2 Gramm nach dem Aufwachen
- Zink: 50 Milligramm vor dem Schlafengehen
- Vitamin B_3: 800 Milligramm vor dem Schlafengehen
- Glutamin: 1 Gramm vor dem Schlafengehen

Auch Sport ist hilfreich, vor allem das Intervalltraining.

Nach den ersten drei Monaten der Somatotropintherapie treten folgende positive Wirkungen auf:

- Eine generelle Verbesserung der körperlichen Verfassung
- Besserer und tieferer Schlaf
- Wohlbefinden nach dem Aufwachen
- Eine optimistischere Einstellung
- Mehr Energie
- Besserer Haut- und Muskeltonus
- Bessere Verdauung
- Höhere sexuelle Leistungsfähigkeit
- Gewichtsabnahme
- Mehr Kraft
- Besseres Sehvermögen
- Höheres geistiges Leistungsvermögen, verbunden mit dem Willen, Pläne zu vollenden
- Mehr Muskelmasse, vor allem wenn auch Sport getrieben wird
- Linderung von Wechseljahressymptomen

- Stärkeres Wachstum der Haare und Nägel
- Stärkeres sexuelles Verlangen
- Weniger Gelenkschmerzen

Nach den ersten sechs Monaten der Somatotropintherapie treten zusätzlich folgende positive Wirkungen auf:

- Die oben erwähnten Wirkungen, jedoch ausgeprägter und dauerhafter
- Starke Gewichtsabnahme und deutlich geringerer Bauchumfang, Fettabbau und straffere Muskeln
- Dichteres und glänzenderes Haar
- Größere emotionale Stabilität
- Größere Widerstandskraft gegen Infektionen, weil das Immunsystem leistungsfähiger wird
- Geringere Neigung zu Cellulite
- Besseres Sehvermögen
- Bessere Leistungen beim Sport
- In manchen Fällen nimmt graues Haar wieder seine natürliche Farbe an.

Medizinische Tests belegen zudem, dass die LDL- und Triglyceridspiegel sinken und Blutdruck und Herzfrequenz sich normalisieren.

Als Dopingmittel wird das Wachstumshormon in Dosen von 6 bis 8 I.U. pro Tag verabreicht. Das ist extrem viel, wenn wir diese Dosis mit den 0,5 bis 1,5 I.U. vergleichen, die der Körper normalerweise am Tag herstellt.

Ein Mangel an Somatotropin, der manchmal durch Fettanreicherung in der Bauchgegend, am Gesäß und an den Oberschenkeln erkennbar wird, erhöht das Risiko für mehrere Krankheiten, zum Beispiel für Fettleibigkeit, Diabetes Typ 2, Herz- und Gefäßkrankheiten, Krebs, anhaltende und schwere Müdigkeit, Phobien, Panikattacken, Depression, geringes Selbstwertgefühl und soziale Isolierung.

SYMPTOME FÜR SOMATOTROPINMANGEL

- Dünnes, brüchiges, spärliches Haar
- Ausgedünnte Augenbrauen
- Schlaffe Augenlider
- Schlaffe Wangen
- Tiefe Falten

Zu den Nebenwirkungen des Wachstumshormons gehören Ödeme, das Karpaltunnelsyndrom, Bluthochdruck sowie eine geringere Insulinresistenz. Ein hoher Hormonspiegel kann daher Diabetes begünstigen und den Blutzuckerspiegel erhöhen.

Da Somatotropin auch die Produktion der Schilddrüsenhormone und der androgenen Hormone (Testosteron und Dihydrotestosteron) stimulieren und die Bildung der Nebennierenhormone hemmen kann, sollte die Therapie individualisiert werden.

KONTRAINDIKATIONEN

- Kontraindikation gegen die Verabreichung des Wachstumshormons: Krebs und frühere Krebserkrankungen
- Relative Kontraindikation gegen die Verabreichung des Wachstumshormons: Diabetes mellitus

Trijodthyronin (T$_3$)

Trijodthyronin wird in der Schilddrüse hergestellt. Diese Drüse, die sich in Höhe des Halsansatzes befindet, schüttet zu 90 Prozent die Vorläuferhormone L-Thyroxin oder Tetrajodthyronin (T$_4$) aus. Trijodthyronin (T$_3$), das aktive Hormon, wird dort in geringem Umfang (10 Prozent) produziert. Die Leber aktiviert dann den größten Teil des T$_4$-Hormons.

Trijodthyronin kurbelt die Durchblutung an, sodass die Gewebe gut mit Wasser, Nährstoffen und Hormonen versorgt werden können. Das bedeutet auch eine Energiezufuhr für die Mitochondrien in den Zellen. Trijodthyronin wird auch »Hormon der Lebendigkeit« genannt, weil es die kognitiven Funktionen verbessert und Hände und Füße wärmt. Es baut Fett und Cholesterin ab und hilft daher beim Abnehmen.

Ein Mangel an Trijodthyronin führt meist zu trockener Haut, kalten Händen und Füßen, dünnem, trockenem Haar, blassem und müdem Teint und mäßiger Fettleibigkeit. Insgesamt sind die Schilddrüsenhormone, die auch fast alle anderen Hormone unterstützen, unentbehrlich für gute Gesundheit, eine hohe Lebensqualität. Ohne sie würde unser Leben einem Dahinvegetieren gleichen.

Wenn das Blut mehr als 4 mU/l TSH enthält (ein in der Hypophyse gebildetes Hormon, das die Schilddrüse stimuliert), wenn es weniger als 4 ng/ml T$_3$ enthält und wenn es weniger als 8 µg/dl T$_4$ enthält, liegt ein Hormonmangel vor.

T$_3$, das aktive Hormon, ist extrem labil und hat eine kurze Halbwertszeit im Blut. Darum müssen wir von ihm täglich vier bis fünf Dosen am Tag einnehmen, damit es wirkt. In der Regel wird es therapeutisch daher durch das Vorläuferhormon T$_4$ ersetzt, in der Hoffnung, dass das T$_4$ in T$_3$ umgewandelt wird. In der Hälfte aller Fälle erfolgt diese Umwandlung nicht; sondern wir erhalten stattdessen reverses T$_3$. Dies greift die Schilddrüse an und führt zur Hashimoto-Thyreoiditis, einer überwiegend »iatrogenen«, also von Ärzten verursachten Krankheit.

Als Alternative nehmen manche Leute eine Lösung aus Jod und Kaliumjodat ein, kombiniert mit der Aminosäure L-Tyrosin, die die Resorption fördert. Dies sollte unter ärztlicher Aufsicht geschehen.

Insulin

Insulin wird im Pankreas (der Bauchspeicheldrüse) gebildet. Das Pankreas befindet sich tief in der Mitte des Bauchraumes vor der Wirbelsäule. Insulin hat verschiedene nützliche Wirkungen:

- Es greift in den Kohlenhydratstoffwechsel ein, indem es Glukose aus dem Blut in die Zellen befördert, sodass der Blutzuckerspiegel normal bleibt.
- Es baut Fett ab und hilft beim Abnehmen.
- Es ist am Eiweißstoffwechsel beteiligt.
- Es gibt uns Energie.
- Es stärkt die körperliche Widerstandskraft.

Zu den Symptomen eines Insulinmangels gehören ein magerer, zarter Körperbau, wenig Fett im Bauchraum und an den Oberschenkeln (bei Typ-1-Diabetes), Fettleibigkeit, vor allem im Bauchraum und an den Oberschenkeln (bei Typ-2-Diabetes), Anzeichen der Austrocknung (trockener Mund und eine Hautfalte, die sich nach dem Greifen nur langsam zurückbildet), extremer Durst, Zuckergier und Schläfrigkeit.

Die Diagnose ist klar, wenn der Blutzuckerspiegel über 100 mg/dl und der Nüchtern-Insulinspiegel unter 3 µU/ml oder über 25 µU/ml liegt. Außerdem darf der HbA1c-Wert nicht mehr als acht Prozent des Gesamthämoglobins (64 mmol/mol) betragen.

Um den Insulinspiegel zu erhöhen, können Sie nicht nur das Hormon einnehmen, sondern auch mehr Sport treiben, um den Blutzuckerspiegel zu senken. Raucher können die Insulinresistenz und den Blutzuckerspiegel senken, wenn sie aufhören zu rauchen. Wenn Sie an Diabetes Typ 1 erkrankt sind, können Sie sich zudem Östradiol und Testosteron unter die Haut spritzen. Falls Sie an Diabetes Typ 2 leiden, injizieren Sie androgene Hormone und Schilddrüsenhormone.

Magnesium, Zink, Vitamin B_6, Chrom, Vitamin E und L-Carnitin tragen ebenfalls dazu bei, dass Glukose in die Zellen gelangt. Diese Maßnahmen sollten jedoch unter ärztlicher Aufsicht erfolgen.

Melatonin

Dieses Hormon wird hauptsächlich in der Epiphyse (Zirbeldrüse) im hinteren Teil des Gehirns produziert. Die Epiphyse stellt auch Epithalon her. Andere Gewebe bilden ebenfalls Melatonin, zum Beispiel der Darm und die Netzhaut, wenn es dunkel ist – vor allem zwischen 22 und 6 Uhr. Melatonin entsteht aus der Aminosäure Tryptophan, die zunächst in Serotonin und dann in Melatonin umgewandelt wird. Es ist ein Breitband-Antioxidans, das den Alterungsprozess hemmt, den Tag-und-Nacht-Rhythmus stabilisiert (dazu trägt auch Serotonin bei), die Gesundheit des Herzens und des Gehirns fördert, das Immunsystem stärkt, vor Krebs schützt und Schmerzen lindert.

Wie die Zeitschrift *Alternatif bien être* (Nr. 102, März 2015) meldete, testete ein Forscherteam im Jahr 2005 in Singapur 40 Erwachsene, die am Reizdarmsyndrom, an Bauchschmerzen und Veränderungen der Darmpassage litten. Eine Hälfte der Patienten nahm vor dem Schlafengehen drei Milligramm Melatonin ein, die andere Hälfte bekam ein Placebo. Nach zwei Wochen hatte die erste Gruppe geringere Darmbeschwerden. Andere Forscher untersuchten danach die schmerzstillende Wirkung des Melatonins und erzielten erstaunliche Ergebnisse. Dosen von fünf bis zehn Milligramm Melatonin linderten die Schmerzen bei Frauen, deren Gebärmutter entfernt worden war, sowie bei Patientinnen, die an Fibromyalgie und Endometriose litten. Zudem linderte es Schmerzen im Kiefergelenk und Schmerzen, die mit grauem Star und Prostataoperationen zusammenhingen.

Wie kann das bekannte Schlafhormon das bewirken? Ganz einfach: Melatonin aktiviert Opiatrezeptoren, an die sie morphinähnliche Moleküle binden.

Obwohl europäische und amerikanische Behörden nicht glauben, dass Melatonin Nebenwirkungen hat, sind in Europa nur Präparate erhältlich, die maximal fünf Milligramm Melatonin enthalten. Leider benötigen viele Menschen viel höhere Mengen (12 bis 18 Milligramm), um befriedigende Ergebnisse zu erzielen.

Melatonin wirkt nur gegen Schmerzen, wenn Patienten mehr als drei Milligramm einnehmen, und bei extremen Schmerzen, etwa bei Fibromyalgie, haben sich zehn Milligramm als sehr wirksam erwiesen.

Melatonin entspannt die Muskeln und ist ein Antioxidans, das freie Radikale bekämpft und dadurch den Alterungsprozess hemmt. Über den Thymus stärkt es das Immunsystem, weil es negative Wirkungen von Östrogenen verringert. Außerdem stimuliert es die Schilddrüse, sodass Sie sich beim Aufwachen frischer fühlen.

Der normale Melatoninspiegel liegt zwischen 15 und 35 pg/ml am Tag und 100 pg/ml in der Nacht. Um den Melatoninspiegel zu erhöhen, können Sie L-Carnitin, Kalzium, Magnesium, Vitamin B_3 (Niacin), Tryptophan oder 5-HTP einnehmen (jeweils unter ärztlicher Kontrolle) und vor dem Schlafengehen melatoninreiche Nahrungsmittel wie getrocknete Pistazien, Reis, Haferflocken, Mais und Bananen essen.

DHEA

DHEA (Dehydroepiandrosteron) wurde in den 1930er-Jahren entdeckt und in den 1990er-Jahren als »Jugendelixier« gefeiert. Es ist ein Steroidhormon, das wie die Sexualhormone (Progesteron, Testosteron und Östrogene) und die Nebennierenhormone (Mineralcorticoide: Aldosteron, Glucorticoide und Cortisol) aus Cholesterin gebildet wird. Das geschieht hauptsächlich in den Nebennieren, den Hoden (in geringerer Menge) und im Gehirn. Zusammen mit Kortison und Aldosteron ist DHEA das Steroidhormon, das im Blut von Natur aus am reichlichsten vorhanden ist, und zwar in Form von DHEA-Sulfat (DHEA-S). Es ist ein anaboles (aufbauendes) Hormon und trägt zur Bildung anderer Hormone bei – zum Beispiel von Testosteron bei Männern und Östrogen bei Frauen. Man nennt es oft »Mutter aller Hormone« und viele Wissenschaftler sind der Ansicht, dass ein hoher DHEA-Spiegel ein Anzeichen für Gesundheit ist.

Das Gehirn enthält sechsmal so viel DHEA wie andere Gewebe. Das Hormon schützt Neuronen vor Alzheimer und anderen degenerativen Krankheiten. Neuronen degenerieren viel schneller, wenn der DHEA-Spiegel niedrig ist.

DHEA spielt auch eine wichtige Rolle bei der Regulierung des Körperfetts. Es steigert die Insulinsensitivität und lindert dadurch Fettleibigkeit und Diabetes. Es verbessert die Gesundheit der Knochen und des Herzens und stärkt das Immunsystem: Es ist ein starkes Immunstimulans[28] und ein starkes Antioxidans, da es in Androstendiol und Androstentriol umgewandelt wird, die vor freien Radikalen schützen. Außerdem hat es eine starke antivirale Wirkung, auch gegen das HI-Virus. Es lindert Angst, die durch einen hohen Cortisolspiegel verursacht wird, und vermindert Belastungen durch Stress. Es reguliert sogar die Sexualität und die Sexualhormone bei Männern und Frauen, da es den Testosteronspiegel erhöht. Zudem senkt DHEA den Cholesterinspiegel und hilft Patienten mit rheumatischen Erkrankungen und Bluthochdruck.

Sie leiden möglicherweise an einem DHEA-Mangel, wenn Sie müde, ängstlich oder traurig sind und an Gedächtnisschwäche und geringer Libido leiden. Bei Patienten mit entzündlichen Erkrankungen wie rheumatoider Arthritis und Lupus, die meist langfristig mit Kortikosteroiden behandelt werden, kann DHEA das Risiko für Osteoporose und andere von diesen Präparaten verursachten Krankheiten senken.

Der normale DHEA-Blutspiegel beträgt 350 bis 500 µg/dl. Männer und Frauen sollten unterschiedliche Dosen einnehmen, am besten als Creme und immer morgens, wenn das Hormon produziert wird. Die Therapie sollte unter ärztlicher Kontrolle erfolgen. Männer beginnen mit 25 Milligramm und erhöhen die Dosis allmählich auf 50 bis 75 Milligramm am Tag. Frauen beginnen mit zehn Milligramm und erhöhen sie allmählich auf 25 bis 50 Milligramm täglich.

Um den DHEA-Spiegel auf natürliche Weise zu erhöhen, sollten Sie gesundes Fett und tierisches Eiweiß essen, Vitamin E einnehmen und einen Mangel an androgenen Hormonen (Testosteron und Dihydrotestosteron) und Schilddrüsenhormonen beseitigen, da diese Hormone die DHEA-Produktion steigern.

DHEA gilt in den USA nicht als Medikament; man kann es dort ebenso wie Pregnenolon rezeptfrei kaufen und auf unterschiedliche Weise anwenden: als Gel auf der Haut, als Tropfen unter der Zunge oder in Tablettenform, immer morgens zum Frühstück (ebenso wie Pregnenolon). Die Wiederherstellung des Gleichgewichts zwischen DHEA und Cortisol ist der erste Schritt zu einem Hormonprofil, das dem jüngerer Menschen gleicht.

Beachten Sie aber, dass Nebenwirkungen auftreten können, wenn Sie einen normalen DHEA-Blutspiegel haben und das Hormon trotzdem einnehmen: Akne, Haarausfall, Schlafstörungen, Herzrhythmusstörungen, Lebervergrößerung (weil zu viel Testosteron ausgeschüttet wird) und sogar Tumoren.

Pregnenolon

Dieses Hormon wird hauptsächlich in der Nebennierenrinde aus Cholesterin gebildet. In kleinen Mengen produziert es der Körper auch in der Leber, in der Haut, im Gehirn, in den Hoden, in den Ovarien und in der Netzhaut. Heute ist seine Anwendung eine der wirksamsten und ungefährlichsten Anti-Aging-Therapien. Es hat zahlreiche positive Wirkungen: Es verbessert das Gedächtnis, lindert Depressionen und stressbedingte Erschöpfung, verhilft uns zu mehr Energie und fördert die Konzentration.

Pregnenolon ist zudem ein Vorläuferhormon für DHEA und Progesteron und indirekt für andere Hormone. Es wirkt anabol, androgen und östrogen und hat keine wesentlichen Nebenwirkungen. Es verbessert Motivation, Konzentration, Lernvermögen und Gedächtnis spürbar und sorgt für klares Denken. Dadurch macht es uns produktiver, fröhlicher, klüger und widerstandsfähiger gegen stressbedingte Erschöpfung.

Obwohl Pregnenolon schon kurz nach seiner Entdeckung in den 1930er-Jahren erfolgreich getestet wurde und sich herausstellte, dass es bei Autoimmunkrankheiten ohne Bedenken angewandt werden kann, trat es in den Hintergrund, nachdem Merck im Jahr 1949 Kortison als Heilmittel für rheumatoide Arthritis vorstellte. Trotz mehrerer Nebenwirkungen wurden danach zwei weitere synthetische Hormone auf den Markt gebracht: Dexamethason und Prednison. Da Pregnenolon als natürliches, vom Körper selbst gebildetes (und daher nebenwirkungsfreies) Hormon nicht patentierbar ist, haben die politischen und wirtschaftlichen Vorteile der beiden künstlichen Hormone die Pharmaunternehmen veranlasst, sie trotz ihrer erheblichen Nebenwirkungen – unter anderem Osteoporose und Immunschwäche – zum Nachteil des Pregnenolons zu vermarkten. Die Wirkungen der synthetischen Hormone treten viel schneller ein; deshalb entscheiden sich manche Ärzte und Patienten für sie anstatt für Pregnenolon. Das war der Grund, warum Pregnenolon in den 1950er-Jahren in Vergessenheit geriet, als Kortison verfügbar wurde.

Die Pregnenolonausschüttung nimmt mit dem Alter ab. Bei 75-Jährigen ist sie um 60 Prozent geringer als bei 35-Jährigen. Der Pregnenolonblutspiegel ist niedrig, wenn er unter 2 ng/ml liegt. Das kommt auch vor, wenn das Blut zu wenig Cortisol, Aldosteron, DHEA und Progesteron enthält. Um den Pregnenolonspiegel auf natürliche Weise zu erhöhen, verfahren Sie wie bei Cortisol, Aldosteron und DHEA: Essen Sie mehr tierisches Eiweiß (Eier, Geflügel, Fleisch, Fisch) und gesundes Fett (Eier, fetten Fisch, fettes Fleisch, Avocados, Kokosnüsse, Olivenöl, Nüsse und Mandeln).

Um die Pregnenolonbildung zu steigern, sollten Sie unter ärztlicher Kontrolle einen Mangel an Wachstumshormon, Insulin und Östradiol beheben.

Die Liste der Nebenwirkungen von Pregnenolon schließt Kopfschmerzen, Übelkeit, Schlafstörungen, Verspannungen und Reizbarkeit ein. Sie treten meist bei Dosen über 50 Milligramm am Tag auf. Wegen der möglichen Schlafstörungen sollte Pregnenolon nicht abends eingenommen werden.

Cortisol

Hydrokortison oder Cortisol, umgangssprachlich meist Kortison genannt, ist ebenfalls ein Steroidhormon, genauer ein Glukokortikoid. Es wird in den Nebennieren produziert, als Reaktion auf Stress ausgeschüttet und stellt die Homöostase wieder her. Cortisol hemmt Entzündungen, ist an der Energieproduktion beteiligt und stabilisiert die Stimmung.

Als Anti-Stress-Hormon steigert Cortisol die Herzfrequenz sowie die Ausschüttung von Insulin und Glukose durch das Pankreas. Dadurch werden die Blutgefäße erweitert. Cortisol setzt die Energiereserven frei, die wir brauchen, um mit gefährlichen Situationen fertig zu werden. Es steigert den Blutzuckerspiegel, die Herzfrequenz und den Blutdruck, sodass das Blut mehr Sauerstoff durch den ganzen Körper befördern kann. Außerdem fördert Cortisol die Verdauung und den Appetit.

Bei gesunden Menschen beträgt der DHEA-Blutspiegel 20 Prozent des Cortisolspiegels. Wenn der Gehalt des Blutes an freiem Cortisol morgens unter 10 ng/ml und nachmittags unter 5 ng/ml liegt, besteht ein Cortisolmangel. Er wird bestätigt, wenn das Blut morgens insgesamt 10 µg/dl und nachmittags insgesamt 3 µg/dl Cortisol enthält.

Nehmen Sie gegen Cortisolmangel drei- bis viermal am Tag fünf bis zehn Milligramm Cortisol ein. Synthetische Cortisolderivate – Prednisolon (5 Milligramm), Methylprednisolon (4 Milligramm) und Dexamethason (1 Milligramm) – sind viel wirksamer und entsprechen 20 Milligramm Cortisol.

Um den Cortisolspiegel auf natürliche Weise zu erhöhen, sollten Sie mehr Eiweiß essen, zum Beispiel Eier, Geflügel, Fleisch und Fisch, sowie gesundes, nicht zu hoch erhitztes Fett. Sorgen Sie zudem für ein Gleichgewicht zwischen Cortisol und anderen Hormonen, vor allem mit Melatonin, Insulin, den Schilddrüsenhormonen, den Androgenen (Testosteron, Androstendion, DHEA und Dihydrotestosteron) und dem Wachstumshormon – immer unter ärztlicher Kontrolle.

Aldosteron

Dieses Hormon wird in der tiefsten Schicht der Nebennierenrinde gebildet. Es stimuliert den Blutdruck und hält ihn stabil, wenn Sie stehen. Dadurch wird einer orthostatischen Hypotonie vorgebeugt. Zu diesem Schwächegefühl oder sogar zu Bewusstlosigkeit kann es kommen, wenn Sie abrupt aufstehen und Ihr Blutdruck zu niedrig ist.

Symptome des Aldosteronmangels sind niedriger Blutdruck, Verlust der körperlichen Spannkraft, Dehydrierung, abnorm häufiges Wasserlassen, Appetit auf salziges Essen und ein hoher Natriumspiegel, selbst wenn Sie wenig Salz zu sich nehmen. In diesem Fall können Sie morgens unter ärztlicher Aufsicht das Aldosteronderivat Fludrokortison einnehmen, 75 bis 150 Milligramm am Tag.

Um den Aldrosteronspiegel auf natürliche Weise zu erhöhen, sollten Sie mehr tierisches Eiweiß und gesundes Fett essen und einen Mangel an Östrogen und Schilddrüsenhormonen beseitigen.

Calcitonin

Calcitonin wird von den C-Zellen der Schilddrüse produziert. Es hemmt die Rückresorption von Mineralien aus den Knochen, sodass sie stark bleiben. Zudem lindert es Knochenschmerzen, beugt Kopfschmerzen vor und stärkt die Widerstandskraft gegen Stress. Blut enthält normalerweise kein Calcitonin, außer wenn das Hormon durch eine intravenöse Kalziuminjektion stimuliert wird.

Bei Calcitoninmangel treten sichtbare Anzeichen für Osteoporose auf: häufige Knochenbrüche, ein leichter Buckel und Knochenverformungen.

Weitere Symptome sind häufige Kopfschmerzen und eine geringe Widerstandskraft gegen Stress.

Sie können Calcitonin unter ärztlicher Aufsicht täglich in die Nase sprühen oder dreimal in der Woche intramuskulär injizieren. Um den Calcitoninspiegel auf natürliche Weise zu erhöhen, sollten Sie mehr kalziumreiche Nahrungsmittel essen, zum Beispiel Eierschalen (die beste Kalziumquelle), Fisch und Meeresfrüchte. Zudem sollten Sie einen Mangel an Schilddrüsenhormonen und an Aminosäuren beheben.

ACTH

ACTH (Adrenocorticotropes Hormon), auch Kortikotropin genannt, wird im Vorderlappen der Hypophyse und in einigen Neuronen gebildet. Es steigert die Widerstandskraft gegen Stress, verbessert Konzentration und Gedächtnis und lässt die Haare bei Menschen, die ihr ganzes Haar verloren haben, wieder sprießen. Es wirkt beruhigend und angstlösend und macht Menschen geselliger und glücklicher. Außerdem bräunt es die Haut ein wenig.

Ob ein ACTH-Mangel vorliegt, wird mit einem CRF-Test festgestellt. CRF steht für *Corticotropin Releasing Factor* (Kortikotropin freisetzender Faktor). In die Vene injiziert, stimuliert CRF die ACTH-Ausschüttung. Ein Mangel gilt als gesichert, wenn der ACTH- und der Cortisolspiegel 60 Minuten nach der Injektion nicht ansteigen.

Um den ACTH-Blutspiegel auf natürliche Weise zu erhöhen, sollten Sie mehr tierisches Eiweiß (vor allem Geflügel) essen und zusätzliche Aminosäuren einnehmen.

Erythropoetin

Dieses Hormon, kurz EPO genannt, wird in den Nieren gebildet. Es verbessert die Sauerstoffaufnahme durch die Lungen, fördert das Wohlbefinden, erhöht die Lebensqualität und beschleunigt die Erholung nach körperlichen Anstrengungen. Als Dopingmittel wird EPO manchmal in zwanzig- bis dreißigfacher Normaldosis verabreicht.

Ein EPO-Mangel liegt meist vor, wenn der Blutwert unter 6 mU/ml sinkt und wenn gleichzeitig die Menge der roten Blutkörperchen reduziert ist (Anämie). Bei schwerer Anämie injizieren Ärzte zwei- bis dreimal in der Woche 6 bis 48 mU/ml EPO subkutan. Dabei muss immer der Hämatokritwert, also der Anteil der roten Blutkörperchen am Blutvolumen, berücksichtigt werden. Um den EPO-Spiegel auf natürliche Weise zu erhöhen, sollten Sie reichlich Obst und Gemüse, aber nicht zu viel Fleisch essen (das ist das Gegenteil dessen, was in anderen Fällen empfohlen wird) und viel Wasser trinken. Eisen, Vitamin B_{12} und Folat (es ist stets besser als Folsäure) können den EPO-Blutspiegel anheben und die Schilddrüsenhormone, die androgenen Hormone (Testosteron und Dihydrotestosteron) sowie das Wachstumshormon optimieren.

Vasopressin

Vasopressin wird im Hypothalamus erzeugt. Es verbessert das Sehvermögen, fördert das Wohlbefinden und schärft Aufmerksamkeit und Konzentration.

Symptome eines Vasopressinmangels sind häufiges Wasserlassen in der Nacht, Dehydratation und starker Durst, Gedächtnisschwäche sowie die Unfähigkeit, während eines Gesprächs Wichtiges von Unwichtigem zu unterscheiden. Ein Mangel wird mithilfe eines Bluttests festgestellt. Er liegt vor, wenn der Vasopressinspiegel unter 2 ng/ml sinkt und das Blut zu konzentriert ist.

Die Behandlung besteht meist in der Verabreichung eines synthetischen Vasopressinderivats (Desmopressin) unter ärztlicher Kontrolle. Man sprüht den Wirkstoff dreimal täglich in die Nase. Gleichwertig ist Terlipressin, das täglich intramuskulär injiziert wird.

Um den Vasopressinspiegel auf natürliche Weise zu erhöhen, sollten Sie reichlich Wasser trinken und Hormonmangelzustände beheben.

Weitere zwölf Hormone

Neben den oben erörterten Hormonen – zu denen auch das »weibliche Viagra« Oxytocin gehört –, sind noch folgende Hormone erwähnenswert:

Ghrelin: Dieses »Hungerhormon« wird hauptsächlich im Magen gebildet. In kleinen Mengen entsteht es auch in anderen Organen, zum Beispiel in der Hypophyse, im Hypothalamus und im Pankreas. Es macht uns hungrig.

Leptin ist das Sättigungshormon, das in Fettzellen produziert wird. Im Gegensatz zum Ghrelin steigert es den Fettabbau und verringert das Hungergefühl.

Glukagon wird von der Bauchspeicheldrüse gebildet und spielt eine wichtige Rolle im Kohlenhydratstoffwechsel. Es ist ein Gegenspieler des Insulins und erhöht so den Blutzuckerspiegel. Es ist an Prozessen beteiligt, die für den Abbau von Glykogen zu Glukose in der Leber erforderlich sind. Glukagon erhöht also die Glukosespiegel im Blut.

LH (luteinisierendes Hormon) und **FSH** (follikelstimulierendes Hormon) sind Gonadotropine. Sie werden im vorderen Teil der Hypophyse gebildet und regulieren die Aktivität der Hoden und Ovarien. Bei Männern steuert das FSH die Pubertät, die Entwicklung, das Wachstum und die Reifung; zudem stimuliert es die Spermaproduktion. LH stimuliert bei Männern die Testosteronproduktion.

Bei Frauen sind LH und FSH am Menstruationszyklus beteiligt und spielen eine Rolle bei der Bildung von Eizellen sowie bei der Produktion von Östrogen und Progesteron, die hauptsächlich in den Ovarien gebildet werden und die Gebärmutter auf eine mögliche Schwangerschaft vorbereiten.

Parathormon (PTH): Dieses Hormon wird in den Nebenschilddrüsen hergestellt. Es steuert den Kalziumstoffwechsel. Wer »Vitamin« D_3 in hohen Dosen einnimmt, sollte den PTH-Spiegel (und den Kalziumspiegel) beobachten.

Prolaktin wird von der Hypophyse, den Brüsten, der Gebärmutter, der Prostata, der Haut, den Fettzellen und den Immunzellen gebildet. Es fördert die Milchproduktion und mehr als 300 Funktionen des Immunsystems, des Stoffwechsels und der Fortpflanzungsorgane.

Das im Hypothalamus gebildete **Thyreoliberin**, auch **Thyrotropin Releasing Hormone (TRH)** genannt, wird im Hypothalamus produziert. Es stimuliert die Schilddrüsentätigkeit und damit auch die Menge der von der Schilddrüse freigesetzten Hormone. Darüber hinaus erfüllt es noch vielfältige andere wichtige Funktionen im Körper.

Thymushormone – Thymosine, Thymopoietin I und II und Thymus-Serum-Faktor (THF) – werden vom Thymus ausgeschüttet. Sie tragen zur Reifung der T-Lymphozyten (T-Zellen) bei, die für ein gesundes Immunsystem enorm wichtig sind. Das Präparat Thym-Uvocal wird in der Thymus-Therapie eingesetzt.

Melanozyten-stimulierende Hormone (MSH), auch **Melanotropine** genannt, werden wie das Wachstumshormon in der Hypophyse gebildet. Die MSH sind bei Weitem die stärksten Hormone, was die Stimulierung der weiblichen Sexualität anbelangt. Sie sind wirksamer als Testosteron, Östrogene und sogar Oxytocin. Anders als Viagra beeinflussen MSH nicht nur die Häufigkeit, das Volumen und die Konstanz von Erektionen. Sie steigern auch das sexuelle Verlangen, die Erregung, die Empfindlichkeit der Haut und die Intensität des Orgasmus.

Allerdings gibt es einige unerwünschte Nebenwirkungen, zum Beispiel Hautallergien, Übelkeit und Pigmentstörungen, die erst neun bis zwölf Monate nach dem Ende der Behandlung verschwinden. Bei bestimmten über das Internet erhältlichen Produkten kam es sogar zu schwersten Nebenwirkungen. Natürliche MSH sind für die Bräunung der Haut verantwortlich, wenn sie der Sonne ausgesetzt wird.

IGF-1 (Somatomedin C) wird in der Leber gebildet, hauptsächlich in den ersten drei Stunden der Nacht. Die Produktion lässt ab einem Alter von 30 Jahren allmählich nach. Das Wachstumshormon (Somatotropin) stimuliert die Produktion von IGF-1. Als anaboles Hormon spielt IGF-1 eine wichtige Rolle bei der Entwicklung und beim Wachstum der Muskeln. Es senkt den Blutzuckerspiegel und baut Fett ab (bei IGF-1-Mangel sammelt sich Bauchfett an). Die optimalen IGF-1-Blutspiegel betragen

- bei Männern: 300 bis 350 µg/l,
- bei Frauen: 220 bis 300 µg/l.

Epitalon wird wie Melatonin in der Epiphyse gebildet. Es besteht aus den Aminosäuren Alanin, Glutamin, Aspartat und Glycin und stimuliert die Aktivität der Telomerase, die ihrerseits eine wichtige Rolle bei der Wiederherstellung der Telomere (der Endstücke der Chromosomen) und somit bei der Bekämpfung von Alterungsprozessen spielt.

Sonnenlicht und »Vitamin« D_3

Sonnenbäder sind die einfachste und billigste Methode, die Gesundheit zu verbessern – und eine der wichtigsten. Kein Medikament, keine Operation und keine andere Methode hat die gleiche unglaubliche Heilwirkung wie natürliches Sonnenlicht und die Substanz, die unter ihrer Einwirkung in der Haut gebildet wird, sofern der Organismus über genügend Cholesterin verfügt: das »Vitamin« D_3, das im Grunde ein Hormon ist. Vielleicht wird Sonnenlicht deshalb nicht allgemein empfohlen, weil es allen Menschen kostenlos zur Verfügung steht. Dieser 1918 entdeckte natürliche Nährstoff, mit dem 85 Prozent unserer Bevölkerung unterversorgt sind (eine echte globale Epidemie), ist für unsere Gesundheit enorm wichtig. »Vitamin« D_3 wird in der Haut gebildet, wenn ausreichend Cholesterin zur Verfügung steht und die Haut den UV-B-Strahlen der Sonne ausgesetzt wird. Es durchläuft die Leber als Calcidiol (auch Calcifediol oder 25-Hydroxy-Vitamin-D genannt), das noch inaktiv ist. Anschließend erreicht es die Nieren als Calcitriol, auch Cholecalciferol genannt.

»Vitamin« D_3 wird für die Resorption von Kalzium im Darm benötigt. Ohne ausreichende Versorgung mit D_3 kann der Körper kein Kalzium aufnehmen, auch nicht in Form von Ergänzungsmitteln.

Eine ausreichende Zufuhr mit D_3 ist eine billige und einfache Methode, die Gesundheit zu verbessern, wenn man bedenkt, dass es die Sterblichkeit in fast jeder Hinsicht verringert, weil es das Immunsystem stärkt. Daher versuchen viele Arzneien, die Wirkung hoher D_3-Spiegel zu imitieren.

Für Menschen mit dunkler Haut ist es sechsmal schwieriger, D_3 durch Sonnenbaden zu erzeugen, als für Hellhäutige (Phäomelanin macht Letztere empfindlicher für D_3). Deshalb sollten sich Menschen mit dunkler Haut länger in der Sonne aufhalten. Wenn der Calcitriol-Spiegel unter 10 ng/ml fällt, ist das ein Mangelzustand. Aber auch ein Blutwert von 10 bis 30 ng/ml gilt als unzureichend. Der ideale Blutspiegel liegt zwischen 50 und 100 ng/ml. Dafür ist meist eine Zufuhr von 8000 bis 10 000 I.U. am Tag notwendig (immer begleitet von einer angemessenen Dosis Vitamin K, um eine Kalziumansammlung im weichen Gewebe und in den Arterien zu verhindern). Ein optimaler D_3-Blutspiegel bewirkt Folgendes:[29]

- Das Herzinfarktrisiko ist 50 Prozent niedriger.
- Das Risiko für Multiple Sklerose ist 80 Prozent niedriger.
- Das Gripperisiko ist 83 Prozent niedriger.
- Das Risiko für Knochenbrüche und Osteoporose ist 50 Prozent niedriger.
- Das Risiko für Diabetes vom Typ 1 ist 71 Prozent niedriger.
- Das Brustkrebsrisiko ist 83 Prozent niedriger.
- Das Darmkrebsrisiko ist 80 Prozent niedriger.

- Das Leukämierisiko ist 50 Prozent geringer.
- Das Risiko für Pankreas-, Blasen- und Nierenkrebs ist 65 bis 75 Prozent niedriger.
- Das Asthmarisiko ist 63 Prozent niedriger.

Dieses Hormon steuert das Immunsystem und beeinflusst etwa 23 000 Gene. Das sind zehn Prozent unseres Genoms, deshalb ist es unser wichtigstes Hormon. Zudem moduliert es antimikrobielle Peptide – also Proteine, die Krankheitserreger erkennen, die in den Körper gelangen – und zerstört deren äußere Membran, sodass das Immunsystem sie beseitigen kann. Deshalb ist D_3 so wichtig im Kampf gegen Autoimmunkrankheiten, zum Beispiel Diabetes Typ 2, Psoriasis, rheumatoide Arthritis, Lupus, Alzheimer und Zöliakie.

Je weiter entfernt Menschen vom Äquator leben, wo die Haut der Sonne extrem stark ausgesetzt ist, desto häufiger kommen Autoimmunkrankheiten vor – in Skandinavien zehnmal häufiger als in den Ländern am Äquator. Die Bewohner der norwegischen Küste essen reichlich fetten Fisch, der viel D_3 enthält. Deshalb leiden sie trotz eines Mangels an Sonnenlicht seltener an Autoimmunkrankheiten. In Skandinavien werden Depressionen in Solarien mit künstlichem Sonnenlicht behandelt. Dabei spielt die UV-B-Strahlung eine wichtige Rolle.

Wie bereits gesagt, ist Sonnenlicht auch sehr wichtig für die Volksgesundheit. Die meisten Medikamente versuchen nur, die Wirkung hoher D_3-Spiegel zu imitieren. Wintergrippe und andere Virusinfektionen, die zu überfüllten Notaufnahmen in Krankenhäusern führen, sobald die Badesaison vorbei ist, könnten geheilt werden, wenn die Menschen drei Tage lang 2000 I.U. D_3 je Kilogramm Körpergewicht einnehmen würden.

Man schätzt, dass wir die Krankheitskosten erheblich senken könnten, wenn die Menschen die Sonne nicht mehr so sehr verteufeln würden. Immerhin ist sie die wichtigste D_3-Quelle. Allerdings empfiehlt die WHO, sich nicht direkt der Sonne auszusetzen. Andererseits würde die tägliche Einnahme von 10 000 I.U. D_3 die US-Pharmaindustrie eine Billion Dollar kosten, die sie an Einnahmen durch andere Medikamenten verlöre.[30]

Wie Sie einen »Vitamin«-D_3-Mangel beheben

Am besten beheben Sie einen D_3-Mangel, indem Sie 60 Prozent Haut ohne Sonnenschutz mindestens dreimal in der Woche 20 Minuten direkt der Sonne aussetzen. Wie Sie sehen werden, überwiegen die Vorteile des Sonnenbadens eindeutig die Nachteile.

Mit Sonnenschutzmitteln sollten wir vorsichtig umgehen, denn sie vergrößern das Risiko für Melanome und Hautkrebs, weil sie uns ein Sicherheitsgefühl vermitteln und uns dazu verleiten, zu lange Sonnenbäder zu nehmen. Es ist wohl kein Zufall, dass sich die Zahl der Melanome seit 1972 verdreifacht hat und die Zahl der Anwender von Sonnenschutzmitteln um das 18-Fache gestiegen ist.

Vor 100 Jahren waren die Menschen viel öfter der Sonne ausgesetzt. Heute halten sie sich viel häufiger in Gebäuden auf. Warum also hat die Zahl der Hautkrebsfälle zugenommen? In der Regel schützt vernünftiges Sonnenbaden die Haut vor Hautkrebs. Das ist nicht verwunderlich, da »Vitamin« D_3 krebshemmend wirkt. D_3 und Vitamin E veranlassen Krebszellen, die »unangreifbar« und daher gefährlich sind, sich selbst abzutöten. Diesen Vorgang nennt man Apoptose.

Vernünftiges Sonnenbaden senkt das Melanomrisiko um etwa 15 Prozent und 5000 I.U. »Vitamin« D_3 (eingenommen oder in der Haut gebildet) verringern das Krebsrisiko um etwa 40 Prozent. Es ist kein Zufall, dass die Krebsrate in nördlichen Breiten wie Skandinavien viel höher ist als in sonnigen Regionen.

Wie bereits erwähnt, überwiegen die Vorteile des Sonnenbadens seine Risiken. Regelmäßiges, moderates Sonnenbaden senkt das Risiko für (bösartige) Melanome, die in Europa und Nordamerika häufiger vorkommen, was darauf schließen lässt, dass vernünftige Sonnenbäder das Risiko nicht vergrößern. Im Gegenteil: Auf jeden Sterbefall durch Melanome, die durch zu viel UV-B-Strahlung verursacht wurden, kommen mehr als 200 Todesfälle durch Krebs, der mit einem Mangel an UV-B-Strahlen zusammenhängt.

Ist Sonnenlicht nicht gefährlich?

Ein Sonnenbrand ist in der Tat gefährlich und erhöht das Melanomrisiko. Andere Hautkrebsarten (Karzinome), die durch Sonnenstrahlen hervorgerufen wurden, lassen sich leicht behandeln, wenn sie in einem frühen Stadium entdeckt werden.

Das alles bedeutet jedoch nicht, dass Sie lange Sonnenbäder nehmen sollen! Sie können ebenso viele unerwünschte Folgen haben wie zu viel Sport.

Zu viel Sonnenlicht kann Falten, weißen Hautkrebs und Melanome verursachen. Im Gegensatz zum UV-A-Licht (85 Prozent Anteil) ist UV-B-Licht (15 Prozent Anteil) für die Hautbräunung und im Übermaß für Falten und Tumoren verantwortlich. UV-B-Strahlung bildet 10 000 I.U. »Vitamin« D_3 je Sonnenbad, sofern genügend Cholesterin vorhanden ist und Sie keinen Sonnenschutz mit einem Schutzfaktor über 8 verwenden. Wenn Sie kaum in die Sonne gehen oder wenn sie zu selten scheint, ist eine Supplementierung notwendig:

- Bis 1 Jahr alt: 400 bis 1000 I.U. (Sicherheitslimit: 2000 I.U.)
- 1 bis 12 Jahre alt: 1000 bis 2000 I.U. (Sicherheitslimit: 5000 I.U.)
- Ab 13 Jahren: 1500 bis 2000 I.U. (Sicherheitslimit: 10 000 I.U.)

Gleichzeitig müssen Sie immer Vitamin K_2 in der korrekten Menge einnehmen, um Kalziumablagerungen in den Arterienwänden und weichen Geweben vorzubeugen.

Der Zusammenhang zwischen Sonnenlicht und Hautkrebs wird kontrovers diskutiert. Ich zitiere nachfolgend einen Ausschnitt aus dem Artikel »Was die Menschen am Sonnenlicht nicht verstehen« in der französischen Zeitschrift *Sante Nature Innovation*. Der Artikel enthält einen Abschnitt mit dem Titel »Das wahre Risiko, an Hautkrebs zu sterben«, in dem der Autor Jean-Marc Dupuis schreibt (da der Abschnitt inhaltlich so relevant ist, zitiere ich ihn komplett):

»Über Hautkrebs wird viel geredet, weil er seit 1945 häufiger vorkommt. Die Zahl der Hautkrebsfälle hat sich seit diesem Jahr sogar verdoppelt. Das klingt erschreckend. Doch tatsächlich starben im Jahr 2012 in Frankreich nur 1672 Menschen an Hautkrebs – in einem Land mit 60 Millionen Einwohnern.[31] Diese Zahl mag Ihnen hoch vorkommen; doch was ist mit den 150 000 Todesfällen, die auf andere Krebsarten zurückgehen? Und was ist mit den 130 000 Herztoten?

Warum ist dieser Vergleich so wichtig? Auf den ersten Blick haben die Zahlen nichts gemeinsam. Aber Sonnenlicht ist sehr wichtig, um das Risiko für Herz- und Gefäßkrankheiten zu senken und anderen Krebsarten vorzubeugen. Wir werden in diesem Buch noch auf dieses Thema zurückkommen; doch ich möchte schon hier ein Beispiel nennen.

Wir wissen, dass Stress, sitzende Lebensweise, Übergewicht, Alkohol und Tabak die Hauptursachen für Herz- und Gefäßkrankheiten und Krebs sind. Daher gilt:

- Wenn Sie Angst vor Krebs haben,
- wenn Sie aus Angst vor Krebs keinen Sport im Freien treiben,
- wenn Sie meist zu Hause sind, sich ungesund ernähren, zu viel Alkohol trinken oder rauchen, während Sie darauf warten, das Haus zu verlassen, sobald die Sonne nicht mehr so stark ist, …

… dann haben Sie eine sehr schlechte Wahl getroffen!

Es ist viel wichtiger, das Risiko für Herz- und Gefäßkrankheiten und andere Krebsarten zu senken, als sich ganz auf die Hautkrebsprävention zu konzentrieren.

Die meisten ›Hauttumore‹ sind nicht gefährlich

Wie alle Krebsarten müssen wir auch den Hautkrebs sehr ernst nehmen. Das bedeutet, dass Sie zum Arzt gehen sollten, wenn Sie auf Ihrer Haut einen seltsamen Fleck oder Punkt sehen, vor allem eine Wunde, die nicht heilt, oder hartnäckige Flecke oder Krusten, deren Erscheinungsbild sich ändert. Unter den 80 000 bis 90 000 Fällen von Hautkrebs, die jedes Jahr in Frankreich diagnostiziert werden, sind jedoch 85 Prozent Karzinome, nicht Melanome. Diese Unterscheidung ist enorm wichtig, weil Karzinome heilbar sind. Die meisten von ihnen sind nicht gefährlich. Man nennt sie Basalzellenkarzinome.

Basalzellenkarzinome

80 Prozent der Karzinome, die sogenannten Basalzellenkarzinome, sind nicht tödlich. Dieser Karzinomtyp entwickelt sich meist auf einer Hautpartie, die der Sonne ausgesetzt war, zum Beispiel auf der Nase, den Augenlidern oder dem Hals. In der Regel treten sie bei Menschen auf, die über 75 sind. Das erste Symptom ist häufig ein kleiner, kuppelförmiger roter, rosafarbener oder perlweißer Fleck, der sich langsam vergrößert und nie Metastasen bildet. Er ist nicht tödlich, doch wenn man ihn nicht behandelt, wächst er weiter und kann benachbarte Körperteile schädigen. Beispielsweise kann ein Basalzellenkarzinom im Gesicht die Nase oder ein Ohr zerfressen. Deshalb sollten

Sie jede verdächtige Hautläsion einem Arzt zeigen. Das französische nationale Krebsinstitut schreibt auf seiner Website: ›Eine der Therapien bei dieser
Erkrankung ist die operative Entfernung der Basalzellenkarzinome‹, weil ›sie
sich langsam weiterentwickeln und keine Metastasen bilden‹.[32]

Meiner Meinung nach ist diese Aussage übertrieben; vielleicht soll sie einige Operateure zufriedenstellen. Der Krebsspezialist Henri Joyeux, der dazu befragt wurde, erklärte hingegen: ›Die ideale Behandlung ist eine Kon-
taktstrahlentherapie, begleitet von einer bis drei Elektrotherapien, die keine
Narben zurücklassen.‹ In den meisten Fällen ist die Behandlung in einer
Arztpraxis oder in einer Klinik unter einer Lokalanästhesie durchführbar, die
Schmerzen und unangenehme Gefühle minimiert.

Wie gesagt, machen diese Karzinome 80 Prozent aller Fälle aus. Die restlichen 20 Prozent sind aggressiver und werden Stachelzellenkarzinome genannt.

Stachelzellenkarzinome
20 Prozent der Karzinome sind Stachelzellenkarzinome. Sie entwickeln sich
meist im Gesicht, vor allem an den Ohren oder Lippen. Aber auch alle anderen Teile der Haut können betroffen sein. In der Regel bildet sich zuerst eine
kleine Kruste oder ein schuppender Hautfleck mit einer rosafarbenen oder
roten Basis. Daraus kann ein Tumor werden, der mitunter wie ein Leberfleck
aussieht.

Ein Stachelzellenkarzinom kann eine eiternde Wunde (Geschwür) verursachen oder manchmal bluten. Man muss es behandeln, bevor es sich ins Un-
terhautgewebe ausbreitet und den Patienten entstellt. Doch es besteht kein
Grund zur Panik. Das Nationale Krebsinstitut erklärt dazu: ›Stachelzellenkarzinome sind am seltensten und können metastasieren. Sie lassen sich jedoch meist leicht behandeln, wenn sie früh entdeckt werden. Dann werden
sie operativ entfernt.‹[33]

Henri Joyeux schließt sich dieser Meinung an: ›Eine nicht aggressive und
gezielte Strahlentherapie kann diese Erkrankung heilen, ohne Narben zu-
rückzulassen. Der betroffene Teil der Haut bleibt nur leicht entfärbt.‹

Konsultieren Sie einen Arzt, wenn Sie an Ihrer Haut etwas Seltsames entdecken. Stachelzellen- und Basalzellenkarzinome werden beide unter einer
einfachen Lokalanästhesie operiert, ohne anhaltende Schmerzen. Sie sterben

also nicht an Karzinomen, sofern Sie auf Ihre Symptome achten. Der dritte Hautkrebstyp ist der seltenste und schlimmste.

Melanome

Melanome sind bösartige Tumoren der Pigmentzellen (Melanozyten) der Haut. Die Pigmentzellen bilden hautschützende dunkle Farbstoffe. Der Begriff Melanozyt ist von den griechischen Worten *melos* (dunkel) und *kytos* (Zelle) abgeleitet.

Ein Melanom tritt meist auf einer gesunden Hautpartie auf und entwickelt sich in 15 bis 20 Prozent aller Fälle allmählich von einem Punkt zu einem kleinen, verfärbten Fleck. In Frankreich gibt es jährlich 11 000 Fälle von Melanomen. Die meisten werden früh entdeckt und lassen sich daher leicht unter Lokalanästhesie mit einem chirurgischen Eingriff heilen. Manche Melanome (etwa 15 Prozent) werden jedoch zu spät entdeckt und bilden Metastasen, die man mit Chemotherapie nicht behandeln kann. Sie können zum Tod des Patienten führen.

Welche Rolle spielt die Sonnenstrahlung beim Melanom?

Wie bei jeder ernsten Krankheit tragen mehrere Faktoren, die unter anderem das Immunsystem schwächen, zur Entstehung von Melanomen bei: Nahrung, Toxine, Stress, schlechter Schlaf und so weiter. Auch die Umwelt spielt eine Rolle. Es besteht kein Zweifel daran, dass Sonnenlicht Melanome verursachen kann, vor allem bei Kindern, die längere Zeit der Sonne ausgesetzt werden, ohne dass ihre Haut genügend Zeit hat, sich daran zu gewöhnen.

Im Jahr 2004 veröffentlichte die medizinische Zeitschrift *Lancet* dazu eine wichtige Information, die die Medien und die Gesundheitsexperten jedoch nie veröffentlichten – vielleicht weil sie dagegen Bedenken hatten. Diese Information lautet: Im Gegensatz zu Karzinomen kommen Melanome bei Menschen, die regelmäßig in die Sonne gehen, *seltener* vor.[34]

Diese Information ist sehr wichtig. Deshalb möchte ich wiederholen: Ja, Sonnenstrahlen verursachen Melanome, wenn Sie *zu lange* Sonnenbäder nehmen und *nicht daran gewöhnt* sind.

Regelmäßige und *moderate* Sonnenbäder *verringern das Melanomrisiko*. Menschen, die in Gebäuden arbeiten, erkranken häufiger an Melanomen als diejenigen, die im Freien arbeiten.[35] Mehr noch: Melanome treten nicht unbedingt auf Hautpartien auf, die der Sonne ausgesetzt sind. Das *British Medical Journal* bestätigte diesen Befund und erklärte, Sonnenstrahlen, die unbestreitbar Karzinome verursachen können, seien keine Hauptursache für Melanome.[36]

Sonnenlicht kann das Sterberisiko halbieren
Mehr als 200 epidemiologische Studien bestätigen den Zusammenhang zwischen Vitamin-D-Mangel und dem Krebsrisiko. Nach einer Studie, die William Grant leitete, ein führender Experte für Vitamin D, ließen sich 30 Prozent der Krebstodesfälle durch eine höhere Vitamin-D-Zufuhr verhindern. Das bedeutet, dass wir jedes Jahr weltweit zwei Millionen Leben retten könnten.[37]

Cédric Garland vom Fachbereich Medizin der University of California in San Diego, seit 30 Jahren Experte für Vitamin D₃, ist der Meinung, dass sich jedes Jahr 600 000 Fälle von Brust- und Dickdarmkrebs durch eine höhere Zufuhr von Vitamin D_3 verhindern ließen.

Eine optimale Vitamin-D-Aufnahme trägt dazu bei, 16 Krebsarten vorzubeugen, darunter Pankreas- und Lungenkrebs, die gefährlichsten Formen dieser Krankheit. Eine große randomisierte und placebokontrollierte Studie belegt, dass Vitamin D zusammen mit Kalzium das allgemeine Krebsrisiko bei Frauen nach den Wechseljahren um bis zu 60 Prozent senken kann.[38] Nach einer Studie des *American Journal of Epidemiology* ist das Risiko hellhäutiger Frauen, die regelmäßig in die Sonne gehen, an invasivem Brustkrebs (also ein Krebs, der sich über die Brust hinaus ausbreitet) zu erkranken, reduziert.[39]

Wie Sie wissen, ist Sonnenlicht die beste Vitamin-D-Quelle. Durch Sonnenbestrahlung auf zwei Dritteln der Hautfläche können Sie gefahrlos 20 000 I.U. Vitamin D täglich bilden, zum Beispiel wenn Sie dreimal in der Woche jeweils 20 Minuten in der Sonne sind. Nun ist 20 000 eine sehr hohe Zahl – 100-mal mehr als die 600 I.U., die europäische Gesundheitsbehörden empfehlen. Dennoch besteht keine Gefahr einer Überdosierung, da der Körper die Vitamin-D-Produktion durch Sonnenlicht auf natürliche Weise reguliert. So kann sie nicht gefährlich werden.

Außerdem haben Forscher vor Kurzem einen weiteren Vorteil des Sonnenlichts entdeckt: Es steigert den Stickstoffmonoxidgehalt des Blutes. Dadurch sinkt der Blutdruck. Auch Richard Weller, ein Dermatologe, der die Wirkung des Sonnenlichts auf unsere Gesundheit untersucht hat, ist der Meinung, dass es eine wirksame Therapie gegen Bluthochdruck darstellt.[40] Sie können allerdings nicht davon profitieren, wenn Sie sich von oben bis unten mit Sonnenschutzmittel einreiben. Der Körper braucht höchstens 20 Minuten Sonnenlicht, wenn die Sonne am Himmel im Zenit steht. Um die Haut darauf vorzubereiten, können Sie Astaxanthin einnehmen, ein schützendes Antioxidans, das aus Algen gewonnen wird. Wenn Sie Sonnenbrand bekommen, sollten Sie die Haut mit Aloe-vera-Salbe einreiben.

Doch vor allem dürfen Sie die wundervollen sonnigen Tage genießen, die vor Ihnen liegen, und Vitamin D und Stickstoffmonoxid tanken. Übrigens wirkt Sonnenlicht auch gegen Schmerzen, wenngleich wir noch nicht wissen, warum.[41] Und wir fühlen uns wohler in der Sonne.«[42]

Diesen vorzüglichen Erläuterungen des Herausgebers von *Lettre Santé Nature Innovation* möchte ich noch eine kleine Anmerkung hinzufügen. Wenn wir 60 Prozent des Körpers der Sonne aussetzen, um die »Vitamin«-D$_3$-Produktion zu erhöhen, dürfen wir den Kopf, das Gesicht, den Hals und die Handrücken mit einer guten Sonnencreme einreiben und einen Hut tragen, der uns vor UV-A-Strahlen schützt. Dann entstehen keine Falten auf diesen Hautpartien, die am stärksten zu vorzeitiger Alterung neigen.

So harmonisieren Sie Ihren Hormonhaushalt auf natürliche Weise

Wie bereits erwähnt, sind Hormone chemische Botenstoffe, die unsere Gesundheit steuern. Jedes Ungleichgewicht löst bestimmte Symptome aus, die ein Facharzt identifizieren und behandeln kann. Aber wir können unsere Hormone auch auf natürliche Weise ausbalancieren.

1. Schritt: Ersetzen Sie Kohlenhydrate durch gesundes Fett

Eine der besten Methoden, das natürliche Hormongleichgewicht zu bewahren, besteht darin, industriell verarbeitete Nahrungsmittel zu meiden, vor allem solche, die Zucker, gentechnisch veränderte Zutaten, Transfette, Salz und chemische Zusätze enthalten. Sie können die Hormonspiegel senken und den Östrogenspiegel verändern. Das ist die Hauptursache der Symptome, die bei Männern und Frauen auftreten, wie zum Beispiel Beschwerden in den Wechseljahren und sexuelle Störungen.

Eine Kost, die reich an biologisch produzierten, industriell nicht verarbeiteten Nahrungsmitteln mit Proteinen und gesundem Fett ist, trägt zum Hormongleichgewicht bei, wenn wir älter werden. Das gilt besonders dann, wenn wir uns ausreichend bewegen. Wichtig ist vor allem eine Mischung aus kurz-, mittel-, und langkettigen Fettsäuren. Die verschiedenen Fettarten sind unerlässlich für die Hormonproduktion. Auch gesättigtes Fett und Cholesterin gehören dazu, denn sie wirken entzündungshemmend, kurbeln den Stoffwechsel an und fördern die Gewichtsabnahme. Diese gesunden Fette haben die gegenteilige Wirkung wie raffinierte Kohlenhydrate.

Die drei Hauptquellen für entzündungshemmende und gesunde Fette sind Avocados, Kokosöl und wilder Lachs. Kokosöl hat eine antibakterielle Wirkung und trägt zum Fettabbau bei. Avocados fördern die Gesundheit des Herzens, lindern Entzündungen, zügeln den Appetit und enthalten zudem Ballaststoffe und Mineralien wie Kalium. Lachs ist eine der besten Quellen für Omega-3-Fettsäuren, die Entzündungen hemmen und die kognitiven Funktionen verbessern. Omega-3-Fettsäuren sind unentbehrliche Bestandteile der Zellmembranen im Gehirn. Wissenschaftliche Studien belegen, dass sie den Verlust von Neuronen im Hippocampus und entzündliche Reaktionen hemmen. Meiden Sie Öle, die viele Omega-6-Fettsäuren enthalten (Sonnenblumen-, Erdnuss-, Mais- und Sojaöl) und essen Sie Produkte, die reich an Omega-3-Fettsäuren sind (Fisch, Leinsamen, Chiasamen, Nüsse und Fleisch von freilebenden Tieren). Eine Omega-6-Fettsäure ist allerdings nützlich: die Gamma-Linolensäure (GLA), die Sie in Kapseln einnehmen können und die auch in Nachtkerzenöl und Hanfsamen enthalten ist. Studien zeigen, dass GLA-Supplemente für einen gesunden Progesteronspiegel sorgen.

2. Schritt: Heilpflanzen

Es gibt Heilpflanzen, die das hormonelle Gleichgewicht fördern und den Körper vor vielen Krankheiten schützen – auch vor jenen, deren Ursache starker Stress ist. In diesem Buch weise ich immer wieder auf sie hin. An dieser Stelle wollen wir uns modulierende Pflanzen ansehen, zum Beispiel Winterkirsche (*Withania somnifera*), Heilpilze, Rosenwurz (*Rhodioloa rosea*) und Königsbasilikum (*Ocimum tenuiflorum*). Sie alle modulieren das Immunsystem und helfen bei der Stressbewältigung. Und sie haben noch mehr positive Wirkungen:

- Sie verbessern die Schilddrüsenfunktion.
- Sie senken den Cholesterinspiegel.

- Sie lindern Angst, Traurigkeit und Antriebslosigkeit (Depression).
- Sie hemmen den Alterungsprozess und die Degeneration der Gehirnzellen.
- Sie stabilisieren den Zucker- und Insulinspiegel.
- Sie modulieren die Funktionen der Nebennieren.

Die Winterkirsche ist sehr wirksam, wenn die Hormonspiegel harmonisiert werden müssen, und unterstützt vor allem die Schilddrüse, weil sie freie Radikale bekämpft, die Zellschäden verursachen.

Wenn wir unter großem körperlichem oder seelischem Stress stehen, sind die Nebennieren manchmal überlastet, was zu einer Störung einiger Hormonspiegel führt, zum Beispiel des Adrenalin-, Progesteron- und Cortisolspiegels.

Winterkirsche hat zahlreiche Vorzüge und sollte genauer studiert werden. Man kann damit eine Schilddrüsenunterfunktion oder eine Schilddrüsenüberfunktion lindern und erschöpfte Nebennieren stärken. Das Königsbasilikum, auch unter dem Namen Tulsi bekannt, trägt zur Regulierung des Cortisolspiegels bei und ist eine natürliche Arznei gegen Angst und psychischen Stress.

Studien belegen, dass Königsbasilikum die Organe und ihr Gewebe vor Umweltgiften und Schwermetallen schützen kann.

3. Schritt: Nahrungsergänzungsmittel

Eine gute Supplementierung ist ebenfalls wichtig. Wir müssen Nährstoffmängel ausgleichen, die zu einem hormonellen Ungleichgewicht führen. Neben den Supplementen, die ich in diesem Buch immer wieder erwähne, empfehle ich Ihnen einige weitere:

Probiotika können helfen, die Darmschleimhaut zu heilen und das Hormonsystem ins Gleichgewicht zu bringen. Millionen Menschen leiden an einer krankhaft durchlässigen Darmwand (»Leaky-Gut-Syndrom«). Sie kann nach neuesten Studien die Ursache für Nahrungsmittelallergien, Energiemangel, Gelenkschmerzen, Schilddrüsenerkrankungen, Autoimmunkrankheiten, einen langsamen Stoffwechsel und Gewichtszunahme sein. Wenn Teile der Nahrung nicht richtig verdaut werden, können schädliche Substanzen durch die Darmwand in den Blutkreislauf gelangen. Die Folge sind Entzündungen, vor allem der Schilddrüse und anderer Drüsen. Den meisten Patienten fehlen Probiotika – gesunde Bakterien, die die Produktion wichtiger Hormone wie Insulin, Ghrelin und Leptin verbessern und steuern.

Vitamin D wirkt im Körper wie ein Hormon und ist wichtig, um Entzündungen zu hemmen. Deshalb leiden viele Menschen, die in dunklen Regionen der Welt leben, an saisonaler Depression und anderen Problemen, es sei denn, sie nehmen Vitamin-D-Tabletten ein. Sonnenlicht ist die beste Methode, den Vitamin-D-Spiegel zu optimieren. Die meisten Menschen sollten im Winter und an Tagen ohne Sonnenschein etwa 2000 bis 5000 I.U. täglich einnehmen, wenn sie in dunklen Regionen leben.

Nachtkerzenöl enthält Omega-6-Fettsäuren wie Gamma-Linolensäure und Linolsäure und kann Menstruationsbeschwerden lindern.

4. Schritt: Schlaf

Eine der schlechtesten Gewohnheiten, die zu hormonellen Störungen beitragen, ist Schlafmangel oder ein unnatürlicher Schlaf-Wach-Rhythmus. Mehrere Studien zu diesem Thema belegen, dass der Stoffwechsel aus dem Ruder geraten kann, wenn man mehr oder weniger als sieben bis acht Stunden täglich schläft. Die Hormone richten sich nämlich nach einem »Stundenplan«. Cortisol, das wichtigste Stresshormon, erreicht beispielsweise seinen niedrigsten Blutspiegel gegen Mitternacht. Ein Artikel im *Indian Journal of Endocrinology and Metabolism* bestätigt: »Stress kann die Blutspiegel vieler Hormone verändern, unter anderem der Glukokortikoide, der Katecholamine, des Wachstumshormons und des Prolaktins.« Schlaf hilft, Stresshormone auszubalancieren und den Energiepegel zu stabilisieren.

Zu viel Stress, verbunden mit häufigem Schlafmangel, führt zu einem hohen Cortisolspiegel am Morgen. Er schwächt das Immunsystem, stört die Konzentration bei der Arbeit und macht anfällig für Angst, Gewichtszunahme und Depression.

Deshalb können sich Menschen, die spät zu Bett gehen, nie wirklich von dem Stress erholen, dem sie jeden Tag ausgesetzt sind. Schlafmangel und chronischer Stress sind zwei der wichtigsten Faktoren, die zu einem hohen Cortisolspiegel beitragen. Um das hormonelle Gleichgewicht wiederherzustellen, sollten Sie versuchen, um 22 Uhr schlafen zu gehen und ausreichend zu schlafen.

5. Schritt: Vorsicht vor Medikamenten

Leider wird den meisten Menschen, die an Hormonstörungen leiden, eine Therapie mit chemischen und synthetischen Substanzen angeboten. Dadurch bleiben sie häufig bis ans Ende ihres Lebens von diesen Mitteln abhängig und glauben, es gebe keine Alternative. Doch diese Medikamente können zwar Symptome maskieren, aber die Krankheit nicht heilen. Das bedeutet, dass immer mehr Organfunktionen gestört werden, während die Krankheit fortschreitet. Dadurch steigt das Risiko für schwere Nebenwirkungen, zum Beispiel für Schlaganfälle, Osteoporose, Angstzustände, Unfruchtbarkeit und Krebs. Die Schulmedizin beseitigt hormonelle Störungen unter anderem mit synthetischen Hormonen, der Antibabypille und Medikamenten für die Schilddrüse. Aber es gibt auch natürliche Methoden, um das Hormonsystem ins Gleichgewicht zu bringen.

Kennen Sie die Nebenwirkungen Ihrer Medikamente? Manche können das hormonelle Gleichgewicht stören und zu Müdigkeit, Veränderungen des Appetits, Schlafstörungen, geringer Libido, Traurigkeit und Depression führen. Kortikosteroide, Statine, Dopaminantagonisten und Medikamente gegen Akne sind einige dieser Arzneimittel, die das Hormongleichgewicht stören können. Sprechen Sie mit Ihrem Arzt über die Nebenwirkungen und suchen Sie nach natürlichen Alternativen, wann immer es möglich ist.

5. Reduktion von Schwermetallen und anderen Toxinen

Schwermetalle und andere Umweltgifte werden zu einer immer größeren Gefahr für unsere Gesundheit und sogar für unser Leben. Das gilt vor allem für Blei, Quecksilber, Arsen, Kadmium und Aluminium.

Die Erde hat sich in den letzten 50 Jahren erheblich verändert. Heutzutage sind Toxine allgegenwärtig. Selbst wenn wir uns um eine saubere Lebensweise bemühen, ist unser Körper mit Hunderten toxischer Chemikalien belastet, die in fast jedem Haushalt vorhanden sind. Denken Sie zum Beispiel an Fluorid, das in Zahncreme in hohen Dosen enthalten ist. Es führt zu Schilddrüsenunterfunktion (weil es Jod blockiert), verminderter Intelligenz, endokrinen Störungen, ADHS, chronischer Müdigkeit, Arthritis, Knochenkrebs, Magen-Darm-Krankheiten und neuromuskulären Störungen.

Die Nieren beseitigen nur die Hälfte dieses Giftes. Die andere Hälfte sammelt sich in den Knochen, Zähnen und Drüsen an, was zu Kalkablagerungen in den Arterien führt. Zahlreiche Toxine sind in flüchtigen organischen Verbindungen enthalten, von Kleiderfarben bis zum Formaldehyd in Kosmetika, von feuersicheren Sofas bis zu Pestiziden in Nahrungsmitteln.

Sogenannte langlebige organische Schadstoffe haben negative Auswirkungen. Sie können sich in allen Lebewesen, auch im Menschen, anreichern. Sie beeinträchtigen insbesondere die Fortpflanzungsorgane, das Immunsystem und die endokrinen Drüsen und gelten zudem als krebserregend. Außerdem können sie im Wasser, über die Luft oder durch Tiere verbreitet werden.

DDT (Dichlordiphenyltrichlorethan), einer dieser Schadstoffe, war das erste moderne Pestizid. Es wurde nach dem Zweiten Weltkrieg häufig gegen Stechmücken eingesetzt, weil diese Malaria und Typhus übertrugen. Obwohl DDT verboten wurde, ist es heute so weit verbreitet, dass es sich in allen lebenden Organismen auf der Welt wiederfindet.

Heute wird DDT ebenso für bestimmte Krebsarten verantwortlich gemacht wie die folgenden Chemikalien: die Dioxine in Nahrungsmitteln, die Phthalate in Kunststoffen, das Blei in Lippenstiften, die Perfluoroctansäure, die seit 1940 zum Beispiel bei der Herstellung von Teflon für Bratpfannen verwendet wurde (und ab 4. Juni 2020 in der EU nicht mehr produziert oder in Verkehr gebracht werden darf), das Vinyl in Duschvorhängen und als schmutzabweisende Teppichbeschichtung. Das Unkrautvernichtungsmittel Glyphosat ist ebenfalls krebserregend (mehr dazu später), ebenso Dibenzo-Furane, die hauptsächlich bei der Müllverbrennung entstehen, polychlorierte Biphenyle (PCB), deren Toxizität seit 1937 bekannt ist, und Bisphenol A (BPA), das in der EU seit 2018 als reproduktionstoxisch und endokrin schädigend eingestuft ist. Inzwischen ist bekannt, dass das Trinken aus Plastikflaschen ein Gesundheitsrisiko darstellen kann.

Die Verschmutzung unserer Umwelt durch Schwermetalle und Toxine wird also immer mehr zu einem medizinischen Problem. Warum? Weil Toxine oxidativen Stress auslösen, der an der Entwicklung der meisten oder gar aller chronischen (degenerativen) Krankheiten beteiligt ist. Wenn wir die Gefahren der Schwermetalle (Blei, Quecksilber, Arsen, Kadmium, Beryllium, Aluminium und andere) nicht erkennen und diskutieren, könnte die

Krankheits- und Sterberate erheblich steigen. Sehen wir uns einmal an, was uns und unsere Umwelt mit Schwermetallen und anderen Toxinen belastet:

- Kraftwerke: Quecksilber, Arsen, Antimon, Titan
- Autos: Mangan, Kadmium
- Diesel: Schwefel
- Schmelz- und Hüttenwerke: Blei, Arsen, Kupfer, Aluminium, Kobalt
- Landwirtschaft: Kupfer, Arsen, Aluminium
- Abwasser: Blei, Kadmium, Quecksilber, Arsen
- Impfstoffe: Quecksilber, Aluminium
- Zahnfüllungen aus Amalgam: Quecksilber
- Tinten: Blei, Quecksilber, Kadmium
- Insektizide: Arsen, Antimon, Kadmium, Titan
- Metallgeschirr: Aluminium, Kupfer
- Landwirtschaftliche Produkte: Farbstoffe, Benzoate (hauptsächlich Natriumbenzoat, E 211), Mononatriumglutamat (MSG, E 621) und Medikamente (die unter anderem Glutamat und Aspartat enthalten können)
- Kosmetika, Parfüms, Deodorants, Make-up, Haarfärbemittel, Hautcremes, Seifen und Repellents enthalten potenziell gefährliche Substanzen, die durch die Haut in die Organe gelangen, wo sie tödliche Krankheiten hervorrufen können. Nach einer Studie der britischen Kosmetikfirma Bionsen, die Deodorants ohne Aluminium verkauft, führt sich jede Frau täglich im Durchschnitt 515 Chemikalien zu.[43]

Alle diese Toxine sind heute in der Umwelt viel häufiger anzutreffen als vor vielen Jahren. Meist werden sie nur sehr langsam ausgeschieden, sodass sie dazu neigen, sich in unserem Körper anzusammeln. Doch die Ausscheidung lässt sich durch gesunde Ernährung und Bewegung beschleunigen. Es folgen einige Beispiele.

Blei

Soweit wir heute wissen, hat dieses Element keinerlei biologischen Nutzen. Es sammelt sich vor allem in den Knochen und im Gehirn an und kann Demenz, Schizophrenie und ADHS verursachen, wenn der Urin mehr als 1,6 µg/dl davon enthält.

Kadmium

Dieses Element hat ebenfalls keinen biologischen Wert. Man bringt es mit Herz- und Gefäßkrankheiten sowie mit Krankheiten der Nieren, der Prostata und der Lungen in Verbindung. Da Tabak Kadmium enthält, sind auch Raucher gefährdet. Batterien, Plastik, Tinten und manche Düngemittel enthalten ebenfalls Kadmium.

Quecksilber

Auch Quecksilber hat keinen biologischen Nutzen. Es ist unter anderem in Fischen enthalten, etwa in Thunfisch, Seebrassen, Kabeljau, Hai, Zackenbarsch, Aal und Wels. Es kann zudem durch die Haut in die Muskeln und ins Gehirn eindringen. Fortschreitende Schwäche, Koordinationsstörungen und psychische Krankheiten sind die Folge. Die besonders leicht resorbierbaren Methylquecksilberverbindungen sowie Blei und Nahrungsmittelzusätze (zum Beispiel Natriumbenzoat) können zudem bei Kindern ADHS hervorrufen.

Da die meisten Menschen Zahnfüllungen haben, die Amalgam enthalten, das hauptsächlich aus Quecksilber und Blei besteht, sind diese die Hauptursachen für Quecksilbervergiftungen. Quecksilber gefährdet die Gesundheit. Jedes Mal, wenn wir essen, trinken oder uns die Zähne putzen, setzt das Amalgam Quecksilberdampf frei, den die Zellmembranen rasch aufnehmen und durch die Blut-Hirn-Schranke ins Zentralnervensystem leiten. Das kann psychische, neurologische und immunologische Schäden hervorrufen. Deshalb sollten sie ihren Zahnarzt bitten, Amalgamfüllungen zu entfernen und durch Porzellan zu ersetzen.

Leider sind Aluminium und Quecksilber auch in vielen Impfstoffen enthalten, obwohl sie für das Nerven- und Immunsystem toxisch sind. Doch immer mehr Menschen wehren sich dagegen.

Aluminium

Aluminium ist das Metall, das (in gebundener Form) in der Erdkruste natürlicherweise am häufigsten vorkommt. Die wichtigste Kontaminationsquelle sind Metallgeschirr und Alufolien. Auch Impfstoffe enthalten Aluminium. In vielen Deodorants wird ebenfalls Aluminium eingesetzt, das durch die Haut in den Körper eindringen kann. Die Folgen sind heimtückisch – unter anderem Appetitlosigkeit (Kinder brauchen dann zu lange zum Essen, selbst bei kleinen Mengen) und Juckreiz, besonders an den Augen und an der Nase. Erwachsene klagen über Energiemangel und oft auch über Verdauungsstörungen.

Beryllium

Dieses sehr giftige Element ist seit fünfzig Jahren eine der größten Gefahren für unsere Gesundheit. Man verwendet es für phosphorhaltige Beschichtungen von Leuchtstoffröhren und Fernsehbildröhren sowie in Aluminiumlegierungen. Eingeatmeter Staub oder Rauch aus Berylliumsalzen verursacht Lungenkrankheiten (Berylliose) und schwer heilende Hautwunden.

Wie Sie Schwermetalle loswerden

Zum Glück gibt es mehrere Möglichkeiten, die genannten Metalle zu entfernen, sobald man sie aufgespürt hat. Einige chemische Kombinationstherapien machen diese Toxine löslich, sodass sie im Stuhl und im Urin ausgeschieden werden. Diese Methode, für die eine spezielle Überwachung notwendig ist, wird Chelat-Therapie genannt. Die dafür verwendeten Mittel heißen Chelatoren.

Neben *Lactobacillus rhamnosus*, einem probiotischen Milchsäurebakterium, das sich an Schwermetalle bindet und deren Resorption verhindert, gibt es etwa zehn weitere Chelatoren, die man therapeutisch nutzen kann. Die am häufigsten verwendeten Chelatoren sind:

- DMPS (Dimercaptopropansulfonsäure): wird vor allem verwendet, um Quecksilber, Arsen und Blei zu entfernen
- DMSA (Dimercaptobernsteinsäure): wird verwendet, um Blei, Arsen, Quecksilber und Aluminium zu chelatieren
- BAL (Dimercaprol): Chelatiert Arsen, Blei, Quecksilber und Gold
- EDTA (Ethylendiamintetraessigsäure): wird für die Chelation mehrerer Substanzen verwendet[44]
- ALA (Alpha-Liponsäure): Chelatiert Quecksilber und Arsen

- Deferoxamin: wird verwendet, um Eisen zu chelatieren
- D-Penicillamin: chelatiert Eisen und Kupfer (bei Morbus Wilson)

Folgende Substanzen helfen, den Körper vor Schwermetallen zu schützen, und einige von ihnen sind auch Chelatoren: Selen, Zink, Magnesium, Kalzium, Vitamin C, Alpha-Liponsäure, Haarlemer Öl, N-Acetylcystein (NAC), Methionin und Methylsulfonylmethan (Dimethylsulfon, MSM).

Ähnliche Wirkungen haben einige Pflanzen: Meerrettich, Desmodium, Artischocke, Löwenzahn, Goji-Beere, Grüntee, Knoblauchextrakt sowie alle roten Beeren, vor allem Heidelbeeren.

Heute enthalten unser Wasser und unsere Nahrung so viele Chemikalien, dass unsere Widerstandskraft gegen Krankheiten deutlich geringer ist als früher. Das verändert unseren Stoffwechsel und führt zu Enzym- und Nährstoffmangel, Hormonstörungen und Entzündungen der Arterien, die für 70 Prozent aller Todesfälle verantwortlich sind. Jeder Mensch ist genetisch und chemisch einzigartig, deshalb lösen unterschiedliche Belastungen mit Toxinen bei jedem von uns verschiedene Reaktionen aus. Wenn wir in Gebieten leben, die mit bestimmten Toxinen belastet sind, verursacht das tiefgreifende Veränderungen im Organismus.

Ein erheblicher Teil der Bevölkerung (in den USA sind es 25 Prozent) leidet an einer chronischen Schwermetallvergiftung. Das hat schwerwiegende Folgen für das Herz, die Blutgefäße, das Zentralnervensystem und das Immunsystem. Wir werden anfällig für chronische Infektionen, Autoimmunkrankheiten und Stoffwechselstörungen.

Das kalifornische Institute of Technology hat festgestellt, dass die Knochen der Menschen heute durchschnittlich tausendmal mehr Blei enthalten als vor 400 Jahren. Ein medizinischer Bericht des American College of Cardiology enthüllte im Jahr 1999, dass ein Herz, das an idiopathischer dilatativer Kardiomyopathie erkrankt ist, 20 000-mal mehr toxische Metalle enthält als ein gesundes Herz. Das Blut dieser Patienten enthält erheblich mehr Kobalt, Arsen und andere Schwermetalle, jedoch weniger Selen. Die toxischen Metalle stören den Stoffwechsel des Herzmuskels und der Mitochondrien.

Neben den Schwermetallen sind auch Phthalate wichtige von Menschen gemachte Xenoöstrogene (das griechische Wort *xenos* bedeutet »fremd«). Diese schädigen endokrine Drüsen und dadurch die Gesundheit von Männern,

Frauen und besonders von Kindern. Sie haben eine ähnliche Struktur wie die natürlichen Geschlechtshormone und stören daher die normalen Funktionen dieser Hormone. Zudem beeinträchtigen sie die Stimmungsregulierung, das Wachstum, den Stoffwechsel sowie Sexualität und Fortpflanzung.

Unter den hormonaktiven Substanzen sind die Phthalate die schädlichsten. Man verwendet sie, um Plastikbehältnisse geschmeidiger und haltbarer zu machen. Doch man findet sie beispielsweise auch in Shampoos, Duschgels und Aromastoffen. Wenn wir diese chemischen Weichmacher schlucken, einatmen oder im Körper resorbieren, binden sie sich an Östrogenrezeptoren und stören dadurch das Hormongleichgewicht.

Auch Glyphosat, der aktive Bestandteil eines der weltweit am häufigsten benutzten Herbizide, schadet der Gesundheit vieler Menschen. Anthony Samsel, einer der führenden Forscher auf diesem Gebiet, arbeitet mit Umweltschutzorganisationen, der US-Armee und der US-Küstenwache zusammen und ist Mitautor des Handbuchs *Chemical Hazard Response Information System (CHRIS)*. Darin wird nachgewiesen, dass Glyphosat (von Monsanto seit 1974 unter dem Namen Roundup hergestellt und verkauft) immer noch häufig in Lebensmitteln zu finden ist und Tumoren und Karzinome in mehreren Organen und Geweben hervorruft. Monsanto gab das 1981 nach Versuchen mit Laborratten selbst zu. Im Jahr 2015 räumte die WHO öffentlich ein, dass Glyphosat in Weizen, Zucker, Mais und Sojaprodukten »bei Menschen wahrscheinlich karzinogen wirkt, Klasse 2A«.[45] Doch trotz aller Kontroversen wird Roundup weiterhin als Herbizid, Pestizid und patentiertes Antibiotikum verwendet. Es wird dringend Zeit, dass es endlich weltweit verboten wird.

Heutzutage essen die Menschen immer mehr industriell verarbeitete Nahrungsmittel und nehmen immer größere Mengen von Chemikalien und Toxinen auf, einschließlich genetisch modifizierter Organismen (GMO) und Pestizide.[46] Sie können aber selbst einiges tun, um den Kontakt mit Glyphosat und anderen Toxinen zu verringern:

- Kaufen Sie Biogemüse und Biofrüchte.
- Essen Sie häufiger fermentierte Nahrungsmittel und genügend Ballaststoffe.
- Essen Sie Fisch, der wenig Quecksilber enthält, zum Beispiel Wildlachs, Sardinen, Sardellen, Heringe und Makrelen.

- Filtern Sie Ihr Trinkwasser und meiden Sie fluoridiertes Wasser.
- Verwenden Sie Behälter aus Keramik, Glas und rostfreiem Stahl.
- Meiden Sie Plastik.
- Spüren Sie alle Toxine zu Hause und am Arbeitsplatz auf.
- Reinigen Sie die Luft mit Filtern.
- Nehmen Sie ab, bis Sie Ihr Idealgewicht erreicht haben.
- Schwitzen Sie Toxine in der Sauna aus (türkische Bäder sind nicht zu empfehlen).
- Treiben Sie regelmäßig Sport.
- Nehmen Sie Probiotika und Enzyme ein.
- Nehmen Sie jeden Tag 35 Gramm Ballaststoffe zu sich.
- Entgiften Sie auch Ihren Geist durch Syntonic-Therapie, Meditation und Yoga.
- Nehmen Sie entzündungshemmende Nahrungsmittel und Supplemente zu sich.
- Verwenden Sie Biopflegeprodukte und meiden Sie Deodorants und Zahncremes, die Aluminium enthalten, sowie Produkte, auf deren Etikett »Duftstoff« oder »Aromastoff« steht (Phthalate).
- Nehmen Sie täglich 3 Gramm Omega-3-Fettsäuren zu sich.
- Nehmen Sie täglich 100 Milligramm Alpha-Liponsäure ein.
- Ziehen Sie eine Darmreinigung durch eine Colon-Hydrotherapie in Betracht.
- Denken Sie über ein tägliches Detox-Getränk (»Detox-Cocktail«) nach.
- Entfernen Sie alle Geräte aus Ihrem Schlafzimmer, die elektromagnetische Strahlen aussenden. Laden Sie beispielsweise Ihr Handy nicht im Schlafzimmer.
- Lassen Sie Zahnfüllungen aus Amalgam durch andere Füllstoffe ersetzen.

Papst Franziskus' Enzyklika

Wenn wir über Toxine und Schwermetalle reden, vor denen wir uns immer mehr hüten müssen, muss ich ein 184-seitiges Dokument erwähnen, dass Papst Franziskus am 18. Juni 2015 als Enzyklika veröffentlichte. Darin drängt er die Menschen, ihre Lebensweise, ihre Politik, ihre Landwirtschaft und ihre Wirtschaft zu ändern, um die Zerstörung der Umwelt zu beenden.

»Die Gewalt des von der Sünde verletzten menschlichen Herzens wird auch in den Krankheitssymptomen deutlich, die wir im Boden, im Wasser, in der Luft und in den Lebewesen bemerken«, schrieb der Papst. Er begrüßte die modernen technischen Fortschritte, kritisierte jedoch die fragwürdige Anwendung neuer Techniken und erklärte: »[...] das enorme technologische Wachstum ging nicht mit einer Entwicklung des Menschen in Verantwortlichkeit, Werten und Gewissen einher.«[47]

Es wird klar, dass der Papst genau versteht, welche Folgen gentechnisch veränderte Nahrungsmittel für die Umwelt und unsere Gesundheit haben. Das überraschte mich und viele andere Leute. Er behandelte das Thema nicht nur aus einem rein religiösen Blickwinkel, sondern ganzheitlich, auch aus einer ökologischen und ökonomischen Perspektive:

»Die Ausdehnung der Reichweite dieses Anbaus [gentechnisch veränderter Getreidesorten] zerstört das komplexe Netz der Ökosysteme, vermindert die Produktionsvielfalt und beeinträchtigt die Gegenwart und die Zukunft der jeweiligen regionalen Wirtschaft. In verschiedenen Ländern ist eine Tendenz zur Bildung von Oligopolen in der Produktion von Getreide und anderen für seinen Anbau notwendigen Produkten festzustellen.

[...] Es braucht Raum für Diskussion, wo alle, die auf irgendeine Weise direkt oder indirekt betroffen sein mögen (Landwirte, Konsumenten, Verantwortungsträger, Wissenschaftler, Saatgutproduzenten, Menschen in unmittelbarer Nachbarschaft von pestizidbehandelten Feldern und andere), ihre Schwierigkeiten zum Ausdruck bringen oder Zugang zu breiten und zuverlässigen Informationen haben können, um Entscheidungen im Hinblick auf das gegenwärtige und zukünftige Gemeinwohl zu treffen.«[48]

6. Genetik und Epigenetik

Bis zum Jahr 2003 lebten wir in einer Prä-Genom-Ära. Unser Wissen über die Gene half uns, Erbkrankheiten zu verstehen. Im Jahr 2003 wurde offiziell die Fertigstellung des Humangenomprojekts verkündet und wir erfuhren, dass das menschliche Genom 20 000 bis 25 000 aktive Gene umfasst. Gleichzeitig wurde eine neue medizinische Wissenschaft geboren: die Epigenetik. Diesen Begriff prägte – allerdings mit anderer Bedeutung – der britische Biologe Conrad H. Waddington schon 1942. Beide Ereignisse, die Entschlüsselung des menschlichen Genoms und der Beginn der Epigenetik, läuteten die Post-Genom-Ära ein und machten die bisherige Genetik und ihre wichtige Rolle für das Verständnis vieler Krankheiten in gewisser Weise zweitrangig.

Im selben Jahr wurde der genetische Determinismus, der den Träger eines »schlechten« Gens dazu verdammte, die Folgen seines unglückseligen Erbguts für immer zu tragen, von einer neuen, weniger fatalistischen Wissenschaft abgelöst. Diese ging davon aus, dass die Genexpression in Wirklichkeit von anderen Faktoren bestimmt wird – nicht von Veränderungen der zellulären DNS-Sequenz. Seit 2003 wissen wir, dass es nicht Veränderungen der Gene (der DNS) sind, die Gene veranlassen, sich anders zu verhalten und auszudrücken. Vielmehr spielen ganz andere Faktoren, zum Beispiel die Nahrung, Bewegung, Denksport und bestimmte Nahrungsergänzungsmittel, dabei die entscheidende Rolle.

Beispielsweise kann eine kohlenhydratreiche Mahlzeit den Insulinspiegel erhöhen und ein Gen »einschalten«, das eine chronische Krankheit auslöst und den Alterungsprozess beschleunigt. Andererseits kann eine Paläo-Kost ohne Zucker, Gluten und Kasein, aber mit bestimmten guten Nährstoffen, etwa Fischöl (das die Omega-3-Fettsäuren DHA und EPA enthält), dasselbe Gen »abschalten«, eine Krankheit »auflösen« und das Leben verlängern.

Nach der aktuell vorherrschenden Theorie können wir mit den richtigen Nährstoffen verhindern, dass ungünstige Gene aktiviert werden. Genau darum geht es in der neuen, der Post-Genom-Ära.

Sie können es einem Gen schwerer machen, sich auszudrücken, und Sie können es einem Tumor schwerer machen, zu wachsen und sich im Körper festzusetzen. Das gilt selbst, wenn Sie mit einem »falschen« Gen geboren wurden, zum Beispiel mit einem Gen, das Brustkrebs auslöst. Das kann gelingen, wenn Sie bestimmte Nahrungsmittel essen, etwa Kreuzblütler. Hierzu gehören Brokkoli, Weißkohl, Steckrüben, Blumenkohl und Rosenkohl, die viel Indol-3-Carbinol enthalten. Davon brauchen Sie zweimal in der Woche jeweils 200 Milligramm.

Dank der Epigenetik wissen wir seit 2003, dass die Gene unser Schicksal nicht endgültig bestimmen. Zwar stecken die Gene eine Patrone ins Lager, aber es ist die Lebensweise, die abdrückt.

Nehmen wir an, Zwillinge, die den gleichen genetischen Code haben, leben an verschiedenen Orten: der eine auf dem Land, der andere in einer Großstadt. Der Erste isst weniger Eiweiß, weniger industriell Verarbeitetes und mehr Obst und Gemüse der Saison. Sein Leben ist ruhiger und er hält sich oft in der Natur und am Meeresufer auf. Der Zweite hat einen anstrengenderen Beruf und ein hektisches Leben. Er isst zu viele schlechte Kohlenhydrate und industriell verarbeitete Nahrungsmittel sowie zu wenig Obst und Gemüse. Der Zwilling, der auf dem Land lebt, ist sehr gesund. Der Zwilling, der in der Großstadt lebt, ist fettleibig und leidet an Bluthochdruck und Angstzuständen. Obwohl beide den gleichen genetischen Code haben, also die gleichen Gesundheitsprobleme haben könnten, unterscheiden sie sich sehr – sowohl körperlich als auch hinsichtlich ihres Verhaltens.

Mit anderen Worten: Eine gesunde Lebens- und Ernährungsweise kann uns helfen, eine ungünstige Genexpression und damit bestimmte Krankheiten zu verhindern. Es gibt keine guten oder schlechten Gene, nur eine gute oder schlechte Lebensweise. Wir alle haben die Wahl.

Telomere

Wenn wir die Länge der Telomere im Speichel messen, können wir unser genetisches Erbe aktiv modulieren und unser Wissen im täglichen Leben anwenden. Die meisten Gene greifen durch Gen-Umwelt-Interaktionen in unseren Alltag ein. Das geschieht jedes Mal, wenn wir essen, trinken, ein Medikament einnehmen, Sport treiben, gestresst oder müde sind oder auch, wenn wir uns verlieben. Die Genetik der Interaktion – die »neue Genetik« – untersucht diese Zusammenhänge zwischen den Genen und der Lebensweise.

Welche Folgen haben nun unsere Entscheidungen auf die verschiedenen Gen-Umwelt-Interaktionen? Wir können die Struktur unserer Gene ändern und ihre Expression modifizieren, indem wir Obstsaft, Kaffee oder Wein trinken, indem wir Sport treiben und so weiter.

Die neue Genetik, also die Genetik der Interaktionen – Nutrigenetik, Pharmakogenetik, Dermagenetik, Immunogenetik, Toxikogenetik, Ökogenetik und Psychogenetik –, kann uns helfen, gesünder zu werden, indem sie den Zusammenhang zwischen den Genen und der Lebensweise studiert. Die Anti-Aging-Therapie schließt auch die Therapie mit dem Enzym Telomerase ein. Wenn wir dieses einnehmen, können wir eine Verkürzung unserer Telomere verhindern und dadurch Alterungsprozesse verzögern. Außerdem nutzen wir die Stammzellentherapie, die Neuromedizin, die Nano-/Telemedizin, die Biorobotik und die rekombinante Gentechnik. Immer mehr Studien lassen darauf schließen, dass wir den Alterungsprozess aufhalten können, wenn wir die Produktion von Telomerase ankurbeln. Gesunde Ernährung und bestimmte Nahrungsergänzungsmittel können die Telomerase-Produktion positiv beeinflussen, sodass wir langsamer altern.

7. Körperliche Bewegung

Wir alle wissen, wie wichtig Bewegung ist. Sie verbessert die Lebensqualität erheblich: Einige Studien belegen, dass sie die Knochen und das Immunsystem stärkt und das Leben um sechs bis sieben Jahre verlängern kann. Ein maßgeschneidertes Trainingsprogramm hilft dem Organismus, heimtückische chronische Entzündungen zu bekämpfen und sich zu regenerieren.

Über Tausende von Jahren waren die Menschen gezwungen, körperlich aktiv zu sein. Sie suchten Nahrung, jagten, raubten, bauten einen Unterschlupf oder flohen vor (anderen) Raubtieren. Heute lassen wir Maschinen für uns arbeiten. Wir müssen nicht mehr gehen, wir können mit dem Auto fahren oder den Bus, die Straßenbahn, den Zug oder ein Flugzeug benutzen. Zu Hause haben wir eine Waschmaschine und einen Geschirrspüler. Wir müssen kein Brennholz mehr sammeln und auf dem Rücken tragen, um warm zu bleiben – wir brauchen nur einen Schalter zu betätigen. Unser Körper muss nicht mehr viel Wärme erzeugen, um sich niedrigen Temperaturen anzupassen. Statt viele Treppen nach oben zu steigen, nehmen wir den Aufzug. Körperliche Anstrengung ist also unnötig geworden. Doch Inaktivität hat ihren Preis.

Körperliche Bewegung und das Herz

Es gibt eine innere Welt und eine äußere Welt, eine Welt des Bewusstseins und eine Welt des Raumes und der Zeit. Unser Körper ist der Schnittpunkt beider Welten. Darum dürfen wir keine von beiden missachten. Deshalb sind körperliche Bewegung und die körperliche Verfassung so wichtig.

Sport kann unser Leben um sechs bis sieben Jahre verlängern und unsere Lebensqualität in vielerlei Hinsicht verbessern. Außerdem gibt es Beweise dafür, dass intensives Training dem Körper hilft, sich selbst zu regenerieren. Heutzutage sind bei 17 Prozent der jungen Menschen ein oder mehrere Herzkranzgefäße zur Hälfte verstopft – weil wir heute mehr sitzen und mehr raffinierte Kohlenhydrate essen. In den USA sterben jedes Jahr mehr als 5000 junge Menschen an einem Herzinfarkt, und Gefäßkrankheiten sind heute ein Thema in der Pädiatrie.

Die Muskeln sind ein guter Gradmesser für den allgemeinen Gesundheitszustand. Wir sollten körperliche Aktivität aber nicht nur als Methode betrachten, das Leben zu verlängern, sondern auch als eine Therapie, die die Jugend verlängert. Vier Arten von Sport oder Bewegung sind empfehlenswert, um Herzkrankheiten zu heilen:

- Syntonic-Therapie, Yoga, Pilates am Morgen
- Aerobes Training: viermal in der Woche 20 Minuten gehen
- Krafttraining: zweimal in der Woche unter fachkundiger Aufsicht
- Massage: zweimal monatlich eine Stunde

Übertriebenes oder ungeeignetes Training kann jedoch der Gesundheit schaden. Deshalb ist moderate körperliche Aktivität angezeigt, um Herz- und Gefäßkrankheiten und Gelenkschäden vorzubeugen, um abzunehmen, das Energielevel zu steigern, Osteoporose zu verhindern, die Muskelmasse zu vergrößern, Stress abzubauen und die Libido und das Selbstvertrauen zu stärken. Falls Sie abnehmen wollen, kann körperliche Bewegung allein unwirksam und sogar gefährlich sein, wenn sie nicht fachkundig überwacht wird.

Zwei weitere Punkte sind noch erwähnenswert:

- Wenn Sie morgens mit leerem Magen trainieren, verbrennen Sie Kalorien, weil Ihr Körper nicht seine Hauptenergiequelle – Nahrung – nutzt, sondern seine zweitwichtigste Energiequelle: das Körperfett, das Sie loswerden wollen.
- Intervallfasten und hochintensives Training sind die wirksamste Kombination, wenn Sie abnehmen wollen.

Es gibt zwei Arten der körperlichen Aktivität: aerobes Training und Krafttraining. Beim aeroben Training sollte die Herzfrequenz 30 Minuten lang auf

115 bis 140 Schläge in der Minute steigen. Trainieren Sie dreimal in der Woche. Wichtig ist, dass das Training Ihnen Spaß macht. Wenn Sie keine Freude daran haben, werden Sie bald aufgeben.

Mit aerobem Training können Sie das Endothel der Blutgefäße wiederherstellen, das meist leidet, wenn wir älter werden. Wenn Sie in stetigem Tempo eine Stunde lang laufen, sollten Sie durch die Nase atmen.

Bei einem hochintensiven Intervalltraining wechseln sich 30-Sekunden-Sprints mit anderthalbminütigen Pausen ab. Trainieren Sie insgesamt 20 Minuten lang. Dadurch können Sie den Insulinspiegel in kürzerer Zeit normalisieren und die Produktion des Wachstumshormons ankurbeln, was der Gesundheit zugutekommt.

Krafttraining mit Gewichten oder mit dem eigenen Körpergewicht vergrößert die magere Körpermasse, beschleunigt den Stoffwechsel und optimiert dadurch das Gewicht.

Wer über 30 Jahre alt ist, verliert jedes Jahr drei bis fünf Prozent seiner Muskelmasse. Ab 40 Jahren steigt diese Zahl auf zehn bis 20 Prozent. Zu dieser sogenannten Sarkopenie kommt es, weil immer mehr Mitochondrien absterben. Die Nahrung, Supplemente, Hormone und Sport helfen uns, die fehlenden Mitochondrien zu ersetzen. Ein hochintensives Intervallkrafttraining, bei dem Sie Gewichte bis zur Muskelerschöpfung sehr langsam heben – vier Sekunden heben, vier Sekunden absenken – und durch die Nase atmen, ist besser als das normale Training, weil es Gelenkschäden vorbeugt und die Muskelmasse schneller vergrößert.

Am besten wechseln Sie zwischen aerobem Training und Krafttraining ab. Das trägt dazu bei, die Insulinresistenz zu vermindern und Fettleibigkeit und anderen Krankheiten vorzubeugen, die mit dem metabolischen Syndrom einhergehen. Ab einem Alter von 50 Jahren sollten Sie nach und nach das Krafttraining gegenüber dem aeroben Training bevorzugen.

Massagen schließlich sind eine wundervolle Methode, die Muskeln zu entspannen und zu kräftigen, da es sie von angesammelten Toxinen befreit.

Denken Sie daran, dass nicht zu viel Gewicht, sondern zu viel Fett das Problem ist. Ein Körperfettanteil über 20 Prozent bei Männern und 25 Prozent bei Frauen (die zusätzlichen fünf Prozent sind das Fett in den Brüsten und an den Hüften) ist äußerst ungesund.

Ein ausgewogener Trainingsplan könnte etwa so aussehen:

- 5 Minuten langsam aufwärmen: Gehen, Radfahren oder Gehen auf dem Laufband
- 5 Minuten Dehnübungen
- 5 Minuten Sit-ups: mehrere Serien mit jeweils zwei bis drei Sit-ups
- Kniebeugen und Gleichgewichtsübungen mit einem Medizinball
- 30 Minuten Krafttraining mit dem ganzen Körper
- 30 Minuten Kardiotraining
- 5 Minuten Abwärmen mit Dehnübungen
- Ausreichend trinken

Um ein gesundes Leben zu führen, müssen wir nicht nur körperlich und geistig aktiv bleiben und genügend trinken. Wir müssen uns auch ausgewogen ernähren und die richtigen Nahrungsergänzungsmittel einnehmen. Außerdem müssen wir für normale Hormonspiegel sorgen und gut schlafen.

8. Mentales Training – Syntonic-Therapie

Die Syntonic-Therapie basiert auf der Überzeugung, dass es eine innere Welt gibt und dass Ungleichgewichte in dieser Innenwelt Stress auslösen, der seinerseits zu psychischen Störungen führen kann. Disharmonien in der inneren Welt haben ihren Ursprung häufig in der Vergangenheit.

Die Syntonic-Therapie ist eine von vielen Therapien, die inneren Stress beseitigen oder lindern sollen. Enttäuschungen in der Kindheit können bisweilen eine Leere zurücklassen, die dann oft mit »Devotionen« gefüllt wird. Beispielsweise lernt ein Mobbingopfer (Enttäuschung), dass eine aggressive Reaktion auf Bedrohungen künftige Erlebnisse dieser Art verhindern kann. Eine »Devotion«, die im Grunde ein Relikt oder eine alte Erinnerung ist, wird also zur Selbstverteidigung geschaffen. Sie ist ein »Relikt des Zorns«.

Später, als Erwachsene, neigen Betroffene dazu, mit Jähzorn auf Auslöser zu reagieren, die dem ursprünglichen Erlebnis ähneln – dem Ursprung des Relikts. Obwohl solch ein »Relikt« unsere Beziehungen zu anderen Menschen schwächt, impulsive Reaktionen fördert und damit zu innerem Stress führt, wollen die Menschen nicht darauf verzichten.

Das Ego gilt in der Syntonic-Therapie als Retter der Psyche, als konstruktive Entität. Wenn wir sie stärken, kann sie den inneren Stress lindern und den

Geist beruhigen. Das Ego hat sowohl bewusste als auch unbewusste Teile. Intuition und Kreativität sind die wichtigsten unbewussten Teile und Fragmentierung und Verbindung sind die Grundmechanismen der Kreativität, sowohl bei Babys als auch bei Erwachsenen. Die Erfahrung zeigt, dass die Kreativität ein fundamentaler Mechanismus ist, den das Ego benutzt, um innere und äußere Krisen zu bewältigen.

Die Syntonic-Therapie nutzt nun Techniken, die den inneren Stress lindern und zu innerer Toleranz führen. Die in Portugal entwickelte Therapie hat zwei Mechanismen entdeckt: die mentale Synchronisierung, die einen Zugang zu unbewussten Bildern ermöglicht, und die Körper-Synchronisierung, die inneren Stress sofort lindert. Während der mentalen Synchronisierung wird der Patient zunächst aufgefordert, ein Symbol zu zeichnen und in ein Wort umzuwandeln.

Wir bitten ihn zum Beispiel, symbolisch das Wort *saudade* zu zeichnen. Dieses portugiesische Wort drückt aus, wie nostalgisch wir uns fühlen, wenn wir etwas oder jemanden vermissen. Dann berührt der Patient das Bild, atmet aus, schließt die Augen und kritzelt etwas auf ein Stück Papier (ohne sich darum zu kümmern, was er zeichnet). Wenn er die Augen öffnet, sieht er ein Bild, das nun zum Objekt von Geschichten wird und von unbewussten Elementen erfüllt ist. Bilder mit einer starken unbewussten Komponente stärken das Ego und nehmen diesen Bildern jede negative Macht.

Die Körper-Synchronisierung durch simultane Bewegungen ist das Hauptelement, das zur grundlegenden syntonischen Entspannung führt. Das Gehirn muss sich dabei auf die Bewegungen konzentrieren und sich von den Stressursachen lösen.

Diese Therapie hat eine Sofortwirkung. Das ist hilfreich und stützt ihre Glaubwürdigkeit, denn Patienten beginnen schließlich eine neue Therapie, um Symptome zu lindern. Zur Therapie gehören sechs Grundübungen: zwei langsame, zwei schnelle, eine komplexe und eine schlaffördernde.

Die Linderung von innerem Stress fördert die konstruktive Aktivität des Egos bei vielen verschiedenen mentalen Problemen, auch bei Drogenmissbrauch und Süchten aller Art. Um innere Toleranz zu erlangen, ist eine tiefere innere Transformation erforderlich, die mit fortgeschrittenen Techniken der Syntonic-Therapie bewirkt wird.

KAPITEL 2

NEUE HOFFNUNG BEI NEURODEGENERATIVEN KRANKHEITEN

Die Forschungsinitiative *Neurodegenerative Disease Research* definiert neurodegenerative Krankheiten als schwächende, unheilbare Gesundheitsstörungen, deren Ursache eine fortschreitende Degeneration und/oder das Absterben von Nervenzellen ist und die zu Demenz führen können. Zu den bekanntesten Erkrankungen dieser Art gehören amyotrophe Lateralsklerose (ALS), Multiple Sklerose, Alzheimer, Parkinson und die Huntington-Krankheit. Bisher hat die Wissenschaft uns nicht geholfen, die Pathogenese neurodegenerativer Krankheiten zu verstehen. Deshalb und weil ein Mensch, der mir sehr nahe steht, an ALS erkrankt ist, beschloss ich, unbekannte Wege zu gehen und neue Fachgebiete zu erkunden. So widme ich mich den entzündlichen Darmkrankheiten, indem ich versuche, sie durch die Wiederherstellung der Blut-Hirn-Schranke zu heilen, und der Unterstützung der Mitochondrienfunktion, indem ich Mitochondriopathien behandle. Außerdem erforsche ich Nerven- und Motoneuron-Erkrankungen, den oxidativen Stress und Antioxidantien und versuche herauszufinden, ob bestimmte Umweltgifte und Mikroorganismen (Bakterien, Viren, Pilze und Parasiten) einige dieser Krankheiten verursachen und ob innerer Stress eine Mitursache ist.

Wir wissen, dass die Mitochondrien in mehr oder weniger großem Ausmaß an den meisten Krankheiten beteiligt sind. Sie sind die Kraftwerke der Zellen und produzieren Energie. Bestimmte Krankheiten, beispielsweise ALS, Multiple Sklerose, Parkinson und Alzheimer, gehen mit einer zu geringen Energieproduktion einher. Bei den meisten neurodegenerativen Krankheiten sind die Mitochondrien mehr oder weniger stark in ihrer Funktion beeinträchtigt, beispielsweise in 85 Prozent aller ALS-Fälle.

Um die Fehlfunktion der Mitochondrien zu beheben und Menschen zu helfen, die an neurodegenerativen Krankheiten leiden, verwende ich mit Erfolg Supplemente wie Coenzym Q10, L-Carnitin, D-Ribose und Magnesium. Sie helfen den Mitochondrien, weiterzuarbeiten, und verhindern, dass die Neuronen, zu denen sie gehören, vorzeitig absterben.

Mitochondrien brauchen Sauerstoff und Glukose (D-Ribose) als Kraftstoff. Beide müssen in Energie, genauer in ATP (Adenosintriphosphat) umgewandelt werden, und das bewerkstelligen unter anderem L-Carnitin und Coenzym Q10. Magnesium »beaufsichtigt« diesen Prozess. Mehrere Forscher sind wie ich der Meinung, dass weitere Substanzen dabei ebenfalls eine Rolle spielen.

Wenn die Mitochondrien in schlechtem Zustand sind, müssen wir ihnen den optimalen Kraftstoff zur Verfügung stellen und dessen Umwandlung in ATP überwachen. Das ist das Ziel der Therapie. Supplemente, körperliche Bewegung und Entspannungsmethoden tragen dazu bei, die Mitochondrien mit dem entsprechenden Kraftstoff zu versorgen. Die gleichen Methoden helfen dabei, Krankheitssymptome zu beseitigen, indem der Kraftstoff in jeder einzelnen Zelle wieder besser in Energie umgewandelt wird.

Oxidativer Stress lässt sich sowohl bei neurodegenerativen Krankheiten als auch bei vielen anderen Störungen mit Antioxidantien behandeln. Sie begrenzen den Schaden, den freie Radikale anrichten. Antioxidantien sind unter anderem Omega-3-Fettsäuren, Curcumin, Astaxanthin, Vitamin B_{12}, Zink, Ginseng, PQQ (Methoxatin), Kreatin, Cystein, Resveratrol, Alpha-Liponsäure, Melatonin, Riboflavin und das wichtigste: mindestens 8000 I.U. »Vitamin« D_3 am Tag. Der D_3-Blutspiegel sollte bei 80 ng/ml liegen, um die Aktivität der Immunzellen zu modulieren. Pro 10 000 I.U. »Vitamin« D_3 ist eine Zufuhr von 1000 Mikrogramm Vitamin K_2 erforderlich.

Manche neurodegenerativen Krankheiten werden von Umweltgiften verursacht, zum Beispiel von Schwermetallen (Aluminium, Blei, Quecksilber, Arsen, Kadmium) und Pestiziden. Vielleicht erklärt die starke Verseuchung einiger Fußballplätze mit Schwermetallen die ungewöhnlich vielen ALS-Erkrankungen unter italienischen Fußballspielern. In solchen Fällen können unter anderem folgende Substanzen zur Entgiftung beitragen: EDTA, DMPS,

Alpha-Liponsäure und Nicotinamid. Das kann bei der Behandlung dieser Krankheiten von großer Bedeutung sein.

Als Experten untersuchten, ob Mikroorganismen wie Bakterien, Viren, Pilze und Parasiten für einige neurodegenerative Krankheiten – etwa für ALS – verantwortlich sind, endeckten sie eine Substanz namens MMS (Miracle Mineral Supplement).[1] Dabei handelt es sich um eine 28-prozentige Lösung von Natriumchlorit (nicht etwa Natriumchlorid!) in Wasser, wobei Citronensäure zugesetzt wird. Dabei entsteht das Gas Chlordioxid. Das Element Natrium und die Verbindung Natriumchlorit wurden Anfang des 19. Jahrhunderts von Humphry Davy entdeckt, einem Chemiker und Physiker, der bei Michael Faraday studiert hatte. Die Europäische Arzneimittelagentur (EMA) erkannte Natriumchlorit am 19. Juni 2013 als Orphan-Arzneimittel zur Behandlung von ALS an. Orphan-Arzneimittel sind Medikamente für seltene Leiden. Einige Ergebnisse waren ermutigend.

MMS ist nicht für Menschen zugelassen. Dafür wären klinische Doppelblindstudien in drei Phasen notwendig, die 50 Millionen Dollar kosten würden. Seltsamerweise wollte sie bisher niemand investieren. Und MMS ist immer noch illegal, obwohl es der Gesundheit nicht schadet. Präklinische Studien mit Natriumchlorit zur Behandlung von ALS haben jedoch gezeigt, dass es das Fortschreiten der Krankheit hemmt (andernfalls hätte es die EMA nicht als Orphan-Medikament anerkannt). Um das nachzuweisen, sind jedoch weitere Tests notwendig.

Derzeit sind mehrere Studien im Gange, welche die Eignung von Natriumchlorit zur Behandlung anderer neurodegenerativer und sonstiger Krankheiten untersuchen (Alzheimer, Multiple Sklerose, Parkinson, AIDS und andere Infektionserkrankungen, Hautkrankheiten, Krebs, diabetische Geschwüre und viele andere). Jim Humble, der MMS entdeckte, suchte hauptsächlich nach einer Therapie gegen Malaria und stieß dabei in Uganda zufällig auf MMS. Es war so erfolgreich, dass es Malariapatienten innerhalb von acht Stunden heilte.[2] Humble behandelte Mitarbeiter, die an Malaria erkrankt waren, mit dem Wasser-Desinfektionsmittel, das er mit sich herumtrug, weil er im Dschungel nichts Besseres hatte, und hoffte, dass dessen antibakterielle Wirkung auch den Patienten helfen würde.

Die Europäische Kommission veröffentlichte am 19. Juni 2013 einen Durchführungsbeschluss über die Ausweisung von »Natriumchlorit« als Arzneimittel für seltene Leiden gemäß Verordnung (EG) Nr. 141/2000 des Europäischen Parlaments und des Rates.[3]

GEHIRNPLASTIZITÄT UND PSYCHOTHERAPIE

In unserem Körper entstehen ständig neue Zellen. Deshalb ist auch das Gehirn nicht statisch, sondern plastisch, also formbar. Es entwickelt sich ständig weiter und seine Nervenbahnen können durch Erfahrungen und Gedanken um- und neu gebildet werden. Deshalb ist die Psychotherapie so wirksam und erfolgreich.

Es ist erstaunlich, wie stark die Neuronen von unserer Lebensweise beeinflusst werden. Stress, Angst und unterdrückte Erfahrungen können das Wachstum der Neuronen hemmen. Normalerweise werden sie alle elf Monate erneuert – jedoch nur, wenn wir ganz ruhig sind und keine Angst haben. Körperliches und seelisches Leiden blockiert die Bildung neuer Neuronen, vor allem deshalb, weil die Nebennieren dann mehr Cortisol ausschütten.

Meine klinische Praxis zeigt, dass seelische Traumen auch in erheblichem Umfang für ALS verantwortlich sind. Der Psychologe Carlos Fugas, ein guter Freund von mir, nutzt die Syntonic-Therapie, um bewussten und unbewussten inneren Stress abzubauen. Dadurch lässt sich der vorzeitige Tod der Neuronen verhindern und die Bildung neuer Neuronen wird nicht mehr behindert. So können wir neurodegenerativen Krankheiten vorbeugen. Fugas hat nachgewiesen, dass neue Erfahrungen und neue Gefühle das Gehirn umprogrammieren und neue Gehirnzellen produzieren können.

Ursodeoxycholsäure, die reichlich in der Galle von Schwarzbären und in sehr kleinen Mengen auch im menschlichen Körper vorhanden ist, wurde mit Erfolg verwendet, um ALS zu behandeln. Mit dieser Gallensäure werden seit Jahrhunderten Krankheiten der Leber und der Gallenblase behandelt. Die amerikanische Gesundheitsbehörde FDA hat sie für diese Indikationen zugelassen. Ihr therapeutischer Nutzen bei ALS ist inzwischen ebenfalls belegt. Zum letzten Mal wurde sie 2012 in Südkorea zu diesem Zweck verwendet.

Dora Brites, eine portugiesische Wissenschaftlerin, die im Fachbereich Pharmazie der Universität Lissabon arbeitet, hat in mehreren Studien nach-

gewiesen, dass diese Substanz sowie ihre Derivate (Glycoursodeoxycholsäu-
re und Tauroursodeoxycholsäure) Neuronen schützen, darunter auch Mo-
toneuronen bei ALS-Kranken. Eine vor Kurzem veröffentlichte klinische
Studie mit ALS-Patienten in Italien zeigte zudem, dass Tauroursodeoxycholsäure gut verträglich ist und das Fortschreiten der Krankheit hemmt. Die
Patienten nahmen 54 Wochen lang täglich 2 Gramm dieser Substanz ein.
Gestützt auf diese Studien, empfehle ich ALS-Patienten, jeden Tag viermal
250 Milligramm Ursodeoxycholsäure einzunehmen.

Erwähnenswert ist auch die Neuromyofasziale Reprogrammierung (RN-
MF), die Rui Abrantes, ein Manual- und Bewegungstherapeut, vor allem
bei neurodegenerativen Krankheiten mit Erfolg anwendet. Er schreibt dazu: »Die Neuroplastizität ermöglicht es dem Gehirn, als Reaktion auf spe-
zifische Reize (zum Beispiel auf Bewegungen) seine Struktur und seine
Funktion zu verändern. Das gelingt aufgrund der Übertragung elektrischer
Signale über Neurotransmitter zwischen den Nervenendigungen. Die Erforschung der Faszien – vor allem der tiefen Faszien, der Sehnenplatten und des
Epimysiums (der Verschiebeschicht zwischen Faszien und Muskelfaserbün-
deln) – hat gezeigt, dass diese Strukturen eine entscheidende Rolle bei der
motorischen Kontrolle, der motorisch-peripheren Koordination und der Tie-
fenwahrnehmung spielen. Sie verbinden verschiedene Elemente des Mus-
kel-Skelett-Systems miteinander und unterstützen dessen Verbindung zum
peripheren Nervensystem. Auf diese Weise übertragen sie die Muskelkraft
mit ihrem Spannungsnetzwerk über lange Strecken hinweg. Es wurde bereits
nachgewiesen, dass die RNMF eine erfolgreiche Methode ist. Sie identifiziert
motorische Störungen, greift in die Faszienorganisation ein und fördert eine
effiziente Hirnkartierung, die es ermöglicht, Bewegungen zu verbessern und
›chronische‹ Schmerzen zu lindern. Sie ist also eine neue Präventions- und
Behandlungsmethode bei neurodegenerativen Krankheiten.«

NALTREXON

Zum Schluss möchte ich zwei weitere Therapien erwähnen, mit denen man
nicht nur neurodegenerative Krankheiten, sondern auch Autoimmunkrankheiten und Krebs behandeln kann. Eine dieser Therapien ist völlig neu und

bahnbrechend; die andere ist zwar nicht neu, wurde aber noch nicht ausreichend erforscht.

Die erste Therapie nutzt einen Arzneistoff namens Naltrexon in geringer
Dosis (englisch LDN, *low dose naltrexone*). Klinische Studien belegen, dass eine kleine Dosis Naltrexonhydrochlorid (4,5 Milligramm) sehr hilfreich sein
kann. Sie sollte zwischen 21 und 24 Uhr eingenommen werden, denn dann
wird der Wirkstoff besser verwertet. In höheren Dosen wird Naltrexon für
die Rückfallprophylaxe bei Alkoholsucht sowie bei der Entwöhnung Opi-
oid-Süchtiger verwendet. Das Wirkungsspektrum von Naltrexon ist breit und
die Ergebnisse sind so ermutigend, dass manche Leute in Brasilien es als Medikament des Jahrhunderts bezeichnet haben.

Die zweite Therapie unterstreicht, wie wichtig die Heilung des Darmes ist,
um als »unheilbar« geltende neurodegenerative Krankheiten und Autoimmunkrankheiten zu verhindern und zu behandeln. Diese Therapie zielt darauf ab, mit gesunder Ernährung und Probiotika Entzündungen der Darmwand zu heilen. Ich werde auf diese Therapie im Kapitel 4 noch eingehen.

KAPITEL 3

AUTOIMMUNKRANKHEITEN – DIAGNOSE, VORBEUGUNG, BEHANDLUNG

Autoimmunkrankheiten sind eine Immunreaktion des Körpers gegen seine eigenen Gewebe. Die Folgen sind langwierige Entzündungen und schließlich die Zerstörung der Gewebe.

Bei manchen Krankheiten greifen die Zellen des Immunsystems die Gelenke an, etwa bei rheumatoider Arthritis. Bei anderen Krankheiten attackieren Immunzellen die insulinbildenden Zellen im Pankreas, zum Beispiel beim insulinabhängigen Diabetes mellitus. Auch die Haut kann betroffen sein, etwa beim Lupus erythematodes. Ein gesundes Immunsystem erkennt, identifiziert, attackiert und zerstört schädliche Bakterien, Viren, Pilze, Parasiten, Krebszellen und sonstige Eindringlinge. Ein krankes Immunsystem kann sich mit Antikörpern gegen den eigenen Organismus wenden.

Wir wissen, dass das Risiko für Autoimmunkrankheiten mit dem Alter zunimmt. Das Immunsystem arbeitet dann weniger effizient, vor allem wegen der oxidativen Schäden, die freie Radikale mit der Zeit anrichten.

Hinzu kommt die fortschreitende Proteinglykierung, bei der sich Proteine an Zuckermoleküle binden. Eine Anhäufung glykierter Proteine im Körper kann das Immunsystem noch mehr schädigen, denn dies betrachtet sie als Proteine mit veränderten Strukturen und Funktionen und bildet darum Antikörper gegen sie.

Allergien und Multiple Sklerose sind die Folge einer Fehlfunktion des Immunsystems. So eine Fehlfunktion kann auch andere Krankheiten verursachen, zum Beispiel Pankreatitis, das Sjögren-Syndrom, den systemischen

Lupus erythematodes, Zöliakie[1] (auf die ich noch näher eingehen werde), Diabetes,[2] Psoriasis, Morbus Crohn, rheumatoide Arthritis, Hashimoto-Thyreoiditis und andere Schilddrüsenerkrankungen.

Die betroffenen Patienten müssen nicht nur Schwermetalle und Umweltgifte ausleiten und eine gluten-, gliadin- und kaseinfreie Diät einhalten, sondern auch Nahrungsergänzungsmittel einnehmen, die dem Organismus helfen, sein Immunsystem zu stärken.

MITTEL GEGEN FEHLFUNKTIONEN DES IMMUNSYSTEMS

Um Schäden durch Proteinglykierung zu lindern, nehmen Sie:
- Carnosin

Um Entzündungen zu lindern, nehmen Sie:
- Vitamin E
- Omega-3-Fettsäuren
- DHEA
- Weihrauch *(Boswellia)*

Um die durch freie Radikale verursachte Schäden zu lindern, nehmen Sie:
- Vitamin C
- Vitamin E
- Betacarotin
- Coenzym Q10
- Selen

Um das Immunsystem zu stärken, nehmen Sie:
- »Vitamin« D_3, mindestens 8000 I.U. (je nach Ihren Blutwerten), plus 100 Mikrogramm Vitamin K_2 pro 10 000 I.U. »Vitamin« D_3.
- Naltrexon, 4,5 Milligramm am Tag, einzunehmen zwischen 21 und 24 Uhr
- Transferfaktoren: Dies sind Eiweißmoleküle des Immunsystems, die aus Rinder-Kolostrum und Hühnereiern gewonnen und von Menschen sehr gut vertragen werden. Sie werden von Lymphozyten produziert und enthalten 44 Aminosäuren. Transferfaktoren sind wirksame Modulatoren für das Immunsystem. Dadurch fördern sie das allgemeine Wohlbefinden. Es gibt keine Kontraindikationen. Nehmen Sie täglich 1200 bis 6000 Milligramm.

DIE PARKINSON-KRANKHEIT

Die Ursache dieser neurodegenerativen Krankheit des Zentralnervensystems ist die Erschöpfung der dopaminbildenden Zellen in einem Areal des Gehirns, das *Substantia nigra* heißt. James Parkinson beschrieb diese Krankheit 1817 erstmals, nachdem er beobachtet hatte, dass manche Menschen an einem spastischen Zittern der Arme (Tremor) litten. Typisch sind neben dem Tremor auch eine Muskelstarre, ein kognitiver Abbau und im fortgeschrittenen Stadium Demenz. Mehrere investigative Studien lassen darauf schließen, dass Parkinson von oxidativem Stress, Entzündungen und Fehlfunktionen der Mitochondrien verursacht wird. Das führt zu ATP-Mangel und stört das Zellreparatursystem.

Die übliche Therapie versucht, das fehlende Dopamin zu ersetzen. Doch dies kann die kranken dopaminbildenden Neuronen nicht heilen. Deshalb ist die Prognose für Parkinsonpatienten ungünstig.

Die Schulmedizin hat bislang nicht erkannt, wie wichtig es ist, die komplexen Vorgänge zu behandeln, die mit dieser Krankheit einhergehen, um den Verlust von Neuronen und damit das Fortschreiten der Krankheit zu verhindern.

Laborstudien deuten darauf hin, dass Rasagilin (ein Selegilin-Derivat) die Neuronen wirksam schützen kann. Rasagilin und Amantadin (ein Medikament gegen Influenza-A-Viren mit vielen Wirkungen auf das Gehirn) sind Arzneistoffe, die bei Parkinson einen niedrigen Dopaminspiegel erhöhen können, indem sie die Dopaminfreisetzung fördern und die Dopaminwiederaufnahme in die Nervenzellen hemmen. Allerdings vertragen manche Patienten diese Medikamente schlecht, weil zahlreiche Nebenwirkungen existieren. Beide Medikamente lindern hauptsächlich die Symptome.

Da Parkinson eine multifaktorielle Krankheit ist, müssen alle Faktoren behandelt werden, um die Beschwerden zu minimieren. Neuere Studien zeigen, dass bestimmte natürliche Verbindungen und einige unterschätzte Medikamente eine synergistische Wirkung haben. Sie unterstützen die Funktion der Mitochondrien, unterdrücken Entzündungen, verringern oxidativen Stress und verbessern das Leben von Parkinson-Kranken erheblich.

Im Idealfall sollten Patienten täglich Wirkstoffe einnehmen, die die Neuronen schützen, zum Beispiel Rasagilin, außerdem Nährstoffe wie Coenzym Q10, um die Mitochondrien zu unterstützen, sowie B-Vitamine. Wenn möglich, ist auch aerober Sport hilfreich, und zwar dreimal in der Woche mindestens 20 Minuten lang. Dabei sollte die Herzfrequenz 75 Prozent der Maximalfrequenz betragen. Dadurch wird das Wachstum der Neuronen gefördert. Dehnübungen wie beim Yoga und Tai-Chi können ebenfalls helfen.

Folgende Nährstoffe, unter ärztlicher Aufsicht eingenommen, beeinflussen zusammen mit einer gesunden, alkalischen, gluten- und kaseinfreien Paläo-Ernährung die verschiedenen Ursachen der Parkinson-Krankheit positiv; sie lindern die Symptome und erleichtern den Patienten das Leben: Transferfaktoren, Coenzym Q10, Probiotika (am besten natürliche), Kreatin, Omega-3-Fettsäuren, »Vitamin« D_3, B-Vitamine, L-Carnitin, Resveratrol, Curcumin, Melatonin, L-Acetylcystein und R-Liponsäure. Wichtig ist auch eine Wiederherstellung des hormonellen Gleichgewichts mit bioidentischen Hormonen, um die meist zu niedrigen Hormonspiegel der Patienten anzuheben.

ALZHEIMER – HAT DER ALBTRAUM EIN ENDE?[3]

Die Alzheimer-Krankheit, eine degenerative Erkrankung des Zentralnervensystems, wurde zum ersten Mal 1906 bei einem Kongress in Deutschland von dem Psychiater Alois Alzheimer vorgestellt. Die Erkrankung geht oft mit Gedächtnisverlust und einer dramatischen Form von Demenz einher. Sie führt zu einer fortschreitenden Degeneration der Neuronen in mehreren Gehirnarealen, vor allem der Hirnrinde und des Hippocampus. Letztere führt dazu, dass der Patient die räumliche und zeitliche Orientierung verliert, Dinge und Menschen nicht mehr erkennt und die Fähigkeit verliert, zu sprechen und zu denken.

Die Ursachen der Krankheit sind – wie bei Parkinson – die Gene (0,05 Prozent) und ungesunde Ernährung. Vergessen wir nicht, dass Schwermetalle, besonders Quecksilber und Aluminium, Mitursachen sind. Zur schulmedizinischen Therapie gehört die medikamentöse Modulation der Neurotransmitter Acetylcholin und Glutaminsäure. Um das zu erreichen, werden die üblichen Medikamente verordnet.

Diese Therapie lindert zwar die Symptome, aber sie kann das Fortschreiten der Krankheit nicht aufhalten. Das Gleiche gilt für Cholinesterasehemmer

(Donepezil, Rivastigmin und Galantamin), die den Abbau von Acetylcholin hemmen. Das ist ein sehr wichtiger Neurotransmitter, der den Gedächtnisneuronen die Kommunikation ermöglicht. Bei Alzheimer wird er in zu geringer Menge produziert. Das Medikament Memantin hemmt negative Glutamat-Wirkungen, indem es dessen Rezeptoren blockiert. So trägt es dazu bei, dass die Patienten ihre kognitiven Fähigkeiten länger behalten.

Eine gute Alzheimer-Therapie muss jeden Faktor berücksichtigen, der an den strukturellen und funktionellen Veränderungen im Gehirn beteiligt ist, also an den eigentlichen Ursachen der dramatischen Situation.

Neben den oben erwähnten schulmedizinischen Maßnahmen müssen wir auch Entzündungen, Funktionsstörungen der Mitochondrien, oxidativen Stress und die Ansammlung toxischer Proteine (Amyloid-Plaques) in den Gehirnzellen und in ihrer Umgebung, chronische Infektionen durch Bakterien oder Viren sowie den Mangel an Sexualhormonen berücksichtigen, die alle mit dem Alterungsprozess zu tun haben.

1. Wir wissen, dass zwischen Entzündungen und Demenz ein starker Zusammenhang besteht. Eine ausgewogene, glutenfreie Ernährung mit niedrigem glykämischem Index und geeignete Nährstoffe (zum Beispiel Alpha-Liponsäure) können dem Organismus helfen, Amyloid-Peptide abzubauen, weil sie Entzündungen und daher auch die Demenz lindern.

2. Die Körperzellen brauchen Energie und die Neuronen können Energie nur aus Glukose und Ketonkörpern gewinnen. Unter normalen Umständen enthält das Blut keine Ketonkörper. Diese aus Fett gebildeten Moleküle erscheinen erst nach langem Fasten, wenn nur Wasser getrunken wird, oder bei einer ketogenen Diät, bei der sehr wenige Kohlenhydrate, wohl aber reichlich Fett verzehrt werden.

3. Wir wissen, dass die Neuronen von Alzheimer-Patienten keine Glukose verwerten können – warum also geben wir ihnen keine leicht resorbierbaren Ketonkörper als Ersatz? Die Lösung ist eine ketogene Diät, die den Zuckerkonsum auf 50 Gramm täglich beschränkt und eine Fastenperiode von etwa zwölf Stunden am Tag einschließt. Während des Fastens ist die Einnahme von mittelkettigen Triglyceriden zu empfehlen, um die Ketonkörper zu den beeinträchtigten Neuro-

nen zu transportieren. Mittelkettige Triglyceride werden in der Leber in Ketonkörper umgewandelt, und Kokosöl besteht zu etwa 60 Prozent aus diesen Fetten. Mehrere Studien belegen, dass die Symptome der Alzheimer-Krankheit nach der Einnahme von 20 Gramm mittelkettiger Triglyceride in vielen Fällen abklingen.

4. Patienten, die Träger einer Variante des ApoE4-Gens sind, sprechen weniger gut auf diese Behandlung an. Auch sie können aber mit guten Ergebnissen rechnen, wenn sie Omega-3-Fettsäuren einnehmen, sobald die Krankheit sich bemerkbar macht.

5. Coenzym Q10 kann die Funktionsstörung der Mitochondrien und den Mangel an ATP minimieren. Das Gleiche gilt für L-Carnitin und Magnesium.

6. Antioxidantien lindern oxidativen Stress und hemmen Entzündungen und möglicherweise auch die Ansammlung von Plaques aus Beta-Amyloid-Peptiden, die die Neuronen schädigen und die Gehirnfunktion stören. Sie verhindern den Zelltod und die Bildung von Neurofibrillen, die sich in Form von Knäueln in den Neuronen ansammeln. Geeignete Antioxidantien sind L-Carnitin, Vitamin B_6, Folat, Vitamin B_{12}, Vitamin C, Vitamin E, Curcumin, Resveratrol, Magnesiumcitrat, die Beta-Amyloid-Immuntherapie, Vinpocetin, PQQ (Methoxatin), Phosphatidylserin und L-alpha-Glycerylphosphorylcholin (α-GPC).

7. Wenn wir der Theorie folgen, dass Alzheimer von Mikroorganismen verursacht wird, sollten wir von Bakterien verursachte chronische Infektionen bekämpfen. Dazu können wir Antibiotika wie Doxycyclin, Rifampicin oder Cycloserin verwenden.

8. Wenn wir älter werden, leiden wir an einem mehr oder weniger großen Mangel an Sexualhormonen, die auch wichtig für die Gesundheit der Neuronen sind. Deshalb ist die Zufuhr bioidentischer Hormone zur Behandlung von Alzheimer sinnvoll.

9. Folgende Supplemente, entsprechend dem individuellen Bedarf und unter ärztlicher Kontrolle eingenommen, unterstützen die Hormonproduktion: »Vitamin« D3 (mehr als 10 000 I.U. und immer zusammen mit einer angemessenen Dosis Vitamin K_2), Pregnenolon, DHEA, Östradiol, Progesteron, Testosteron und Melatonin.

10. Außerdem ist ein Stressabbau durch Syntonic-Therapie, Meditation, Yoga oder Sport (viermal in der Woche jeweils 30 bis 60 Minuten) zu empfehlen. Probiotika fördern die Darmgesundheit. Melatonin und Tryptophan verbessern den Schlaf. Der »Vitamin«-D_3-Gehalt des Blutes sollte weder unter noch über 80 ng/ml liegen.

RHEUMATOIDE ARTHRITIS

Rheumatoide Arthritis ist eine systemische entzündliche Krankheit, ausgelöst vermutlich von einer Autoimmunreaktion. Sie ruft bisweilen starke Schmerzen hervor und geht mit einer Verformung der Hand- und/oder Fußgelenke einher. Die betroffenen Gelenke reagieren meist mit Schmerzen, Schwellungen, Rötung und Steifheit, vor allem morgens. Die Symptome und deren Schwere folgen in der Regel einem der folgenden drei Muster:

- Spontanremissionen: Die Symptome verschwinden, das C-reaktive Protein liegt unter 0,5 und der Rheumafaktor-Test ist meist negativ. Das geschieht bei etwa einem Prozent der Patienten.
- Plötzliche Schübe: Der Patient hat einige Wochen bis Monate starke extreme Schmerzen; dann klingen die Schmerzen und die anderen Symptome für eine Zeit wieder ab. Dies ist der häufigste Verlauf.
- Fortschreitende und chronische Krankheit

Die Therapie zielt darauf ab, Gelenkschäden zu verhindern oder einzudämmen, dem Funktionsverlust vorzubeugen und die Schmerzen zu lindern.

Die schulmedizinische Behandlung

Die Schulmedizin setzt zur Behandlung der rheumatoiden Arthritis neben der Bewegungstherapie auch Medikamente ein, die bei vielen Patienten die Symptome lindern. Da diese Mittel jedoch toxisch sind, haben sie zahlreiche Nebenwirkungen und verringern so die Lebensqualität.

Zu diesen Medikamenten gehören Methotrexat (es wird am häufigsten benutzt), Leflunomid, Hydroxychloroquin und Sulfasalazin. Alle diese Arzneimittel wirken immunsuppressiv. Andere Medikamente, zum Beispiel Rituximab, zielen auf die Immunzellen ab, die Antikörper produzieren, und lindern nachweislich die Symptome.

Außerdem verwendet die Schulmedizin das Antibiotikum Minocyclin, dessen Wirksamkeit auf entzündungshemmende Effekte zurückgeführt wird. Auch Statine werden trotz ihrer vielen Nebenwirkungen angewandt, um das Risiko für Herz- und Gefäßkrankheiten zu senken, das bei rheumatoider Arthritis erhöht ist (lesen Sie dazu das Kapitel »Der Cholesterin-Mythos«). Glukokortikoide wie Prednison und Methylprednisolon (mit der stärksten Wirkung) lindern ebenfalls Entzündungen und hemmen die Aktivität der Immunzellen hemmen. Prednison hat in hohen Dosen allerdings starke Nebenwirkungen: Osteoporose, grauer Star, Diabetes, Geschwüre, Herpes, Schlafstörungen, Bluthochdruck und Nierensteine.

Auch Stammzellen werden neuerdings zur Behandlung der rheumatoiden Arthritis eingesetzt.

Was ich empfehle

Da die rheumatoide Arthritis von einem gestörten Immunsystem verursacht wird, müssen wir meiner Meinung nach das Immunsystem behandeln. Etwa 80 Prozent der Autoimmunkrankheiten sind mit einer pathologisch durchlässigen Darmwand assoziiert. Diesem sogenannten Leaky-Gut-Syndrom müssen wir vorbeugen, indem wir alles meiden, was dem Darm schadet. Deshalb schlage ich eine Diät vor, die aus nicht verarbeiteten, frischen, rohen Bioprodukten besteht und weder Gluten noch Kasein aus Milchprodukten oder Zucker (vor allem Fruchtzucker) enthält. Probiotika, am besten aus pflanzlichen Quellen (z. B. Knoblauch, Kürbis, Aubergine, Kohl, Möhre, Zwiebel, Steckrübe, Gurke), unterstützen die Darmgesundheit. Zu den nützlichsten nichtpflanzlichen Probiotika gehören *Lactobacillus reuteri* und *gasseri*.

Denken Sie daran, dass der Darm des Menschen 100 Billionen Mikroorganismen – das Mikrobiom – enthält und dass 85 Prozent von ihnen in Harmonie mit uns leben. Daher sind sie unentbehrlich, wenn wir eine Darmentzündung heilen wollen. Die Behandlung beginnt mit der Wiederherstellung der Darmbarriere. Danach behandeln wir den kranken Darm unter ärztlicher Aufsicht mit folgenden Supplementen:

- »Vitamin« D$_3$: 10 000 bis 100 000 I.U.
- Naltrexon in geringer Dosis: 4,5 Milligramm zwischen 21 und 24 Uhr (es ist ungiftig und billig)
- Transferfaktoren: Dies sind Eiweißmoleküle des Immunsystems, die aus Rinder-Kolostrum und Hühnereiern gewonnen und von Menschen sehr gut vertragen werden. Sie werden von Lymphozyten produziert und enthalten 44 Aminosäuren. Transferfaktoren sind wirksame Modulatoren für das Immunsystem. Dadurch fördern sie das allgemeine Wohlbefinden. Es gibt keine Kontraindikationen. Nehmen Sie täglich 1200 bis 6000 Milligramm ein.

Weitere Methoden, um Entzündungen zu bekämpfen und das Wohlbefinden zu verbessern:

- Meiden Sie entzündungsfördernde Nahrungsmittel, die reich an Omega-6-Fettsäuren sind.
- Nehmen Sie Omega-3-Fettsäuren, Curcumin, Melatonin, Astaxanthin, SAMe (S-Adenosylmethionin), Serotonin, Coenzym Q10, DHEA (Frauen 25 Milligramm, Männer 50 Milligramm), Glucosamin und Chondroitin ein.
- Harmonisieren Sie Ihre Hormonspiegel mit bioidentischen Hormonen entsprechend Ihrem persönlichen Bedarf.
- Treiben Sie Sport (aerobe Sportarten und Krafttraining).

LUPUS ERYTHEMATODES

Lupus erythematodes ist eine systemische Autoimmunkrankheit, die hauptsächlich Frauen zwischen 15 und 44 Jahren befällt. Dabei greift das Immunsystem die Gewebe des eigenen Körpers an. Am häufigsten betroffen sind die Haut, das Bindegewebe, der Bewegungsapparat, die Nieren, das Herz, die Gefäße, das Nervensystem und andere Organe und Systeme. Die Hauptsymptome sind:

- Starke Müdigkeit
- Entzündete und geschwollene Gelenke

- Muskelschmerzen
- Gesichtsrötung und/oder starke Rötung nach Sonnenbestrahlung
- Schmerzen in der Brust nach tiefem Einatmen
- Unerklärbares Fieber
- Ödeme, auch um die Augen herum
- Mundwunden
- Haarausfall
- Raynaud-Syndrom (kalte Finger oder Zehen werden durch übermäßige Gefäßverengung blass)

Neben dem Lupus erythematodes, der eine systemische Krankheit bezeichnet, gibt es auch andere Krankheitsformen beziehungsweise Unterformen, die zum Teil eigene Symptome aufweisen:

- Systemischer Lupus erythematodes: Dies ist die generalisierte Form des Lupus erythematodes, die den ganzen Körper betreffen kann.
- Diskoider Lupus erythematodes: Die Symptome beschränken sich auf die Haut, die Rötung tritt meist nur im Gesicht oder an der behaarten Kopfhaut auf.
- Durch Medikamente ausgelöster Lupus erythematodes: Manche Arzneimittel, zum Beispiel die Pille, Mittel gegen Bluthochdruck, Antibiotika und Mittel gegen Pilze können Lupus erythematodes hervorrufen. Das gilt vor allem für folgende Medikamente:
  - Procainamid (ein Antiarrhytmikum)
  - Hydralazin (gegen Bluthochdruck)
  - Chinidin (ein Antiarrhytmikum)

Die schulmedizinische Behandlung

Die Schulmedizin verwendet Entzündungshemmer wie Kortikosteroide (Glucokorticoide) und vor allem Prednison, um die Symptome der Erkrankung zu lindern. Andere Kortikosteroide sind Hydrokortison, Dexamethason und Methylprednisolon. Mögliche Nebenwirkungen dieser Medikamente sind Blutergüsse, Fettansammlung im Unterleib, Gewichtszunahme und Insulinresistenz, Angstzustände, Depressionen, Euphorie, ein erhöhtes Diabetesrisiko, Bluthochdruck, grüner Star und erhöhte Triglycerid- und Cholesterinspiegel. Außerdem setzt die Schulmedizin folgende Arzneimittel ein:

- Nichtsteroidale Entzündungshemmer wie Ibuprofen, Naproxen und Aspirin in geringen Dosen
- Medikamente gegen Malaria, zum Beispiel Chloroquin, Hydroxychloroquin und Mepacrin
- Immunsuppressiva wie Cyclophosphamid, Mycophenolat-Mofetil und Azathioprin
- Monoklonale Antikörper wie Belimumab (das einzige Medikament gegen Lupus, das die Lebensmittelüberwachungs- und Arzneimittelbehörde der Vereinigten Staaten in den letzten 50 Jahren zugelassen hat) und Rituximab. Sie zielen auf die B-Zellen-Oberflächenrezeptoren ab und regulieren das überschießende Immunsystem, indem autoreaktive Zellen, welche die Erkrankung verursachen, entfernt werden.
- Stammzellen: Wie bei der rheumatoiden Arthritis werden neuerdings auch bei Lupus erythematodes Stammzellen angewandt.

Was ich empfehle

Wie bereits erwähnt, ist Lupus ebenfalls eine Autoimmunkrankheit. Doch leider beschränkt sich die Schulmedizin auf die Unterdrückung des Immunsystems, was zu unnötigen Infektionen und mehr oder weniger unangenehmen Nebenwirkungen bei den Patienten führt.

Da das Immunsystem bei Lupus geschwächt ist, müssen wir uns darauf konzentrieren – so wie bei rheumatoider Arthritis und anderen Autoimmunkrankheiten auch. Wir sollten dabei das Immunsystem behandeln, anstatt es zu unterdrücken.

Etwa 80 Prozent der Autoimmunkrankheiten sind mit einer pathologisch durchlässigen Darmwand assoziiert. Diesem sogenannten Leaky-Gut-Syndrom müssen wir vorbeugen, indem wir alles meiden, was dem Darm schadet. Deshalb schlage ich eine Diät vor, die aus nicht verarbeiteten, frischen, rohen Bioprodukten besteht und weder Gluten noch Kasein aus Milchprodukten oder Zucker (vor allem Fruchtzucker) enthält. Probiotika, am besten aus pflanzlichen Quellen (z. B. Knoblauch, Kürbis, Aubergine, Kohl, Möhre, Zwiebel, Steckrübe, Gurke), unterstützen die Darmgesundheit. Zu den nützlichsten nichtpflanzlichen Probiotika gehören *Lactobacillus reuteri* und *gasseri.*

Denken Sie daran, dass der Darm des Menschen 100 Billionen Mikroorganismen – das Mikrobiom – enthält und dass 85 Prozent von ihnen in Harmonie mit uns leben. Daher sind sie unentbehrlich, wenn wir eine Darmentzündung heilen wollen. Die Behandlung beginnt mit der Wiederherstellung der Darmbarriere. Danach behandeln wir den kranken Darm unter ärztlicher Aufsicht mit folgenden Supplementen:

- »Vitamin« D_3: 10 000 bis 100 000 I.U.
- Naltrexon in geringer Dosis: 4,5 Milligramm zwischen 21 und 24 Uhr (es ist ungiftig und billig)
- Transferfaktoren: Dies sind Eiweißmoleküle des Immunsystems, die aus Rinder-Kolostrum und Hühnereiern gewonnen und von Menschen sehr gut vertragen werden. Sie werden von Lymphozyten produziert und enthalten 44 Aminosäuren. Transferfaktoren sind wirksame Modulatoren für das Immunsystem. Dadurch fördern sie das allgemeine Wohlbefinden. Es gibt keine Kontraindikationen. Nehmen Sie täglich 1200 bis 6000 Milligramm ein.

Weitere Methoden, um Entzündungen zu bekämpfen und das Wohlbefinden zu verbessern:

- Meiden Sie entzündungsfördernde Nahrungsmittel, die reich an Omega-6-Fettsäuren sind.
- Nehmen Sie Omega-3-Fettsäuren, Curcumin, Vitamin E, Vitamin A (als Betacarotin), Pycnogenol und DHEA (Frauen 25 Milligramm, Männer 50 Milligramm) ein.
- Harmonisieren Sie Ihre Hormonspiegel mit bioidentischen Hormonen entsprechend Ihrem persönlichen Bedarf.

ZÖLIAKIE

Der folgende wichtige Text stammt von der portugiesischen Zöliakiegesellschaft (APC):

»Wenn wir über Zöliakie sprechen, meinen wir einen dauerhaften Zustand der Glutenintoleranz, der mit mehr oder weniger typischen Darmläsionen einhergeht. Dieser Zustand bessert sich, wenn die Patienten eine glutenfreie Kost zu sich nehmen, und er verschlechtert sich, wenn sie wieder Gluten konsumieren.

Zöliakie ist eine Autoimmunkrankheit, die Menschen mit genetischer Veranlagung befällt; sie wird von einer dauerhaften Glutenunverträglichkeit verursacht. Der Konsum von Gluten, selbst in kleinen Mengen, löst eine Immunreaktion gegen den Dünndarm aus. Die Folge sind Wunden in der Schleimhaut, die ihrerseits die Fähigkeit des Darms verringern, Nährstoffe zu resorbieren. Der Verzicht auf Gluten ermöglicht es dem Darm, sich vollständig zu regenerieren, sodass der Organismus sich erholt. Sobald wieder Gluten verzehrt wird, kehren die Entzündung und die Symptome zurück.

Diese Krankheit kann in jedem Alter auftreten, sofern der Patient bereits Gluten zu sich genommen hat. Die Zöliakie entsteht meist im Alter zwischen sechs und 20 Monaten, einige Monate, nachdem das Kind zum ersten Mal Mehl (Haferbrei, Brot, Kekse und so weiter) gegessen hat. Das Kind verliert allmählich den Appetit, nimmt nicht mehr zu und wird traurig und reizbar. Stuhl wird häufiger entleert und er ist weich (Durchfall), der Bauch wölbt sich vor. Wenn keine Diagnose gestellt und die Ernährung nicht umgestellt wird, verschlimmert sich der Zustand des Kindes und manche Kinder leiden an schwerer Unterernährung.

Die Symptome sind unterschiedlich. Manche Kinder übergeben sich häufig; andere haben Bauchschmerzen von wechselnder Heftigkeit oder Verstopfung. Einige Kinder leiden unter Wachstumsstörungen. Diesen Zustand kann nur ein Arzt mit Zöliakie in Verbindung bringen und es kann einige Zeit bis zur Diagnose dauern.

Aus unbekannten Gründen sind die Symptome im ersten Lebensjahr meist heftiger und gehen dann eher zurück. Wenn ein älteres Kind oder ein Jugendlicher keine strenge Diät einhält, ist es möglich, dass kein Durchfall auftritt und das Kind sich gut fühlt. Das kann zum Abbruch der Behandlung führen.

Leider ist die Zöliakie nicht heilbar, und wenn der Patient wieder Gluten zu sich nimmt, kehren die Symptome eines Tages zurück: Anämie, eine leichte Zunahme des Bauchumfangs, Lernschwierigkeiten, Wachstumsstörungen, fehlende Menstruation und bei Erwachsenen verminderte Fruchtbarkeit oder gar Unfruchtbarkeit.

Sobald die Diagnose gesichert ist, muss der Patient die Diät immer streng einhalten. Bisher wissen wir noch nicht, warum nur manche Menschen Gluten nicht vertragen und davon krank werden. In asiatischen Ländern, in denen kaum Weizen verehrt wird, ist Zöliakie fast unbekannt.

Wenn Familienangehörige an Zöliakie erkrankt sind, ist das Zöliakierisiko der anderen Familienmitglieder leicht erhöht. Studien belegen jedoch, dass dieses Risiko um das Zehnfache steigt, wenn ein Elternteil oder Geschwister an Zöliakie leiden. Das bedeutet, dass das Risiko viel geringer ist, wenn nur entfernte Verwandte erkrankt sind. Möglicherweise ist das Immunsystem des Kranken gestört und reagiert daher abnorm auf Gluten. Die Folge ist eine Veränderung der Darmschleimhaut und schließlich das Auftreten von Symptomen.«

Die Diagnose muss so früh wie möglich gestellt werden. Andernfalls ist es unmöglich, die Lebensqualität des Patienten zu verbessern, und die mit der unbehandelten Krankheit verbundenen Risiken nehmen zu.

Wenn der Arzt die Diagnose stellt, muss er die typischen Symptome der Zöliakie im Auge haben und einen Bluttest verordnen. Ist die Diagnose danach noch unsicher, kann der Arzt eine Biopsie vornehmen. Die folgenden serologischen Marker sind für die Diagnose der Zöliakie wichtig:[4]

- Gesamt-IgA, um das IgA-Defizit zu bestimmten (Prävalenz 20 Prozent)
- IgA-Antikörper gegen Gliadin (AGA IgA)
- IgG-Antikörper gegen Gliadin (AGA IgG)
- Tissue-Transglutaminase-IgA-Antikörper (tTG-IgA-AK)
- Tissue-Transglutaminase-IgG-Antikörper (tTG-IgG-AK) bei IgA-Mangel
- Endomysium IgA-Antikörper (EMA-IgA-AK)
- Endomysium IgG-Antikörper (EMA-IgG-AK)bei IgA-Mangel

Was den IgA-Mangel anbelangt, ist der tTG-IgG-AK-Wert äußerst sensibel und spezifisch für die Diagnose der Zöliakie.

Die schulmedizinische Behandlung

Verzichten Sie auf alle glutenhaltigen Nahrungsmittel.

Was ich empfehle

Etwa 80 Prozent der Autoimmunkrankheiten sind mit einer pathologisch durchlässigen Darmwand assoziiert. Diesem sogenannten Leaky-Gut-Syndrom müssen wir vorbeugen, indem wir alles meiden, was dem Darm schadet. Deshalb schlage ich eine Diät vor, die aus nicht verarbeiteten, frischen, rohen Bioprodukten besteht und weder Gluten noch Kasein aus Milchprodukten oder Zucker (vor allem Fruchtzucker) enthält. Probiotika, am besten aus pflanzlichen Quellen (z. B. Knoblauch, Kürbis, Aubergine, Kohl, Möhre, Zwiebel, Steckrübe, Gurke), unterstützen die Darmgesundheit. Zu den nützlichsten nichtpflanzlichen Probiotika gehören *Lactobacillus reuteri* und *gasseri*.

Denken Sie daran, dass der Darm des Menschen 100 Billionen Mikroorganismen – das Mikrobiom – enthält und dass 85 Prozent von ihnen in Harmonie mit uns leben. Daher sind sie unentbehrlich, wenn wir eine Darmentzündung heilen wollen. Die Behandlung beginnt mit der Wiederherstellung der Darmbarriere. Danach behandeln wir den kranken Darm unter ärztlicher Aufsicht mit folgenden Supplementen:

- Naltrexon in geringer Dosis: 4,5 Milligramm zwischen 21 und 24 Uhr (es ist ungiftig und billig)
- Transferfaktoren: Dies sind Eiweißmoleküle des Immunsystems, die aus Rinder-Kolostrum und Hühnereiern gewonnen und von Menschen sehr gut vertragen werden. Sie werden von Lymphozyten produziert und enthalten 44 Aminosäuren. Transferfaktoren sind wirksame Modulatoren für das Immunsystem. Dadurch fördern sie das allgemeine Wohlbefinden. Es gibt keine Kontraindikationen. Nehmen Sie täglich 1200 bis 6000 Milligramm ein.

Weitere Methoden, um mit dieser Krankheit umzugehen und Symptome zu reduzieren:

- Nehmen Sie Omega-3-Fettsäuren (EPA und DHA) ein. Die Dosis richtet sich nach Ihrem Gewicht:
  - 13 bis 34 Kilogramm: 1 Gramm täglich
  - 34 bis 56 Kilogramm: 2 Gramm täglich
  - Über 56 Kilogramm: 3 Gramm täglich
- Curcumin
- Vitamin B_2 (Riboflavin)
- Vitamine B_6 und B_{12} plus Folat
- L-Glutamin
- L-Carnitin
- Selen
- Präbiotika und Probiotika
- Magnesium

Glutenza, ein Präparat, das Enzyme, Probiotika und Präbiotika enthält, wird in den USA seit einigen Jahren verwendet, um Glutenproteine unwirksam und den Darm so gesünder zu machen. Wenn Sie nicht wissen, ob eine Mahlzeit Gluten enthält (selbst wenn Sie glutenfreies Essen verlangen, enthält es meist dennoch Gluten), nehmen Sie 90 Minuten vor dem Verzehr zwei Kapseln Glutenza ein. Die Wirkung ist offenbar sehr gut.

Manche Nahrungsmittel, die kein Gluten enthalten, können trotzdem Kreuzreaktionen auslösen, die einem Zöliakiepatienten ebenso schaden wie glutenhaltiges Essen. Mögliche Auslöser sind Bananen, Eier, Mais, Hirse, Hafer und Kaffee. Sie sind mitunter die Erklärung dafür, dass bei manchen Zöliakiepatienten die Tissue-Transglutaminase-Antikörper (und andere Werte) nicht sinken, obwohl die Patienten eine glutenfreie Diät einhalten.

Zöliakiebetroffene sollten entsprechend ihrem Hormonprofil bioidentische Hormone einnehmen, um Mangelzustände zu beheben.

MULTIPLE SKLEROSE

Die Multiple Sklerose (MS) ist eine entzündliche Autoimmunkrankheit, bei der die Myelinschicht zerstört wird, die Gehirnzellen isoliert und schützt. Ihre Symptome betreffen die Sinnesorgane, die Motorik und die Wahrnehmung. Studien deuten darauf hin, dass sowohl die Gene als auch Umweltfaktoren zur Entwicklung dieser Krankheit beitragen. MS kann Menschen in jedem Alter befallen. Sie entwickelt sich im Alter zwischen 20 und 40 Jahren. Die häufigsten Symptome sind Müdigkeit, Taubheit in den Gliedmaßen, Sehstörungen, Muskelschwäche, Gleichgewichtsstörungen und Blasenschwäche.

Die schulmedizinische Behandlung

Die Schulmedizin versucht, den Krankheitsverlauf mit starken Medikamenten zu beeinflussen, die das Immunsystem unterdrücken. Gleichzeitig können durch Entzündungshemmer und Plasmapherese (dem Austausch von Blutplasma) die Entzündungsmediatoren im Blut verringert werden. Folgende Medikamente werden häufig eingesetzt:

- Beta-Interferon: Dieses Mittel verlangsamt das Fortschreiten der Krankheit. Leider hat es schwere Nebenwirkungen, zum Beispiel Depressionen, Suizidgedanken und Leberschäden.
- Glatirameracetat (GLAT): Hat weniger Nebenwirkungen als Beta-Interferon und ist klinisch wirksam. Mögliche Nebenwirkungen der Therapie sind Gesichtsrötung, Herzklopfen, Übelkeit und Kurzatmigkeit nach der Verabreichung.
- Mitoxantron und Fingolimod sind Medikamente, die das Immunsystem unterdrücken.
- Fampridin (Handelsname: Fampyra) ist in Deutschland seit 2011 zugelassen. Dieses Medikament stärkt die Fähigkeit der Nerven, Impulse weiterzuleiten, und wird daher gegen die mit der Krankheit verbundenen Gehbehinderungen eingesetzt.
- Baclofen und Tizanidin entspannen die Muskeln und lindern die Spastik.
- Amantadin wurde gegen Erschöpfung eingesetzt, der Gemeinsame Bundesausschuss in Deutschland (G-BA) erklärte das Arzneimittel allerdings 2011 für nicht wirksam bei Erschöpfung.

Was ich empfehle

Etwa 80 Prozent der Autoimmunkrankheiten sind mit einer pathologisch durchlässigen Darmwand assoziiert. Diesem sogenannten Leaky-Gut-Syndrom müssen wir vorbeugen, indem wir alles meiden, was dem Darm schadet. Deshalb schlage ich eine Diät vor, die aus nicht verarbeiteten, frischen, rohen Bioprodukten besteht und weder Gluten noch Kasein aus Milchprodukten oder Zucker (vor allem Fruchtzucker) enthält. Probiotika, am besten aus pflanzlichen Quellen (z. B. Knoblauch, Kürbis, Aubergine, Kohl, Möhre, Zwiebel, Steckrübe, Gurke), unterstützen die Darmgesundheit. Zu den nützlichsten nichtpflanzlichen Probiotika gehören *Lactobacillus reuteri* und *gasseri*.

Denken Sie daran, dass der Darm des Menschen 100 Billionen Mikroorganismen – das Mikrobiom – enthält und dass 85 Prozent von ihnen in Harmonie mit uns leben. Daher sind sie unentbehrlich, wenn wir eine Darmentzündung heilen wollen. Die Behandlung beginnt mit der Wiederherstellung der Darmbarriere. Danach behandeln wir den kranken Darm unter ärztlicher Aufsicht mit folgenden Supplementen:

- »Vitamin« D_3: 10 000 bis 100 000 I.U.
- Naltrexon in geringer Dosis: 4,5 Milligramm zwischen 21 und 24 Uhr (es ist ungiftig und billig)
- Transferfaktoren: Dies sind Eiweißmoleküle des Immunsystems, die aus Rinder-Kolostrum und Hühnereiern gewonnen und von Menschen sehr gut vertragen werden. Sie werden von Lymphozyten produziert und enthalten 44 Aminosäuren. Transferfaktoren sind wirksame Modulatoren für das Immunsystem. Dadurch fördern sie das allgemeine Wohlbefinden. Es gibt keine Kontraindikationen. Nehmen Sie täglich 1200 bis 6000 Milligramm ein.

Zusätzlich:

- EPA und DHA (Omega-3-Fettsäuren), Selen, Vitamin C, Vitamin E, N-Acetylcystein (NAC), Coenzym Q10, Curcumin, Alpha-Liponsäure, Vitamin B_{12}
- Harmonisierung des Hormonsystems entsprechend dem Hormonprofil

MORBUS CROHN

Morbus Crohn (ebenso wie Colitis ulcerosa) ist eine chronisch-entzündliche Darmerkrankung, für die eine Autoimmunkrankheit als Ursache angenommen wird. Die Ursachen sind eine Reihe von Störungen der Immunreaktionen der Darmschleimhaut – meist im Ileum, einem Abschnitt des Dünndarms. Die Folge sind Geschwüre, die sich ins benachbarte Gewebe ausbreiten können, zum Beispiel in die Blase, in die Vagina und sogar in die Haut. Die Krankheit kann auch die Augen und die Gelenke in Mitleidenschaft ziehen. Die Symptome sind bisweilen schwer: starke Unterleibsschmerzen, Durchfall (manchmal mit Blut, Schleim oder Eiter versetzt), häufige starke Krämpfe im Unterbauch (Hypogastrium). Manche Patienten sind extrem müde und haben leichtes Fieber oder sie leiden an Appetitlosigkeit und Gewichtsabnahme.

Da man Morbus Crohn nicht durch einen Bluttest diagnostizieren kann, muss sich der Patient in einem Krankenhaus umfassend untersuchen lassen. Die Krankheit führt zu Anämie und Entzündungen, was wiederum die Leberfunktion stört. Daher sind ein PCR-Test (Polymerase-Kettenreaktion, zur Erkennung von Erbkrankheiten) und ein Leberfunktionstest angezeigt. Viele Morbus-Crohn-Patienten leiden auch an Zöliakie. Wenn sie Aspirin einnehmen, steigt zwar ihr Darmkrebsrisiko, aber es verursacht keine Colitis ulcerosa.

Die schulmedizinische Behandlung

Die Behandlung hat das Ziel, die Entzündung zu unterdrücken. Dafür werden mehrere schulmedizinische Methoden angewandt:

- Nährstoffmängel werden behoben.
- Medikamente zur Symptomlinderung, vor allem gegen die Unterleibsschmerzen und den Durchfall mit Blut im Stuhl
- Glukokortikoide sind zwar wirksam, haben jedoch mehrere Nebenwirkungen.
- Methotrexat, Mercaptopurin und andere Medikamente unterdrücken das Immunsystem. Sie sind wirksam und lindern die Symptome, aber sie schädigen das Immunsystem, sodass das Infektionsrisiko steigt.

- Man kann einen Teil des Darmes, der von der Entzündung geschädigt ist, operativ entfernen. Das kann jedoch zu einer weiteren Entzündung führen, besonders in den beiden Teilen des Darms, die zusammengenäht werden.

Was ich empfehle

Morbus Crohn ist eine Krankheit, von der auch Persönlichkeit, Energie und Entschlussfähigkeit betroffen sind. Deshalb liegt jeder Fall anders. Dennoch gelten die folgenden Ratschläge für alle:

- Nährstoffmängel müssen durch eine völlig gluten- und kaseinfreie Kost behoben werden (wenn möglich, sollte sie auch zuckerfrei sein).
- Die Symptome sollten mit Medikamenten gelindert werden, vor allem die Unterleibsschmerzen und die blutigen Durchfälle. Wenn der Patient einen Opiatantagonisten wie Naltrexon einnimmt – was ich empfehle –, sind dabei allerdings Kontraindikationen zu berücksichtigen.
- Ebenfalls empfehlenswert ist die Einnahme folgender Supplemente: Omega-3-Fettsäuren (EPA und DHA), Selen, Vitamin C, Vitamin E, NAC (N-Acetylcystein), Coenzym Q10, Curcumin, Alpha-Liponsäure, Vitamin B_{12}, Weihrauch sowie Probiotika, in diesem Fall vor allem *Saccharomyces boulardii*.

Eine weitere Therapie ist zwar umstritten, findet aber dank ihrer überraschenden Erfolge immer mehr Befürworter: die sogenannte Stuhltransplantation oder fäkale Darmfloratransplantation. Ärzte führen dabei durch eine Röhre und eine Spritze verdünnten und gefilterten Stuhl eines Gesunden in den Dickdarm des Patienten ein. Gesunde Bakterien siedeln sich dann in seinem Darm an, vermehren sich und verändern sein Mikrobiom radikal. Dadurch verbessert sich oftmals die Gesundheit seines Immunsystems.

Was ich bei anderen Autoimmunkrankheiten empfehle, gilt auch hier: Die Behandlung beginnt mit der Wiederherstellung der Darmbarriere. Danach behandeln wir den kranken Darm unter ärztlicher Aufsicht mit folgenden Supplementen:

- »Vitamin« D_3: 10 000 bis 100 000 I.U.
- Naltrexon in geringer Dosis: 4,5 Milligramm zwischen 21 und 24 Uhr (es ist ungiftig und billig)
- Transferfaktoren: Dies sind Eiweißmoleküle des Immunsystems, die aus Rinder-Kolostrum und Hühnereiern gewonnen und von Menschen sehr gut vertragen werden. Sie werden von Lymphozyten produziert und enthalten 44 Aminosäuren. Transferfaktoren sind wirksame Modulatoren für das Immunsystem. Dadurch fördern sie das allgemeine Wohlbefinden. Es gibt keine Kontraindikationen. Nehmen Sie täglich 1200 bis 6000 Milligramm ein.
- Harmonisieren Sie Ihre Hormonspiegel mit bioidentischen Hormonen entsprechend Ihrem persönlichen Bedarf.

KAPITEL 4

DER GESUNDE DARM – UNSER »ZWEITES GEHIRN«

»Alle Krankheiten beginnen im Darm.«

Hippokrates

Wenn wir ein gesünderes Immunsystem haben wollen, ist die Gesundheit des Darmes enorm wichtig, denn dort sind 70 Prozent des Immunsystems angesiedelt. Sie wollen eine Autoimmunkrankheit heilen? Dann heilen Sie den Darm!

Dazu müssen Sie zuerst eine Diät einhalten, die keine darmschädigenden Proteine wie Gluten, Kasein und Gliadin enthält. Denn diese können den Darm krankhaft durchlässig machen. Wenn wir uns falsch ernähren – mit zuckerliebenden Bakterien,[1] mit Medikamenten und Nahrungsmitteln, die allergen wirken –, ist das Risiko für einen pathologisch durchlässigen Darm erhöht. Wie Gluten, Gliadin und Kasein können auch zuckerliebende Bakterien die Darmwand schädigen und ins Blut gelangen, zusammen mit teilweise verdauten Nahrungspartikeln. Das sorgt bei bestimmten Zellen des Immunsystems – den weißen Blutkörperchen – für einige Verwirrung: Sie nehmen an, dass die Proteine in diesen Partikeln eingedrungene Bakterien sind, und greifen sie an. Die Folge kann eine systemische Entzündung sein.

Außerdem müssen wir den Darm behandeln und Übersäuerung und Entzündungen beseitigen – die Hauptursachen der Autoimmunkrankheiten. Die Behandlung besteht in einer gesunden, eher alkalischen Ernährung und in der Einnahme von Probiotika, also gesunden Bakterien. Verwechseln Sie Probiotika nicht mit Präbiotika. Probiotika enthalten lebensfähige Mikroorganismen, die unserem Körper nützlich sind. Präbiotika hingegen sind kurzkettige Kohlenhydrate, die im Dünndarm nicht verdaut werden können und zum Wachstum einer gesunden Darmflora sowie zur Produktion kurzkettiger Fettsäuren beitragen. Deshalb sind sie für einen gesunden Darm unerlässlich. Artischocken, Knoblauch, Bohnen, Hafer, Zwiebeln und Spargel sind gute Quellen für Präbiotika. Kürbis, Auberginen, Kohl, Möhren, Zwiebeln, Steckrüben und Gurken sind ebenso gute Quellen.

Sowohl hinsichtlich der Probiotika als auch hinsichtlich der Präbiotika ist es sinnvoll, essenzielle Omega-3-Fettsäuren (EPA und DHA) aufzunehmen. Die Dosis sollte sich nach dem Körpergewicht richten:

- 13 bis 34 Kilogramm: 1 Gramm täglich
- 34 bis 56 Kilogramm: 2 Gramm täglich
- Über 56 Kilogramm: 3 Gramm täglich

DAS MIKROBIOM

Die funktionellen Zusammenhänge zwischen Darm, Gehirn, Immunsystem und Hormonsystem sind äußerst komplex und eindrucksvoll zugleich. Sie alle werden vom Mikrobiom beeinflusst, das selbst wiederum von der Ernährung, der Lebensweise und sogar vom Wohnort mitbedingt wird. Dieses komplexe Ökosystem besteht aus mehr als 100 Billionen Bakterien, von denen 85 Prozent in völliger Harmonie mit dem Organismus leben (für die restlichen 15 Prozent gilt das nicht). Diese Bakterien verteilen sich in unterschiedlichen Mengen im Verdauungstrakt und übernehmen verschiedene Aufgaben, je nachdem, wo sie sich ansiedeln. Die (alkalische) Speiseröhre und der (saure) Magen enthalten normalerweise keine Bakterien. Insgesamt gibt es unzählige Arten von Mikroorganismen, darunter vor allem anaerobe Bakterien, die keinen Sauerstoff benötigen. Das Genom des Menschen besteht aus 23 000 Genen mit jeweils 46 Chromosomen und ist somit viel kleiner als unser Metagenom – also die Gesamtheit der Gene aller in und auf uns lebenden Organismen – mit seinen geschätzt 3,3 Millionen Genen.

Die Menge und die Qualität der Bakterien im Darm beeinflussen unter anderem das Gehirn, wie auch der Neurologe David Perlmutter in seinem Buch *Scheißschlau* erläutert. Die Darmbakterien produzieren mehr chemische

Mediatoren wie Serotonin und Dopamin als die Gehirnzellen selbst. Deshalb werden bestimmte Probiotika »Bakterien fürs Gehirn« genannt und mit Erfolg eingesetzt, um Depressionen, Angstzustände und andere psychische Probleme zu behandeln.

Diese Bakterien tragen dazu bei, dass die Darmwand gesund bleibt. Wie bereits erwähnt, verursachen Proteine wie Gluten, Gliadin und Kasein Entzündungen und Löcher in der Darmwand, durch die unverdaute Proteine und andere kleinste Nahrungsmittelbestandteile ins Blut gelangen und eine Immunreaktion auslösen. Die nützlichen Darmbakterien beugen also dem »Leaky-Gut«-Syndrom vor, das die Ursache der meisten Autoimmunkrankheiten und neurodegenerativen Erkrankungen ist: Alzheimer, Multiple Sklerose, Parkinson, Autismus und andere. Die Symptome des »Leaky-Gut«-Syndroms sind Durchfall, Bauchauftreibung, Blähungen, Verdauungsstörungen, Schlafstörungen, Müdigkeit, Energiemangel, Gelenkschmerzen, Hautausschläge, Migräne, Benommenheit, Angstzustände und Depressionen.

Wie Perlmutter schreibt, können wir uns die Bakterien, die in uns leben, als Gäste vorstellen, weil sie unseren Tisch mit uns teilen. Letztlich essen sie das, was wir essen. Wie Perlmutter bin ich der Meinung, dass wir alles über das Mikrobiom lernen müssen, weil es in der Medizin der Zukunft eine wichtige Rolle spielen wird.

Bisher haben wir geglaubt, wir könnten unsere Probleme mit Therapien lösen, die auf unser Genom einwirken. Dieses Genom besteht, wie wir seit 2003 wissen, aus 23 000 Genen. Die entsprechenden Therapien boten jedoch nicht die endgültige Lösung, weil die Gene letztlich nur für zehn Prozent der Krankheiten verantwortlich sind. Die restlichen 90 Prozent werden von Umweltfaktoren verursacht.

So wurde eine neue Wissenschaft geboren: die Epigenetik. Sie lehrt uns, dass wir unsere Gene modulieren oder beeinflussen können, indem wir ihre Expression verändern oder sie sogar deaktivieren. Wir wissen heute, dass unser Mikrobiom mit entscheidet, wie unsere Gene aktiviert werden, indem es sie ein- oder abschaltet – je nach Quantität und Qualität der Darmbakterien. »Sie können zwei Menschen das gleiche Medikament geben und sie werden unterschiedlich darauf ansprechen, nicht wegen ihrer Gene, sondern wegen der Gene ihres Mikrobioms«, sagt Ramy K. Aziz, ein Mikrobiologe im Fachbereich Pharmazie der Universität Kairo.[2]

Perlmutter bestätigt: »Das Darmmikrobiom stellt 99 Prozent der DNS unseres Körpers und es ist ziemlich empfindlich und durch unsere Lebensweise, vor allem durch unsere Ernährung, formbar. Es ist eine Art Tanz zwischen den Darmbakterien und unserer eigenen DNS. Die Darmbakterien beeinflussen die Expression unserer 23 000 Gene. Es lohnt sich, daran zu denken! Die Bakterien, die in uns leben, verändern unsere Genexpression ständig.« Dazu möchte ich anmerken, dass »Vitamin« D$_3$ rund 2000 Gene unseres Genoms, also zehn Prozent, beeinflusst.

Perlmutter fügt hinzu: »Unser Genom hat sich seit Tausenden von Jahren nicht verändert. Doch jetzt, ganz plötzlich, verändern wir unsere Darmbakterien und damit auch die Signale, die wir an unsere DNS senden. Auf diese Weise rufen wir immer mehr Probleme hervor, zum Beispiel freie Radikale, oxidativen Stress und Entzündungen. Das ist ein sehr starker Eingriff, der mehrere Krankheiten zur Folge haben kann. Während des Medizinstudiums haben wir nichts über die Darmbakterien und ihren Einfluss auf das Gehirn gelernt, obwohl es sich hier um Wissenschaft auf der höchsten Ebene handelt. Unsere angesehensten Wissenschaftler und unsere von Experten begutachtete Fachliteratur sind der Auffassung, dass unsere Darmbakterien nicht nur starken Einfluss auf das Gehirn haben, sondern dass wir sie auch verändern können – indem wir Probiotika einnehmen und Nahrungsmittel essen, die reich an Präbiotika sind, um das Wachstum guter Bakterien zu fördern, und indem wir sogar aggressivere Therapien anwenden (zum Beispiel eine Stuhltransplantation).«

Der Zusammenhang zwischen dem Mikrobiom und Autoimmunkrankheiten

»Entzündungen sind das Markenzeichen der Autoimmunkrankheiten, zum Beispiel der Multiplen Sklerose, der ALS, des Morbus Crohn und des Reizdarms«, schrieb Joseph Mercola[3] und bezog sich dabei auf die Ausführungen Perlmutters. Mercola gibt in seinem Artikel die Erläuterungen Perlmutters folgendermaßen wieder: »Viele Faktoren, die die Durchlässigkeit der Blut-Hirn-Schranke beeinflussen, ähneln anderen, die den Darm beeinflussen. Deshalb kann ein durchlässiger Darm ebenso leicht neurologische Krankheiten hervorrufen wie andere Autoimmunkrankheiten.« Wir zahlen einen hohen Preis dafür, dass wir unseren Darm misshandeln.

Da genetisch veränderte Nahrungsmittel, Umweltgifte und Antibiotika die Zusammensetzung der Darmflora verändern, verursachen sie eine Dysbiose, also ein Ungleichgewicht der Darmflora. Gelegentliche Entzündungen sind physiologisch, aber zu viele sind nicht normal, und durch den Verzehr von Gluten heizen wir Entzündungen an und machen den Darm durchlässiger, was sich schon 36 Stunden nach einem Glutenkonsum zeigt.

Wir müssen die Darmbarriere wiederherstellen, um Autoimmunprozesse – wie sie bei Lupus erythematodes, Sklerodermie, Psoriasis, Hashimoto-Thyreoiditis und anderen Erkrankungen ursächlich sind – zu stoppen. Je durchlässiger der Darm ist, desto größer ist das Risiko für Autoimmunkrankheiten. Die Wiederherstellung dieser Barriere ist ein wichtiger Schritt in der Behandlung der Autoimmunkrankheiten. Mercola schreibt dazu: »Die Durchlässigkeit der Darmwände lässt sich messen, wenn wir auf einen Stoff namens Lipopolysaccharid (LPS) achten, der bestimmte Arten von Darmbakterien bedeckt. Ein hoher Antikörperblutspiegel gegen LPS ist ein Marker für einen krankhaft durchlässigen Darm. LPS ist selbst ein starker Entzündungsauslöser. Hohe LPS-Blutwerte verschlimmern die Entzündungen im ganzen Körper, auch im Gehirn, erheblich. Alzheimer und ALS hängen beispielsweise mit einem sehr hohen LPS-Spiegel zusammen.«

KRANKHEITEN, DIE EIN KRANKHAFT DURCHLÄSSIGER DARM VERURSACHT

- Diabetes
- Autismus
- Huntington-Krankheit
- Schilddrüsenunterfunktion
- Porphyrie
- Dermatitis herpetiformis Duhring
- Rheumatoide Arthritis
- Vitiligo (Weißfleckenkrankheit)
- Zöliakie
- Spondylarthropathie

- Chronisches Fatigue-Syndrom
- Unfruchtbarkeit
- Schizophrenie
- Non-Hodgkin-Lymphom
- Multiple Sklerose
- Lupus erythematodes
- Akne
- Pankreasinsuffizienz
- Narkolepsie
- Morbus Crohn

KAPITEL 5

MODERNE KRANKHEITEN UND NEUE BEHANDLUNGSMETHODEN

ANGST UND STRESS – DIE BESTEN THERAPIEN

Angst ist eine natürliche und nützliche Reaktion. Wenn etwas Schlimmes ge-schehen könnte, ist die Angst davor normal, weil wir uns nicht mehr sicher fühlen. Stress hilft uns, auf eine neue Situation zu reagieren. Der Organismus mobilisiert gespeicherte Energie und stellt sie uns sofort zur Verfügung, so-dass wir eine Gefahr abwehren können.

Angst ist eine normale Reaktion auf Stress und sie ist nicht auf Menschen beschränkt. Aber Angst kann uns auch lähmen und schwächen, wenn sie als unangemessene Reaktion auf alltägliche Ereignisse auftritt. Dann sind wir dauernd angespannt und erwarten ständig, dass etwas oder jemand unser körperliches und seelisches Wohlbefinden bedrohen wird.

Körperliche Symptome, die mit Angst und chronischem Stress zusam-menhängen, sind Muskelverspannungen, Schmerzen in der Brust, Herzklop-fen, Kopfschmerzen, ein Gefühl der Atemnot, Frösteln und Schwitzen. Vie-le Betroffene sind nervös, gereizt und unkonzentriert und schlafen schlecht.

Die Schulmedizin versucht, Angst nicht nur mit Psychotherapie zu lin-dern, sondern auch durch zahlreiche Psychopharmaka. Diese beeinflussen Neurotransmitter wie Dopamin, Noradrenalin, Adrenalin, Acetylcholin und Serotonin, indem sie deren Abbau oder Wiederaufnahme blockieren, Rezep-toren hemmen oder aktivieren. So können Neurotransmitter die Stimmung künstlich verändern. Es ergibt keinen Sinn, dass Portugal nach Uruguay das Land mit dem höchsten Verbrauch von Anxiolytika (angstlindernden Medikamenten) ist und dass der Konsum von Antidepressiva von 2000 bis 2012 um 240 Prozent und der Konsum von Antipsychotika im gleichen Zeitraum um 171 Prozent gestiegen ist. Die klassischen psychoaktiven Medikamente beeinflussen nicht die Ursachen der Angst, also die hormonellen und metabolischen Ungleichgewichte, die entstehen, wenn der Körper versucht, sich chronischem Stress anzupassen.

Eine gute Therapie muss daher die Risikofaktoren berücksichtigen, die meist mit Angst einhergehen: Das Blut enthält zu viel Homocystein, aber zu wenig Steroidhormone wie Pregnenolon, DHEA, Testosteron, Östradiol und Progesteron. Das erfordert eine Modulation mit bioidentischen Hormonen. Leider geht die Schulmedizin nicht immer auf diese Faktoren ein, was sicherlich zu ihrer geringen Erfolgsquote von 50 Prozent beiträgt.

Psychotrope Medikamente sind offenbar auf Dauer nicht die beste Lösung. Portugiesische Ärzte neigen dazu, Benzodiazepine zu verordnen, um Stress zu behandeln. Das ist bedauerlich, weil diese Mittel abhängig machen. Die Patienten müssen die Dosis erhöhen, um langfristig die gleiche Wirkung zu erzielen. Außerdem haben sie Nebenwirkungen. Wie bereits erwähnt, ist Portugal nach Uruguay und Belgien das Land, in dem die meisten Rezepte für angstlindernde Medikamente ausgestellt werden. Selbst wenn es stimmt, dass psychoaktive Substanzen dank ihrer sedierenden Wirkung Angstsymptome lindern können, müssen wir ihre zahlreichen Nebenwirkungen berücksichtigen, unter anderem Müdigkeit, Benommenheit, Gedächtnisstörungen und verminderte Libido.

Wenn ein Patient an Anxiolytika gewöhnt ist, muss ich ihn um Geduld bitten, denn es dauert einige Zeit, diese Substanzen aus dem Körper zu schaffen und einer Abhängigkeit vorzubeugen. Was also ist die Alternative? Nun, wenn man bedenkt, dass Angst viele Gesichter hat, muss man sie umfassend behandeln, um die Symptome zu lindern. Patienten sollten sich ausreichend bewegen und folgende Nährstoffe zu sich nehmen:

- »Vitamin« D_3: Ein niedriger »Vitamin«-D_3-Blutspiegel verschlimmert die Angst nach und nach.
- N-Acetylcystein (NAC): Diese Substanz trägt zur Synthese von Glutathion (des wichtigsten körpereigenen Antioxidans) bei und verbessert daher die Stimmung.

- B-Vitamine in ausreichender Menge: Gute Quellen sind unter anderem Leber, Brokkoli, Fleisch, Linsen, Lachs, Nüsse und Mais.
- Vitamin C: durch das Essen oder als Supplement
- Aminosäuren: zum Beispiel Tryptophan, das über mehrere Zwischenschritte in Serotonin umgewandelt wird; sowie L-Phenylalanin und Tyrosin, die Vorläufer des Dopamins und des Noradrenalins. Beide versorgen den Organismus mit den Stoffen, die er braucht, um Neurotransmitter zu produzieren und Angst und Depressionen zu lindern.
- Essenzielle mehrfach ungesättigte Fettsäuren wie Omega-3-Fettsäuren (EPA und DHA): Gute Quellen sind Nüsse, fetter Fisch (unter anderem Lachs und Sardinen), Schalentiere, Eier und Leinsamen. Diese Fettsäuren verbessern die Stimmung und lindern Angst.
- Magnesium hängt eng mit Stress zusammen: Die Symptome verschlimmern sich, wenn der Magnesiumspiegel sinkt. Wenn Sie jeden Tag vor dem Schlafengehen Magnesium einnehmen, werden weniger Stresshormone ausgeschüttet. Die Stresssymptome, beispielsweise Muskelverspannungen und Herzklopfen, nehmen ab.
- Rosenwurz senkt den Cortisolspiegel, steigert die kognitiven Fähigkeiten und lindert Angst.
- Und schließlich auch Ginkgo biloba oder L-Theanin, die Angst lindern, indem sie GABA (Gamma-Aminobuttersäure) aktivieren. Sie wirken synergistisch mit Stressabbau und gesunder Lebensweise: wenig Alkohol, Kaffee, Tabak, Gluten, Kasein und Zucker.

Therapieren Sie Angst und Stress nicht selbst, sondern konsultieren Sie einen Arzt, und lehnen Sie Medikamente nicht grundsätzlich ab.

DEPRESSION: WIE SIE NEUE LEBENSFREUDE FINDEN[1]

Die Depression ist ein seelischer Zustand, den neun typische Symptome kennzeichnen. Wenn mindestens fünf dieser Symptome über mindestens zwei Wochen lang täglich vorliegen, leidet der Betroffene an einer Depression:

- Anhaltende Traurigkeit
- Kein Interesse oder keine Freude an irgendeiner Aktivität
- Appetitlosigkeit und Gewichtsabnahme oder -zunahme
- Schlafstörungen (zu wenig oder zu viel Schlaf)
- Unruhe oder Apathie
- Schnelle Ermüdbarkeit
- Unbegründete Schuldgefühle
- Konzentrationsschwäche
- »Düstere« Gedanken, zum Beispiel an den Tod oder an Suizid

Auch die Depression ist eine Krankheit mit vielen Gesichtern. Sie ist die Folge unterschiedlicher psychischer, sozialer und biologischer Faktoren, die den seelischen Zustand beeinflussen. Mögliche Ursachen sind unter anderem eine schwere Krankheit oder der Verlust eines Angehörigen. Auch schwierige und verstörende Ereignisse, zum Beispiel Dauerstress, der Verlust des Selbstbewusstseins, moralische Konflikte, Einsamkeit oder Scham in der Kindheit können später eine Depression auslösen. Deshalb muss die Therapie alle vorhandenen Ungleichgewichte berücksichtigen.

Auf der biochemischen Ebene ist die Depression eine Störung der Botenstoffe im Gehirn, vor allem des Serotonins und des Noradrenalins. Dabei spielt nicht nur die Synthese dieser (und vielleicht auch anderer) Neurotransmitter eine Rolle, sondern auch ihre Freisetzung, ihr Transport und ihre Bindung an Rezeptoren.

Neuere Studien bringen Depression mit mehreren Stoffwechselstörungen in Verbindung, zum Beispiel mit Entzündungen, Insulinresistenz, oxidativem Stress und – äußerst interessant – auch mit einer Funktionsstörung der Mitochondrien. Hormone spielen ebenfalls eine erhebliche Rolle bei der Depression, vor allem Stresshormone (Glukokortikoide) und Geschlechtshormone (Testosteron, Progesteron und Östrogen). Viele depressive Menschen leiden an Hormonstörungen, diese tragen erheblich zu den Symptomen bei.

Die moderne Medizin verlässt sich sehr auf psychoaktive Medikamente, die den Gehirnstoffwechsel beeinflussen. Leider liegt die Erfolgsquote der medikamentösen Therapie meist unter 50 Prozent und die Präparate haben in der Regel mehrere Nebenwirkungen. Unter anderem können sie eine besorgniserregende Neigung zu Suizidgedanken auslösen.

Wir müssen uns der komplexen Natur der Depression stellen und eine umfassende Therapie entwickeln, die Veränderungen der Lebensweise, Verhaltens- oder Syntonic-Therapie, Stressabbau, die Wiederherstellung des hormonellen Gleichgewichts und ein maßgeschneidertes Ernährungs- und Supplementprogramm mit einschließt. Diese Therapie sollte die schulmedizinische Therapie ergänzen und in manchen Fällen ersetzen. Ziel ist es, die Biochemie des Gehirns ins Gleichgewicht zu bringen. Wir alle wissen, wie wichtig körperliche Bewegung für die Produktion der Endorphine ist. Diese wirken nicht nur antidepressiv, sondern auch angstlösend, schmerzlindernd und aufheiternd.

Kurz gesagt, die Schulmedizin vernachlässigt meist die folgenden mit Depressionen zusammenhängenden Faktoren:

- Hormonelle Störungen: Sie erfordern eine Modulation mit bioidentischen Hormonen und eine ausreichende Versorgung mit Nährstoffen:
  - Probiotika harmonisieren die Darmflora.
  - Curcumin dämmt chronische Entzündungen ein, die zur Depression beitragen. Ein Indiz dafür ist ein hoher Zytokingehalt des Blutes.
  - Omega-3-Fettsäuren (die kurzkettigen mehrfach ungesättigten Fettsäuren EPA und DHA) lindern die Symptome erheblich.
  - Aminosäuren, zum Beispiel Tryptophan (ein Vorläufer von Serotonin) und L-Tyrosin (ein Vorläufer für Dopamin und Noradrenalin), haben bei Depressionen positive Effekte.
  - »Vitamin« D3, unser wichtigstes Hormon, hat eine starke antidepressive Wirkung.
  - Johanniskraut ist eine gut verträgliche Pflanze ohne Nebenwirkungen.
  - Zink beeinflusst den Serotoninspiegel, das Immunsystem und die Gehirnaktivität.
- Oxidativer Stress und Funktionsstörungen der Mitochondrien: Dagegen helfen bestimmte Antioxidantien, unter anderem Vitamin C, Vitamin E und Selen. L-Carnitin und Coenzym Q10 unterstützen die Mitochondrien ebenfalls.
- Insulinresistenz: Sie erfordert bisweilen die Anwendung von Metformin.

Sobald diese Störungen behoben sind – unter ärztlicher Kontrolle – verbessert sich die Prognose erheblich. Versuchen Sie nicht, sich selbst zu behandeln, und ziehen Sie auch Medikamente in Betracht, vor allem Serotonin- und Norepinephrin-Wiederaufnahmehemmer, Monoaminoxidasehemmer und trizyklische Antidepressiva.

FIBROMYALGIE, DIE RÄTSELHAFTE KRANKHEIT

Typisch für die Fibromyalgie ist eine Störung des Zentralnervensystems. Dabei interpretiert das Gehirn die Reize, die es empfängt, falsch. Es handelt sich nicht um eine neurodegenerative Krankheit und nicht um eine Autoimmunkrankheit. Sie ist schwer zu diagnostizieren, denn die sehr unspezifischen Schmerzen können Begleiterscheinung auch vieler anderer Krankheiten sein. Fibromyalgie befällt hauptsächlich Frauen in den 50ern, aber auch Männer. Kennzeichnend für die Fibromyalgie sind folgende Symptome und Anzeichen:

- Unerklärliche Schmerzen in verschiedenen Körperbereichen, die sehr stark sein können und oft in zwei unterschiedlichen Bereichen zugleich auftreten. Insbesondere die sogenannten Tender Points am Hals, in den Schultern, an den Ellbogen, in den Knien, an den Hüften und im Rücken reagieren schmerzempfindlich auf Druck.
- Muskelsteifheit, besonders morgens
- Taubheit, Prickeln und Muskelzuckungen in den Armen und Beinen
- Extreme chronische Müdigkeit
- Migräne oder Spannungskopfschmerz
- Unerträgliche Schlafstörungen
- Schwere Depression mit abnormen Serotoninspiegeln, die zum Suizid führen kann
- Kognitive Störungen, Desorganisation, Konzentrationsschwäche, Vergesslichkeit
- Sexuelle Störungen
- Gewichtsschwankungen
- Reizdarm
- Blasen- und Nierenstörungen
- Chronische Angst, chronischer Stress
- Mangelndes Interesse an täglichen Pflichten

Um Fibromyalgie auszuschließen, müssen die folgenden Werte erhoben werden:

- Ein vollständiges Blutbild mit roten und weißen Blutkörperchen
- Serumprotein-Elektrophorese (SPEP oder SPE)
- Blutsenkungsgeschwindigkeit (BSG)
- Blutionogramm
- C-reaktives Protein (CRP)
- Kalzium
- Phosphat
- TSH
- T_3 und T_4
- Kreatinphosphokinase (CPK)
- Laktatdehydrogenase (LDH)
- Alanin-Aminotransferase (ALAT, ALT)
- Aspartat-Aminotransferase (ASAT, AST)
- Test auf rheumatoide Arthritis
- Elektromyogramm (EMG)

Wenn ein Patient tatsächlich an Fibromyalgie leidet, ergeben alle diese Tests keine Anomalie – es handelt sich also um eine Ausschlussdiagnose.

Die schulmedizinische Behandlung

Die Schulmedizin behandelt die Fibromyalgie mit Antidepressiva – unter anderem mit Amitriptylin (Saroten u. a.) – sowie mit krampflösenden Medikamenten. Pregabalin war das erste, das für diese Indikation zugelassen wurde. Diese Arzneimittel lindern die Schmerzen, haben aber unerwünschte Nebenwirkungen, zum Beispiel Gewichtszunahme, Schwindel und Benommenheit.

Was ich empfehle

Um die Symptome dieser schmerzhaften, sehr belastenden Krankheit zu lindern, empfehle ich:

- »Vitamin« D_3 in hoher Dosis (10 000 bis 100 000 I.U.), Magnesiumcitrat, Melatonin, SAMe (S-Adenosylmethionin), 5-HTP (Hydroxitryptamin), Coenzym Q10, L-Carnitin, Omega-3-Fettsäuren, Vitamin A, Vitamin C, Vitamin E, B-Vitamine, DHEA (Frauen: 25 Milligramm, Männer: 50 Milligramm täglich), Curcumin und Probiotika
- Transferfaktoren: Dies sind Eiweißmoleküle des Immunsystems, die aus Rinder-Kolostrum und Hühnereiern gewonnen und von Menschen sehr gut vertragen werden. Sie werden von Lymphozyten produziert und enthalten 44 Aminosäuren. Transferfaktoren sind wirksame Modulatoren für das Immunsystem. Dadurch fördern sie das allgemeine Wohlbefinden. Es gibt keine Kontraindikationen. Nehmen Sie täglich 1200 bis 6000 Milligramm ein.
- Naltrexon in geringer Dosis: 4,5 Milligramm zwischen 21 und 24 Uhr
- Bioidentische Hormone Ihrem persönlichen Hormonprofil entsprechend
- Psychosomatische Therapien wie Entspannungsmassage, Hypnose, Meditation, Sophrologie und Biofeedback

KREBS

Da jeder Mensch Träger von Krebszellen ist, müssen wir drei wichtige Fragen stellen:

1. Was bewirkt, dass diese Zellen bösartig werden?
2. Wie entwickelt sich Krebs?
3. Was entscheidet, ob die Krebszellen sich ausbreiten?

Es gibt Hinweise auf Faktoren, die für die Entstehung von Krebszellen verantwortlich sind und/oder zu ihrer Ausbreitung beitragen. Die folgenden Karzinogene gelten als die wichtigsten Risikofaktoren:

- Tabak ist der Hauptrisikofaktor. Er ist verantwortlich für mehr als 33 Prozent der Tumore bei Männern und zehn Prozent bei Frauen.
- Asbest ist die Ursache von 80 Prozent der Mesotheliome, einer seltenen Art von Bindegewebstumoren.

- Zu lange Aufenthalte in der Sonne erhöhen das Hautkrebsrisiko (Melanome und Epitheliome) erheblich. Vernünftiges Sonnenbaden ist jedoch nützlich und senkt das Risiko für bestimmte Krebstypen, vor allem für Darmkrebs.
- Strahlung: Röntgenaufnahmen, Mammografie, Tomografie, Strahlentherapie, Handys und kosmische Strahlen.

Aber wo finden wir den Ursprung des Krebses auf zellulärer Ebene? Krebs beginnt als schlichte Zelle, die ihre Gene bei der Teilung nicht korrekt kopiert. Eine Zelle besteht unter anderem aus Desoxyribonukleinsäure (DNS), die diese Erbinformationen beziehungsweise Gene enthält. Das DNS-Reparatursystem ermöglicht die rasche Reparatur solcher Fehler. Doch jedes Mal, wenn die DNS einer Zelle sich teilt, damit zwei Tochterzellen daraus entstehen, kann es zu Fehlern kommen. Einige dieser Fehler haben positive Folgen, andere verändern Proteine so, dass Zellen schneller altern oder sich zu Krebszellen entwickeln. Solche Fehler sind normal, weil der menschliche Körper aus über zehn Billionen Zellen besteht, die sich ständig teilen. Insgesamt entartet von einer Million Zellen weniger als eine.

Das Problem ist, dass die Leistungsfähigkeit des Reparatursystems nachlässt, wenn wir älter werden. Aber auch Umweltverschmutzung, Nährstoffmängel, chronische Entzündungen und andere Faktoren spielen dabei eine Rolle. Werden die Genschäden nicht repariert, führen sie zu Mutationen und möglicherweise zur Vermehrung der entarteten Zellen. Es gibt mehrere Arten von Krebs. Sie werden oft nach dem Gewebe benannt, in dem sie entstehen:

- Karzinome entstehen im Epithel, dem Deckgewebe der Haut und Schleimhaut.
- Sarkome entstehen im Bindegewebe, zum Beispiel in den Knochen.
- Einige Krebsarten befallen das Blut. Beispiele sind Lymphome, multiple Myelome und Leukämie, die sich im Knochenmark bilden, in dem Blutzellen produziert werden.
- Blastome entstehen in Stammzellen.

Doch jeder Krebs hat auch eine Geschichte – eine Geschichte degenerierter Zellen, die die Macht im Körper übernehmen. Manche degenerativen Krankheiten hindern Zellen daran, sich korrekt zu teilen, und führen so zur Entartung von Geweben.

Krebszellen nutzen verschiedene Regulationsmechanismen und »Umweltbedingungen«, um sich vermehren zu können. Ihre Entstehung lässt sich nicht verhindern, wenn wir altern. Aber sie unterliegen einer langen Entwicklung, die mit einer kranken Zelle beginnt und mit einem tödlichen Tumor endet. Wir unterscheiden sechs Phasen.

Phase 1 – Initiation

Dieser Prozess wird von einer entarteten Zelle ausgelöst. Im Rahmen von 360 Krebsarten wurden bisher etwa 30 000 verschiedene Mutationen gefunden.

Phase 2 – Ausbruch

In diesem Stadium verselbständigt sich die Entwicklung der Krebszellen. Wir alle sind Träger von Krebszellen, doch nicht bei allen Menschen gelingt es einer entarteten Zelle, den Organismus zu unterwandern.

Das Immunsystem beseitigt jeden Tag ein Dutzend Krebszellen. Doch diese Arbeit kann auch schiefgehen, etwa wegen Erschöpfung oder wegen eines Mangels an Nährstoffen, zum Beispiel von »Vitamin« D_3 und Zink. Solche Mangelzustände halten die natürlichen Killerzellen davon ab, ihre Aufgaben effizient zu erfüllen. Deshalb können einige Krebszellen überleben.

Zum Glück stoßen sie dann auf ein weiteres Hindernis: auf das Protein p53, das man auch als »Wächter des Genoms« bezeichnet. Mit seiner Hilfe werden abnorme Zellen aufgespürt und zum Selbstmord gezwungen, denn in jeder Zelle gibt es ein Selbstzerstörungsprogramm. Es sichert ab, dass abnorme Zellen absterben. Dieser programmierte Tod wird Apoptose genannt.

p53 ist ein Tumorsuppressor. In der Hälfte aller Krebsfälle ist seine Effizienz jedoch vermindert, weil Zinkmangel oder Schwermetalle die p53-eigenen Gene verändert haben. Deshalb versagt das zweite Abwehrsystem häufig. Vor Kurzem entdeckten Wissenschaftler, dass manche Proteine, die sogenannten MDM, das Schutzsystem des p53 besonders häufig vernichten. MDM steht für *murine double minute*, das sind winzige Doppel-Chromatinstücke in Tumorzellen, die zuerst in Mäusen gefunden wurden.

Darum geht es, kurz gesagt, beim Ausbruch von Krebs: Eine Krebszelle, die dem Abwehrsystem des Körpers entkommen ist, reproduziert sich.

Phase 3: Promotion

Wenn eine mutierte Zelle sich irgendwo festgesetzt hat, tragen mehrere Faktoren zu ihrer Entwicklung bei und fördern die Ausbreitung des Krebses. Dazu gehören vor allem synthetische Geschlechtshormone, und zwar hauptsächlich Östrogene und Progesteron, die das Risiko für Brustkrebs und für den Krebs der Gebärmutterschleimhaut erhöhen. Im Gegensatz dazu haben bioidentische Hormone diese Wirkung nicht. Zu den krebsfördernden Substanzen zählen außerdem Umweltgifte, Pestizide sowie Bestandteile bestimmter Kosmetika, Sonnenschutzmittel, Deodorants und Plastikbehälter, die die Wirkungen der Östrogene imitieren. Insulin und Entzündungen müssen ebenfalls erwähnt werden. Ein Krebs kann sich nicht entwickeln und keine Metastasen bilden, ohne dass sich das Gewebe in der Umgebung des Tumors entzündet.

Phase 4: Invasion

Der Tumor durchbricht mithilfe von Proteasen (das sind Enzyme, die Proteine abbauen) die Barrieren, die das Bindegewebe errichtet hat, und dringt in benachbartes Gewebe ein.

Phase 5: Koloniebildung

Krebszellen können über das Blut und das Lymphsystem Kolonien bilden, die weit von ihrem Entstehungsort entfernt sind; sie siedeln sich dort an und vermehren sich.

Phase 6: Immortalisierung

Der Tumor wird unsterblich, indem sich seine Zellen immer wieder und ohne Unterlass teilen. Im Gegensatz dazu teilen sich normale Zellen nur einige Male und sterben dann ab.

Zu einer »Anti-Krebs-Ernährung« gehören

- der Verzehr von Pflanzen, die reichlich Polyphenole enthalten: Grüntee, Rotwein (in kleinen Mengen), buntes, frisches Obst und Gemüse, Knoblauch, Zwiebeln, Brokkoli, Kohl, Blumenkohl, Curcuma, Sojaprodukte, Algen, Pilze und viele andere,
- ein verminderter Konsum tierischer Nahrungsmittel,
- der Verzicht auf Nahrungsmittel, die Gluten enthalten, und auf Milchprodukte.

Zur Krebsvorbeugung gehört auch eine ausgewogene Nahrungsergänzung mit Vitaminen und Mineralien, die eine wichtige Rolle bei der Apoptose (der Selbstzerstörung von Krebszellen) spielen. Notwendig sind »Vitamin« D_3 (zusammen mit Vitamin K_2), Magnesium und die Vitamine A, C und E. Letztere verhindern Krebs, indem sie freie Radikale neutralisieren und das Immunsystem aktivieren. Folat senkt das Krebsrisiko, weil es zur DNS-Methylierung beiträgt. Außerdem müssen Vitamin B_{12} und Zink supplementiert werden.

Zusätzlich zur schulmedizinischen Therapie können Patienten den Krebs mit bioidentischen Hormonen (entsprechend ihrem Hormonprofil) und folgenden Nahrungsergänzungsmitteln bekämpfen:

- Transferfaktoren: Dies sind Eiweißmoleküle des Immunsystems, die aus Rinder-Kolostrum und Hühnereiern gewonnen und von Menschen sehr gut vertragen werden. Sie werden von Lymphozyten produziert und enthalten 44 Aminosäuren. Transferfaktoren sind wirksame Modulatoren für das Immunsystem. Dadurch fördern sie das allgemeine Wohlbefinden. Es gibt keine Kontraindikationen. Nehmen Sie täglich 1200 bis 6000 Milligramm ein.
- Naltrexon in geringer Dosis: 4,5 Milligramm zwischen 21 und 24 Uhr

AUFMERKSAMKEITSDEFIZIT-/ HYPERAKTIVITÄTSSTÖRUNG (ADHS)

ADHS kommt am häufigsten bei Kindern vor. An dieser neuropsychiatrischen Störung leiden drei bis elf Prozent der Kinder, und zwar deutlich mehr Jungen als Mädchen. Dem diagnostischen und statistischen Leitfaden psychischer Störungen (DSM-IV) zufolge ist die ADHS eine Verhaltensänderung, die häufiger bei Kindern diagnostiziert wird. Das Aufmerksamkeitsdefizit gilt als Impulsivitätsstörung. Man unterscheidet drei Gruppen von Symptomen:

- Aufmerksamkeitsdefizit: Unfähigkeit, Aufgaben zu lösen, und das Meiden aller Aufgaben, die Aufmerksamkeit erfordern
- Motorische Hyperaktivität: Unfähigkeit, sich still zu verhalten, und eine starke, ineffektive und planlose Unruhe
- Impulsivität: Das Bedürfnis, etwas zu tun, und die Neigung, Aktivitäten anderer zu unterbrechen. Kindern mit ADHS fällt auch das Warten schwer.

Weitere mögliche ADHS-Symptome sind:

- Angst
- Neigung zum Streit
- Depression
- Neigung zum Drogenkonsum
- Schlafstörungen

Wir kennen die Ursachen der ADHS zwar noch nicht genau, aber sie wird mit Sicherheit von einem Zusammenspiel genetischer, Umwelt- und Ernährungsfaktoren verursacht. Es gibt einige Hinweise darauf, dass Menschen mit ADHS nicht genügend Neurotransmitter – zum Beispiel Serotonin, Dopamin und Noradrenalin – produzieren und dass sie dieses Defizit durch Verhaltensweisen kompensieren, die die Ausschüttung dieser Neurotransmitter ankurbeln. Möglicherweise besteht bei ihnen auch ein Mangel an Myelin.

Die Diagnose

Da es keine spezifischen molekularbiologischen Tests gibt, ist die Diagnose dieser Störung ziemlich schwierig. Das DSM-IV (revidierter Text) setzt für die Diagnose die im Folgenden beschriebenen Feststellungen voraus.

1. Sowohl A als auch B müssen zutreffen:
   A: Bei dem Kind müssen seit mindestens sechs Monaten mindestens sechs der folgenden Symptome in unangemessenem Ausmaß vorliegen:
   - Das Kind ist ständig unfähig, auf Details zu achten, oder es macht bei Hausarbeiten oder anderen Aktivitäten Flüchtigkeitsfehler, weil es sich ablenken lässt.
   - Das Kind ist ständig unfähig, bei verschiedenen Aufgaben oder Spielen seine Aufmerksamkeit aufrechtzuerhalten.
   - Das Kind beachtet Leute, die es ansprechen, offenbar nicht.
   - Das Kind ist ständig unfähig, Anweisungen zu befolgen und seine Hausarbeiten oder andere Pflichten/Arbeiten zu beenden.
   - Das Kind ist ständig unfähig, Aktivitäten zu planen und zu strukturieren.
   - Das Kind vergisst oft Aktivitäten, zum Beispiel Schularbeiten, die zu lange zu viel geistige Anstrengung erfordern, oder es versucht, solche Tätigkeiten zu vermeiden oder führt sie nur widerwillig aus.
   - Das Kind verliert oft das Material, das es für Aufgaben und Tätigkeiten braucht (zum Beispiel Bücher, Stifte, Hefte).
   - Das Kind lässt sich leicht von äußeren Reizen ablenken.
   - Das Kind wird bei alltäglichen Aktivitäten oft vergessen.
   B: Bei dem Kind müssen seit mindestens sechs Monaten mindestens sechs der folgenden Symptome vorliegen:
   - **Hyperaktivität**
     - Das Kind bewegt ständig die Hände und Füße und es fällt ihm schwer, still zu sitzen.
     - Das Kind rennt und klettert oft ohne Grund.
     - Das Kind steht in unangemessenen Situationen vom Stuhl auf, obwohl es sitzen bleiben soll.

- Das Kind ist nur unter Schwierigkeiten in der Lage, ruhig zu spielen oder Freizeitaktivitäten ruhig zu genießen.
- Das Kind ist ständig in Bewegung, immer unterwegs und benimmt sich oft so, als werde es von irgendetwas angetrieben.
- Das Kind redet viel – deutlich mehr als seine Altersgenossen.
- **Impulsivität**
  - Das Kind gibt oft überhastete Antworten, noch bevor die Frage beendet wurde.
  - Das Kind ist unfähig zu warten, bis es an der Reihe ist.
  - Das Kind unterbricht oft Gespräche oder Spiele anderer.

2. Einige Symptome, die zu Problemen führen, sind vor dem siebten Lebensjahr aufgetreten.

3. Einige der von diesen Symptomen verursachten Probleme sind in zwei oder mehr Lebensbereichen vorhanden (zu Hause, in der Schule, bei der Arbeit).

4. Es gibt klare Anzeichen für ein deutliches Nachlassen der schulischen Leistungen, der Arbeitsleistung oder der Leistungen in der Freizeit.

5. Eine andere seelisch bedingte Ursache für die Verhaltensauffälligkeiten – zum Beispiel eine Angststörung oder eine Persönlichkeitsstörung – kann sicher ausgeschlossen werden.

Die schulmedizinische Behandlung

Für die Behandlung der ADHS werden mehrere mentale, körperliche und verhaltensorientierte Methoden eingesetzt, darunter Massage, Meditation und Biofeedback. Moderate bis intensive Bewegung soll den Dopaminspiegel senken. ADHS wird außerdem mit stimulierenden und nichtstimulierenden Medikamenten sowie mit Verhaltenstherapie behandelt.

Stimulierende Substanzen gelten immer noch als Mittel der ersten Wahl. Sie erhöhen die Konzentration einiger Neurotransmitter im Gehirn, vor allem des Dopamins, und haben eine beruhigende Wirkung. Sie gehören jedoch zu den Amphetaminen und haben daher erhebliche Nebenwirkungen, unter anderem verstärken sie die Neigung zu Drogenmissbrauch und Sucht. Mehrere Umfragen haben gezeigt, dass mehr als 90 Prozent der Teenager und College-Studenten in den USA Medikamente missbrauchen. Das beliebteste

Mittel ist Methylphenidat (Handelsname: Ritalin).[2] Es wird leider auch von Jugendlichen eingenommen, die nicht an ADHS leiden. Wenn Kinder es längere Zeit einnehmen, ruft es zum Beispiel Entwicklungsstörungen hervor.[3] Es ist verständlich, dass viele Eltern ihren Kindern diese Medikamente nicht gerne geben.

Zu den nichtstimulierenden Alternativen, die Forscher entwickelt haben, um die Nebenwirkungen der Stimulanzien zu vermeiden, gehören Medikamente, die den Dopamin- und den Serotoninspiegel erhöhen. Beispiele sind Atomoxetin, Bupropion (off-Label) und Modafinil (off-Label).

Was ich empfehle

Ein anderer Ansatz bei ADHS umfasst geeignete körperliche Bewegung (Krafttraining, aerobes Training und Intervalltraining), ausgewogene Ernährung ohne Zucker, Gluten und Kasein sowie folgende Supplemente: essenzielle Fettsäuren (EPA und DHA), L-Carnitin, DHEA, Zink, Glutamin, Vitamin B_6, Phosphatidylserin, L-Theanin, Ginkgo biloba, Ginseng und Pycnogenol.

Da bei 95 Prozent der hyperaktiven Menschen ein Magnesiummangel vorliegt, müssen sie dieses Mineral in ausreichender Dosis zu sich nehmen, am besten als Citrat, zusammen mit der doppelten Dosis Kalzium.

Eine Supplementierung mit der Aminosäure L-Tyrosin, die auch bei Depressionen eingesetzt wird, führte zu überraschenden Ergebnissen ohne die Nebenwirkungen der Amphetamine, zu denen auch Ritalin gehört.

SCHILDDRÜSENUNTERFUNKTION

Millionen Menschen auf der ganzen Welt – manche Experten glauben, es seien 40 Prozent der Erwachsenen (fünfmal mehr Frauen als Männer, vor allem Schwangere) – leiden an Gewichtszunahme, Konzentrationsschwäche, chronischer Müdigkeit, depressiver Verstimmung, niedrigem Blutdruck, Hypoglykämie, Unfruchtbarkeit, Kopfschmerzen, Akne und kognitiven Störungen. Das sind Symptome einer Krankheit namens Hypothyreose. Die Ursache dieser Schilddüsenunterfunktion ist eine Störung einer kleinen Drüse, die mit ihren beiden Lappen und einer verbindenden Brücke wie ein Schmetterling aussieht und sich vor dem Kehlkopf befindet.

Die Schilddrüse ist mit einem jodreichen Protein namens Thyreoglobulin gefüllt. Sie braucht Jod (80 Prozent unserer Jodvorräte sind hier gespeichert) und sie erzeugt drei Hormone:

- Thyroxin (T_4) in größeren Mengen: Das ist eine inaktive Form, die auch Tetrajodthyronin genannt wird, weil sie vier Jodatome hat. Levothyroxin-Natrium ist das synthetisch hergestellte Natriumsalz des Levothyroxins und mit Thyroxin identisch.
- Trijodthyronin (T_3) in kleineren Mengen: Diese aktive Form hat drei Jodatome.
- Calcitonin, auch Thyreocalcitonin genannt: Es ist an der Regulierung des Kalziumhaushalts beteiligt.

T_3 und T_4 sind für verschiedene Körperfunktionen beziehungsweise -systeme wichtig:

- Wärmeproduktion
- Fruchtbarkeit
- Nutzung von Eiweiß, Fett, Kohlenhydraten, Vitaminen, Elektrolyten und Wasser
- Immunsystem des Darms
- Herz-Kreislauf-System
- Zentrales Nervensystem
- Wachstum

Die Schilddrüsenunterfunktion kann ernste Folgen haben, weil sie mit einem Hormonmangel einhergeht. Sie kann zwar in jedem Alter vorkommen, aber am häufigsten leiden Frauen über 50 daran. Gesunde Menschen haben eine kleinere Schilddrüse, die durch Abtasten des Halses – die übliche Methode der Ärzte – schwer zu finden ist. Wenn die Schilddrüse groß und gut sichtbar ist, sprechen wir von einem Kropf. Er wird häufig durch Jodmangel verursacht und kommt dort, wo das Salz jodiert wird, selten vor. Die Regulierung der Schilddrüsenfunktion ist ein komplexer Vorgang.

Der Hypothalamus und die Hypophyse regulieren die T_3- und T_4-Produktion mithilfe des Hormons Thyreoliberin, das auch Thyrotropin Releasing Hormone (TRH) genannt wird. Es stimuliert die Ausschüttung des Hypophysenhormons Thyreotropin, auch Thyroid Stimulating Hormone (TSH) genannt.

Unter dem Einfluss von TSH bildet die Schilddrüse T_4, und zwar aus Jod und der Aminosäure Tyrosin. T_4 wird auch in den Nieren und in der Leber erzeugt. Ein Großteil des Schilddrüsen-T_4 wird in T_3 umgewandelt. Aus dem Rest wird reverses T_3, das bisweilen seine eigene Produktionsdrüse angreift und auf diese Weise die sogenannte Hashimoto-Thyreoiditis verursacht. Dabei handelt es sich um eine bekannte Autoimmunkrankheit, die hauptsächlich zu einer schmerzlosen Schilddrüsenschwellung und starker Müdigkeit führt. Wie viel TRH die Hypophyse ausschüttet, hängt davon ab, wie viel TSH, T_3 und Glukose das Blut enthält. Wenn der Blutspiegel der Schilddrüsenhormone zu niedrig ist, setzt der Hypothalamus TRH frei, das seinerseits die TSH-Ausschüttung ankurbelt, sodass der Organismus mit Schilddrüsenhormonen versorgt wird.

Eine Schilddrüsenunterfunktion hat mehrere Folgen, zum Beispiel:

- Kälteempfindlichkeit
- Niedrige Körpertemperatur
- Kalte, geschwollene Hände und Füße
- Gewichtszunahme – Abnehmen wird schwierig
- Chronische Müdigkeit
- Emotionale Instabilität
- Depressive Verstimmungen
- Gedächtnisstörungen
- Appetitverlust
- Verstopfung
- Haarausfall
- Trockene Haut und trockenes Haar
- Brüchige Nägel
- Muskel- und Gelenkschmerzen
- Energiemangel
- Fruchtbarkeitsstörungen
- Nachlassende Libido
- Menstruationsstörungen
- Seh- und Hörstörungen

Die Diagnose

Bei einer Unterfunktion produziert die Schilddrüse zu wenig Hormone. Die Folge ist ein langsamer Stoffwechsel. Der Hormonmangel kann verschiedene Ursachen haben:

- Altersbedingt geringe T_4- und T_3-Produktion
- Medikamente
- Jodmangel
- Unterfunktion der Hypophyse
- Zu geringe TSH-Produktion
- Erkrankung des Hypothalamus

Die wichtigsten Symptome der Schilddrüsenunterfunktion sind Schwäche und ständige Müdigkeit, Schlafstörungen, Kälte- und Hitzeempfindlichkeit, Verstopfung, Gewichtszunahme, trockene Haut, Haarausfall, Krämpfe sowie eine Neigung zu Infektionen und Depressionen.

Normale Labortests zeigen folgende Ergebnisse:

- Hoher TSH-Wert
- Niedriger Wert des freien T_3
- Niedriger Wert des freien T_4

Wird diese Krankheit nicht angemessen behandelt, drohen erhebliche Beschwerden, darunter eine Vergrößerung der Schilddrüse (Kropf) sowie kognitive Beeinträchtigungen und mit der Zeit sogar Demenz.

Wichtig ist auch, die subklinische Schilddrüsenunterfunktion zu behandeln. Dabei ist der TSH-Wert hoch, während die T_4- und T_3-Werte normal sind.

Eine Studie aus dem Jahr 2010 zeigt, dass 8,3 Prozent der Frauen, die bisher nicht wegen einer Schilddrüsenerkrankung behandelt wurden, an einer subklinischen Schilddrüsenunterfunktion leiden. Die Autoren einer anderen Studie schätzen, dass rund 20 Prozent der Frauen über 60 Jahren von dieser Krankheit betroffen sind. Viele Menschen mit Symptomen der subklinischen Schilddrüsenunterfunktion sind überrascht, wenn es ihnen deutlich besser geht, sobald die Funktion ihrer Schilddrüse sich nach einer Hormonersatztherapie normalisiert. Sie nehmen leichter ab, fühlen sich wohler und altern langsamer.

Hashimoto-Thyreoiditis

Wenn wir die Schilddrüse untersuchen, müssen wir unbedingt eine der häufigsten Ursachen einer Unterfunktion ausschließen: die Hashimoto-Thyreoiditis. Bei dieser Autoimmunkrankheit produziert der Organismus Antikörper, welche die Schilddrüse angreifen. Ein Schilddrüsenfunktionstest und ein Test auf Antikörper im Blut sind notwendig, um eine Diagnose zu bestätigen.

Die Behandlung der Schilddrüsenunterfunktion

Sobald eine Schilddrüsenunterfunktion diagnostiziert wurde, ist eine ausgewogene Hormonersatztherapie ratsam. Sie verfolgt das Ziel,

- die körperliche und seelische Gesundheit zu verbessern,
- optimale und ungefährliche T_3-Werte zu erreichen,
- Alterserscheinungen rückgängig zu machen und
- Krankheitssymptome zu beseitigen.

Die in Portugal und in den USA häufigste Behandlung besteht darin, Hormonmängel mit synthetischem T_4 oder mit der weniger aktiven Form Levothyroxin-Natrium (zum Beispiel Eferox, Euthyrox) zu beheben. Viele Patienten, die diese synthetischen Hormone einnehmen, leiden jedoch weiter an Symptomen, weil sie das T_4 nicht in T_3 umwandeln können. Auch synthetisches T_3 (das reinste T_3) wird angewandt. Da es schnell resorbiert wird, darf man es jedoch nur kombiniert mit T_4 einnehmen.

Warum natürliche Hormone?

Anti-Aging-Mediziner sind der Meinung, dass eine Ersatztherapie in den meisten Fällen mit natürlichen Hormonen erfolgen sollte. Dazu stehen in Deutschland importierte Produkte zur Verfügung, die zum Beispiel T_3 und T_4

sowie kleine Mengen T_1 und T_2 (inaktive Vorläufer von T_3 und T_4) enthalten. Es gibt auch Präparate, die direkt in deutschen Apotheken hergestellt werden. Viele Ärzte glauben, dass die meisten Patienten mit Schilddrüsenunterfunktion unfähig sind, T_4 umzuwandeln. Deshalb sei ein natürliches Hormon die bessere Wahl. Ein weiteres Argument für die Anwendung bioidentischer Hormone ist die Tatsache, dass es in der klinischen Praxis schwierig ist, mit Levothyroxin (einem synthetischen Hormon) einen ausreichend hohen Hormonspiegel zu erreichen, ohne die Schilddrüse zu schädigen.

Die meisten Patienten, die von Levothyroxin-Natrium zu einem bioidentischen Hormon wechseln, fühlen sich damit deutlich besser. Für Ärzte ist es sehr erfreulich, wenn für Patienten, die an den Symptomen der Schilddrüsenunterfunktion gelitten haben, nach der sehr preiswerten Ersatztherapie ein neues Leben beginnt. Viele können zum ersten Mal seit Jahren wieder abnehmen.

Natürlich gibt es Ärzte, die über synthetische Hormone falsch informiert sind und natürliche Hormone daher für minderwertig und nicht standardisiert halten. Nichts könnte weiter von der Wahrheit entfernt sein. Manche Ärzte verordnen natürliche Hormone in einer Anfangsdosis von 15 Milligramm und erhöhen die Menge alle zehn Tage um 15 Milligramm (eine halbe Tablette). Dann bleiben sie oft bei 75 Milligramm täglich. Zu Beginn der Therapie sollte die Dosis niedrig sein, weil eine abrupte Erhöhung des Hormonspiegels zu Herz-Kreislauf-Schäden führen kann. Nach der Einnahme bessern sich häufig die Symptome, der Patient hat mehr Energie und die übliche Lethargie, die es schwer macht, morgens aufzustehen, verschwindet. Zudem nimmt der Patient jetzt leichter ab.

Was eine erfolgreiche Therapie erschwert

Viele Patienten leiden trotz einer Therapie weiter an den Symptomen einer Schilddrüsenunterfunktion. Etwa 40 Prozent der Menschen, die Medikamente einnehmen, haben einen abnorm hohen TSH-Spiegel und fast die Hälfte der Patienten wird nicht ausreichend behandelt. Das zeigt wieder einmal, dass es wichtig ist, die Patienten, ihre Symptome und Laborwerte regelmäßig ärztlich zu kontrollieren.

Auch eine unzureichende Ersatztherapie mit Sexualhormonen, Cortisol und/oder ein Mangel am Wachstumshormon kann dazu führen, dass die

Symptome nicht abklingen. In diesem Fall beschließen viele Ärzte, ihre Anti-Aging-Strategie auszuweiten und, wenn möglich, das Wachstumshormon in die Therapie mit einzubeziehen. Es fördert die Umwandlung von T_4 in T_3, sodass die T_4-Dosis sehr oft verringert werden muss. Die gleiche Wirkung hat Testosteron. Deshalb erfordert die Behandlung der Schilddrüse viel Erfahrung und eine vollständige Analyse des aktuellen Hormonprofils. Dabei dürfen wir neben unseren wichtigsten Hormonen alle anderen nicht vernachlässigen.

Bei der Ersatztherapie mit Schilddrüsenhormonen sollte die Dosis verringert werden,

- wenn der Patient viel sitzt,
- wenn das Klima heiß ist,
- wenn der Patient ausreichend schläft,
- wenn der Patient auch Wachstumshormon und Testosteron erhält,
- wenn die Ersatztherapie von oral verabreichtem Östrogen auf transdermal verabreichtes umgestellt wird,
- wenn bei dem Patienten ein Cortisolmangel vorliegt.

Andererseits muss die eigentliche Ursache einer unzureichenden Umwandlung von T_4 in T_3 ebenfalls beseitigt werden,

- wenn auch ein Selen-, Zink-, Kupfer-, Jod-, Eisen- und Vitamin-A-Mangel vorliegt,
- wenn der Patient Betablocker und Lithium erhält,
- wenn ein Mangel an Wachstumshormon, Testosteron und Melatonin vorliegt,
- wenn Östrogen oral verabreicht wird,
- wenn der Patient übermäßig viel Eiweiß konsumiert,
- wenn der Patient fastet oder wegen einer Lebererkrankung eine kalorienreduzierte Diät einhält.

Viele Patienten mit Schilddrüsenunterfunktion leiden auch an einer Unterfunktion der Nebennieren. Deshalb müssen wir auf den DHEA-Spiegel achten, wenn wir eine optimale Funktion der Schilddrüse anstreben. Es kann vorkommen, dass es einem Patienten, der wegen Schilddrüsenunterfunktion behandelt wird, nur deshalb nicht besser geht, weil die Störung der Nebennieren nicht behandelt wird. Die Normalisierung der Schilddrüsenfunktion genügt dann nicht und der Kranke bleibt depressiv, ängstlich und müde. Schilddrüsenerkrankungen kommen nicht nur bei Frauen vor. Viele Männer leiden ebenfalls an einer Störung der Schilddrüse; deshalb müssen die oben beschriebenen Symptome auch bei ihnen abgeklärt werden.

Nährstoffe, die die Schilddrüsenfunktion unterstützen

Jod

Jod ist unabdingbar für die Produktion der Schilddrüsenhormone. Im Jahr 2007 schätzte die Weltgesundheitsorganisation, dass etwa 30 Prozent der Weltbevölkerung unter Jodmangel leiden. Während der Schwangerschaft verdoppelt sich die T_4-Produktion; deshalb steigt auch der Jodbedarf. Jodiertes Salz, zum Beispiel Meersalz, kann nachweislich einen Jodmangel reduzieren. Dennoch kann ein Mensch, der wenig Salz zu sich nimmt, an Jodmangel leiden. Bei Vegetariern und Veganern ist das Risiko für einen Jodmangel ebenfalls groß. Eine Supplementierung hängt vom Bedarf des Betroffenen und von seinem Gesundheitszustand ab. Meist tragen 1150 Mikrogramm am Tag zur Normalisierung des Jodspiegels bei. Auch hier ist es wichtig, auf die Laborwerte zu achten, da zu viel Jod die Entwicklung einer Hashimoto-Thyreoiditis fördern kann.

Selen, Zink und Eisen

Nach Jod ist Selen das wichtigste Mineral für die Schilddrüse, weil sie mehr Selen enthält als jedes andere Organ. Selen fördert die Umwandlung von T_4 in T_3, wodurch die Schilddrüsenhormone besser wirken können. Außerdem schützt es die Schilddrüse vor oxidativem Stress. Ohne Selen führt ein hoher Jodgehalt dazu, dass Schilddrüsenzellen absterben. Die empfohlene Dosis liegt zwischen 200 und 400 Mikrogramm am Tag, wenn eine Selensupplementation notwendig ist.

Zink wird ebenfalls für die Umwandlung von T_4 in T_3 benötigt. Zinkmangel kann daher die Symptome einer Schilddrüsenunterfunktion hervorrufen. Falls eine Supplementation erforderlich ist, muss sie genau überwacht werden, weil ein zu hoher Zinkgehalt im Blut die Funktion der Schilddrüse hemmt und die Resorption von Kupfer stört.

Eisenmangel kann die normale Produktion von Schilddrüsenhormonen verhindern, weil es die Aktivität des Enzyms Thyreoperoxidase verringert. Deshalb müssen der Eisenblutspiegel und die Eisenspeicher bei einer Schilddrüsenunterfunktion im Normbereich bleiben.

Vitamin D

Ein Vitamin-D-Mangel kann zu Autoimmunreaktionen in der Schilddrüse führen. Nach einer Studie in Neu Delhi in Indien steigt die Menge der Antikörper in der Schilddrüse, wenn der Vitamin-D-Spiegel zu niedrig ist. Offenbar leiden auch Menschen mit Schilddrüsenkarzinom oder Knoten in der Schilddrüse an Vitamin-D-Mangel.

Das Zusammenspiel mit anderen Hormonen

Eine japanische Studie belegte, dass die Pregnenolon- und DHEA-Blutwerte bei Menschen mit Schilddrüsenunterfunktion deutlich niedriger sind als bei Gesunden. Deshalb ist bei diesen Patienten ein Hormonprofil zu empfehlen.

DIABETES

Etwa 30 Prozent der Bevölkerung leiden an Diabetes, einer Stoffwechselkrankheit, die mit einem zu hohen Blutzuckerspiegel einhergeht. Verschiedene Faktoren können Diabetes hervorrufen oder verschlimmern, unter anderem Statine und Fettleibigkeit. Fettleibige Menschen (sie haben einen Body-Mass-Index über 30) erkranken viermal häufiger an Diabetes als Menschen mit einem normalen BMI von unter 25.

Im Jahr 2013 litten 13 Prozent der Portugiesen zwischen 20 und 79 Jahren an Diabetes. Bei 7,3 Prozent von ihnen war die Krankheit offiziell diagnostiziert worden, bei 5,7 Prozent nicht. 15 Prozent der Männer und 10,7 Prozent der Frauen waren betroffen. Die durchschnittlichen Kosten, die mit der

Erkrankung zusammenhingen (bei Menschen zwischen 20 und 79 Jahren), betrugen 1,731 Milliarden Euro; das sind 1694 Euro pro Person. Und das wiederum entspricht einem Prozent des portugiesischen Bruttoinlandsprodukts und zehn Prozent der gesamten Krankheitskosten im Jahr 2013.[4] Die Zahlen im übrigen Europa dürften die Bedeutung dieser Erkrankung ebenso dramatisch unterstreichen.

Es gibt drei Hauptarten von Diabetes: Typ-1-Diabetes, auch Jugenddiabetes genannt (insulinabhängig), Schwangerschaftsdiabetes und Typ-2-Diabetes. Der Typ 1 ist eine chronische Krankheit, die Kinder und Jugendliche unter 20 Jahren – manche Experten sagen, unter 30 Jahren – befällt. Dieser Diabetes ist unheilbar, außer durch eine Pankreas-Transplantation. Etwa fünf Prozent der Diabetiker sind von diesem Typ betroffen, aber die Zahl steigt allmählich. Die Symptome sind die Folge des hohen Blutzuckerspiegels und sie stellen sich schnell ein. Da die Betroffenen jung sind, wird diese Form des Diabetes auch Jugenddiabetes oder juveniler Diabetes genannt. Das Immunsystem zerstört die insulinproduzierenden Zellen im Pankreas. Die Folge ist Insulinmangel. Da dieses Hormon lebenswichtig ist, muss der Kranke sein Leben lang Insulin spritzen.

Beim Diabetes können auch die Gene eine wichtige Rolle spielen; aber auch das Insulin kann die Krankheit auslösen, indem es das Immunsystem veranlasst, Antikörper gegen die Betazellen des Pankreas zu bilden. Die Ursache dafür kann auch eine Autoimmunreaktion auf Umwelteinflüsse sein, zum Beispiel auf eine Infektion, vor allem durch Coxsackieviren, Zytomegalieviren, Mumpsviren und Adenoviren.

Da wir uns ständig vor dem Sonnenbaden fürchten und den Körper daran hindern, »Vitamin« D_3 zu erzeugen, tragen wir möglicherweise selbst zur Entwicklung von Diabetes bei.

Zum Schwangerschaftsdiabetes kommt es, wenn die hormonellen Veränderungen während der Schwangerschaft verhindern, dass der Organismus Insulin in ausreichenden Mengen produziert. Nach der Entbindung verschwindet die Krankheit sofort, aber das Risiko der betroffenen Frauen, später am Diabetes vom Typ 2 zu erkranken, ist erhöht. Die Gefahr, am Schwangerschaftsdiabetes zu erkranken, ist geringer, wenn die Frau ausreichend mit »Vitamin« D versorgt ist, sei es durch Sonnenbaden, sei es durch Kapseln – und immer zusammen mit Vitamin K_2.

Ein Typ-2-Diabetes, die häufigste Form der Krankheit, liegt bei 90 bis 95 Prozent der Diabetiker vor. Er ist nicht insulinabhängig, lässt sich verhindern und ist vollständig heilbar. Die Betroffenen sind insulinresistent, entweder weil das Pankreas nicht mehr genug Insulin produziert oder weil der Körper das Insulin nicht nutzen kann. In beiden Fällen reichert sich Glukose im Blut an, anstatt in die Zellen zu gelangen. Die Folgen sind schwerwiegend.

Typ-2-Diabetes wird durch Fettleibigkeit, Bluthochdruck, sitzende Lebensweise oder genetische Faktoren verursacht. Manche Experten behaupten, Schlafmangel und Depression seien ebenfalls Risikofaktoren. Die Krankheit entwickelt sich langsam und die Symptome bleiben manchmal längere Zeit unbemerkt. Auffälligere Symptome des Diabetes sind:

- Übermäßiger Durst
- Gewichtszunahme oder Gewichtsabnahme
- Sehstörungen
- Übelkeit und Erbrechen
- Extremer Hunger, sogar nach dem Essen
- Müdigkeit
- Häufige Infektionen der Harnwege und andere Infekte
- Langsame Wundheilung
- Reizbarkeit
- Kribbeln in den Händen und Füßen

Wenn wir Diabetes vom Typ 2 heilen wollen, müssen wir zunächst seine Mechanismen verstehen, zu denen Insulinresistenz und niedriger Spiegel des Sattheitshormons Leptin gehören. Und dann müssen wir unsere Lebensweise ändern. Traditionell werden den Patienten neben dem Insulin »orale Antidiabetika« wie Glibenclamid, Gliclazid und Metformin verabreicht.

Wir dürfen den Typ-2-Diabetes nicht als Blutzuckerkrankheit im strengen Sinne betrachten. Stattdessen sollten wir ihn als Störung der Leptin-Signalgebung und einer langfristigen Insulinresistenz auffassen. Der Körper kann das Insulin, das er produziert, unter diesen beiden Umständen nicht mehr richtig verwerten, sodass sich im Blut Glukose anreichert. Das führt zunächst zum Prädiabetes, einer gestörten Glukosetoleranz und einer zunehmenden Insulinresistenz. Erst danach kommt es zum echten Diabetes.

Die Insulinresistenz spielt eine Schlüsselrolle, weil das Pankreas die Aufgabe hat, Insulin zu erzeugen und ans Blut abzugeben. Dieses Hormon ist eine Energiequelle für die Zellen und lebenswichtig. Normalerweise setzt das Pankreas so viel Insulin frei, wie der Organismus benötigt. Aber es gibt mehrere Risikofaktoren, welche die normale Funktion des Pankreas stören können:

- Ein Alter über 45 Jahren
- Fettleibigkeit
- Sitzende Lebensweise
- Depression
- Herz- und Gefäßkrankheiten
- Ein Triglyceridspiegel über 250 ml/dl während des Fastens

Welche Rolle spielt Leptin beim Diabetes?

Der Molekularbiologe Jeffrey M. Friedman und der Biochemiker Douglas L. Coleman entdeckten das Leptin im Jahr 1994. Es wird in Fettzellen und in mehreren Organen erzeugt, reguliert den Appetit und das Gewicht und teilt dem Gehirn mit, wann wir essen, wann wir aufhören und wie viel wir essen sollen. Deshalb wird es auch »Sättigungshormon« genannt. Außerdem sagt es dem Gehirn, was dieses mit seiner Energie tun soll. Leptin arbeitet mit dem Hormon Ghrelin zusammen, das im Magen produziert wird und dem Gehirn signalisiert, wann es Zeit zum Essen ist. Daher nennt man es auch »Hungerhormon«.

Wenn wir resistent gegen Leptin sind, geht dessen Produktion zurück und wir nehmen zu. Allerdings haben fettleibige Menschen einen hohen Leptinspiegel, was darauf schließen lässt, dass Leptinresistenz wie Insulinresistenz sowohl bei der Fettleibigkeit als auch beim Diabetes eine Rolle spielt.

Leptin ist auch verantwortlich für die Insulinsensitivität und die Insulinresistenz. Daraus folgt, dass Insulin nicht nur den Blutzuckerspiegel senkt, sondern den Körper auch veranlasst, überschüssige Energie für die sofortige oder zukünftige Verwendung zu speichern, was in Form von Glykogen geschieht. Daher ist Diabetes nicht nur eine Krankheit, die mit Insulin zusammenhängt, sondern auch eine Störung der Leptinsensitivität.

Wir dürfen uns also nicht darauf beschränken, den Insulinspiegel zu senken, wenn wir Diabetes behandeln. Andernfalls berücksichtigen Patienten und

Ärzte nicht die gestörte metabolische Kommunikation zwischen den Zellen, zu der es kommt, wenn der Insulinspiegel und der Leptinspiegel sich verändern. Die Folge ist, dass Insulin und Leptin nicht mehr ordnungsgemäß zusammenarbeiten. Wenn wir Diabetikern vom Typ 2 mehr Insulin zuführen, kann sich ihre Gesundheit verschlechtern, weil sich dadurch die Leptin- und Insulinresistenz mit der Zeit verschlimmert. Die einzige Möglichkeit, die Leptin- und Insulinsignale zu normalisieren, ist eine gesunde Ernährung. Deren Einfluss geht weit über jedes Medikament und jede medizinische Therapie hinaus.

Diabetes ist keine Blutzuckerkrankheit

Im Gegensatz zu einer verbreiteten Meinung ist Diabetes keine Blutzuckerkrankheit, sondern eine Insulinkrankheit. Insulin ist ein Hormon, das verwendet wird, um Nahrung in Energie umzuwandeln. Ein Diabetes entwickelt sich, wenn der Körper insulinresistent wird.

Die Idee, Insulin sei für die Senkung des Blutzuckerspiegels verantwortlich, ist allzu simpel, wenn nicht falsch. Insulin ist zuständig für die Regulierung und Speicherung überschüssiger Nährstoffe. Dafür arbeitet es mit dem Pankreashormon Glukagon zusammen. Genau genommen hat das Insulin vor allem die Aufgabe, die Glukosespeicherung der Fettzellen zu regulieren. Glukagon und Insulin sorgen gemeinsam dafür, dass der Blutzuckerspiegel konstant bleibt. Es stimmt, dass Insulin den Blutzuckerspiegel senkt, doch das ist nur eine Nebenwirkung seiner Hauptaufgabe: der Glukosespeicherung in den Fettzellen. Glukagon bewirkt hingegen, dass der Blutzuckerspiegel wieder steigt, sobald er zu stark gesunken ist.

Insulin hat folgende Aufgaben:

- Es regt die Leber und die Muskeln an, überschüssige Glukose zu speichern.
- Es hilft den Muskel-, Fett- und Leberzellen, Glukose aufzunehmen.
- Es verringert die Glukoseproduktion in der Leber und senkt dadurch den Blutzuckerspiegel.

Wenn der Körper merkt, dass der Blutzuckerspiegel hoch ist, geht er davon aus, dass ihm mehr Zucker zur Verfügung steht, als er braucht, und dass Energie nicht effizient verbrannt wird, sodass sich Zucker ansammelt. Unter diesen Umständen setzt das Pankreas Insulin frei, um Glukose »einzufangen« und zu speichern. Das Pankreas ist ständig bemüht, das Gleichgewicht zwischen seinen Zellen aufrechtzuerhalten. Je höher der Blutzuckerspiegel steigt, desto mehr Insulin schüttet das Pankreas aus und desto mehr Glukose wird gespeichert.

Die Diagnose

Wenn der Verdacht auf Diabetes besteht, messen Ärzte meist den Insulin- und Blutzuckerspiegel (während eines achtstündigen Fastens) und den HbA1c-Wert. Das ist der prozentuale Anteil des glykierten Hämoglobins in den roten Blutzellen. Je höher der HbA1c-Wert liegt, desto höher ist auch der Blutzuckerspiegel. Die Normwerte sind:

- Glukose: unter 110 mg/dl (Prädiabetes: 100 bis 110 mg/dl)
- Insulin: unter 7 mU/l
- HbA1c: unter 5,7 Prozent

Die Behandlung

Die schulmedizinische Diabetestherapie ist sehr teuer. Die Kosten für ambulant verkauftes Insulin und ambulant verkaufte orale Antidiabetika stiegen von 2004 bis 2013 um 66 Prozent. Doch Medikamente, die den Blutzuckerspiegel senken – orale Antidiabetika und Insulin – können Diabetes nicht heilen und vergrößern mitunter sogar das Risiko, an einer Herz- und Gefäßkrankheit zu sterben.

Die beste Therapie besteht darin, einen Diabetes früh zu diagnostizieren und dann vollständig auf Zucker und zuckerhaltige Nahrungsmittel zu verzichten. Fast 100 Prozent der Typ-2-Diabetes-Fälle lassen sich ohne Medikamente erfolgreich heilen. Es gibt zehn wirksame Methoden, die Insulinsensitivität und die Leptin-Signalgebung zu verbessern. Sie tragen dazu bei, Diabetes zu verhindern, zu behandeln und in der Bevölkerung zurückzudrängen.

- Bauen Sie Stress ab und sorgen Sie für guten Schlaf, der sieben bis acht Stunden am Tag dauern sollte.

- Achten Sie auf ein gesundes Körpergewicht. Der Body Mass Index (BMI) muss zwischen 18,5 und 24,9 liegen, der Bauchumfang bei Männern muss geringer als 100 Zentimeter und bei Frauen geringer als 90 Zentimeter sein. Das hilft, Diabetes in den Griff zu bekommen und den Blutdruck zu senken.

- Mit Intervallfasten imitieren Sie die Lebensweise unserer Vorfahren, nutzen Fett als Energiequelle und normalisieren Ihre Insulinsensitivität und die Leptinsignale. Nehmen Sie nur zwei Mahlzeiten am Tag zu sich, die zweite mindestens drei Stunden vor dem Schlafengehen.

- Treiben Sie regelmäßig Sport, kurz und intensiv. Gehen Sie zum Beispiel 30 Sekunden schnell, dann eine Minute langsamer, insgesamt mindestens 20 Minuten. Ideal sind zweieinhalb Stunden Sport in der Woche.

- Verzichten Sie auf alle ungesunden Fette (Transfette), zum Beispiel auf Pflanzenöle und teilweise gehärtete Margarine. Sie stören die Insulinrezeptoren und vergrößern dadurch das Entzündungs- und Diabetesrisiko. Verzichten Sie auf industriell verarbeitetes Fleisch (die Industrie fügt ihm meist Natrium und Zucker hinzu, um das Aroma zu verbessern) sowie auf Frühstücksflocken und alle Zuckerarten: Brot, Nudeln, Getreide, Kartoffeln, Reis, Mais und Obst. Fruktose, auch fruktosehaltigen Sirup wie Maissirup, sollten Sie meiden, bis der Blutzuckerspiegel sich normalisiert hat. Danach sollten Sie nur 15 bis 25 Gramm am Tag zu sich nehmen.

- Meiden Sie Limonade; ihr pH-Wert liegt weit im sauren Bereich und ihr glykämischer Index ist meist hoch.

- Essen Sie gesunde Fette (reichlich Kokosöl), auch gesättigte Fette und Omega-3-Fettsäuren, am besten tierischen Ursprungs.

- Essen Sie Hülsenfrüchte, Nüsse, Grüngemüse und täglich 40 bis 70 Gramm hochwertiges Eiweiß. Gute Quellen sind Eier (ein Ei enthält etwa acht Gramm Eiweiß), Biofleisch und Wildfisch.

- Optimieren Sie Ihr Mikrobiom mit fermentierten Nahrungsmitteln und nehmen Sie ein gutes Probiotikum ein.

- Nehmen Sie »Vitamin« D_3 zu sich (der Blutwert sollte 80 ng/ml betragen), immer zusammen mit Vitamin K_2, um den Kalziumgehalt der Zähne und Knochen aufrechtzuerhalten.

Zusätzlich empfehle ich:

- Transferfaktoren: Dies sind Eiweißmoleküle des Immunsystems, die aus Rinder-Kolostrum und Hühnereiern gewonnen und von Menschen sehr gut vertragen werden. Sie werden von Lymphozyten produziert und enthalten 44 Aminosäuren. Transferfaktoren sind wirksame Modulatoren für das Immunsystem. Dadurch fördern sie das allgemeine Wohlbefinden. Es gibt keine Kontraindikationen.
- Naltrexon in geringer Dosis: 4,5 Milligramm zwischen 21 und 24 Uhr

KAPITEL 6

MEIN LANGLEBIGKEITS- UND VERJÜNGUNGSPROGRAMM

Um jünger zu werden, während ich älter werde, um gut auszusehen, länger und besser zu leben und den Verfall meines Körpers und meiner Gehirnfunktionen zu verhindern, befolge ich das Programm, das ich hier beschreibe.

Ein portugiesisches Sprichwort sagt: »Geh früh schlafen und steh früh auf, dann bleibst du gesund und wächst.« Ich versuche, mich danach zu richten, also früh zu Bett zu gehen und früh aufzustehen.

Während ich mich auf die Arbeit vorbereite, denke ich so optimistisch wie möglich an den bevorstehenden Tag. Ich gehe täglich 30 Minuten (an einem bis zwei Tagen in der Woche ruhe ich mich aus) und trage Faustgewichte, um auch die Schultern und Arme zu trainieren. So baue ich ein wenig Krafttraining in mein aerobes Training ein. Während des Intervalltrainings gehe ich 30 Sekunden schnell und danach anderthalb Minuten langsamer.

Kurz zusammengefasst sieht mein 30-Minuten-Training so aus: 5 Minuten Aufwärmen, 20 Minuten mehr oder weniger intensives Training. Dabei höre ich nie auf zu gehen; nur die letzten 5 Minuten sind für das Entspannen und Ausruhen reserviert. Ich trainiere immer früh am Morgen, gegen 6 Uhr (da ich früh zu Bett gehe und sieben bis acht Stunden schlafe, was in meinem Alter mehr als ausreicht).

Was meine Ernährung anbelangt, vergesse ich nie, dass der Alterungsprozess ein Säuerungsprozess ist, dass in meiner Familie Krebserkrankungen vorkommen, dass Zucker der beste Freund der Krebszellen ist und dass der Körper ein Säurebildner ist. Deshalb sind meine Mahlzeiten überwiegend basenbildend. Ich trinke isotonisches Wasser (ein Drittel Meerwasser, zwei Drittel Mineralwasser, insgesamt einen Liter Mineralwasser am Tag). Zusätzlich trinke ich Wasser mit einem pH-Wert von 9,5. Ich benutze ein Gerät, das diesen pH-Wert erzeugt und das Wasser ionisiert. Von diesem Wasser trinke ich einen halben bis einen Liter am Tag. Ich meide Zucker und mein Essen ist ebenfalls basenbildend (basenbildende Nahrungsmittel finden Sie in der Tabelle auf Seite 24).

- **Frühstück:** Haferflocken oder glutenfreie Maisflocken mit Kokosnuss-Reis-Milch, ein oder zwei gekochte Eier. Kochen Sie die Eier nicht länger als drei Minuten, damit das Lutein und das Zeaxanthin im Eigelb erhalten bleiben – beide Stoffe halten die Augen gesund. Eier enthalten weitere wichtige Bestandteile, zum Beispiel Zink, Glutathion und Eiweiß. Dazu esse ich eine halbe Avocado und/oder zwei bis drei Esslöffel rote Früchte und trinke Kaffee oder Grüntee ohne Zucker.
- **Mittagessen:** Fleisch, Fisch oder Bioeier – zwei oder drei Rühreier mit Kokosöl oder nicht länger als drei Minuten gekochte Eier. Dazu esse ich einen Gemüsesalat mit frischem Biogemüse, vor allem Brokkoli und Pilze. Dem Mittagessen lasse ich 30 bis 60 Minuten Mittagsschlaf folgen.
- **Nachmittagsimbiss:** Wenn ich einen Snack brauche, esse ich ein paar Nüsse oder Mandeln mit Kirschtomaten und Babymöhren und mit einem Hühnerei oder drei Wachteleiern.
- **Abendessen:** Fleisch, Fisch oder Bioeier – zwei oder drei Rühreier mit Kokosöl oder nicht länger als drei Minuten gekochte Eier. Dazu esse ich einen Gemüsesalat mit frischem Biogemüse, vor allem Brokkoli und Pilze.

Leider werden unsere Nahrungsmittel, sogar frische Bioprodukte, immer nährstoffärmer. Schuld daran ist vor allem die Intensivlandwirtschaft, die unsere Böden auslaugt. Deshalb nehme ich zusätzlich folgende Supplemente:

- Für das allgemeine Wohlbefinden:
  - »Vitamin« D3: nach Bedarf. Zielwert: 80 ng/ml
  - Pregnenolon: 50 Milligramm (eine Kapsel zum Frühstück)
- Für die Haut:
  - Kollagen: 600 Milligramm vor dem Schlafengehen auf nüchternen Magen
  - Hyaluronsäure: 200 Milligramm zum Frühstück

- Für die Mitochondrien:
  - Coenzym Q10 (200 Milligramm) plus L-Carnitin (500 Milligramm) plus Magnesiumzitrat (400 Milligramm) in einer Kapsel vor dem Schlafengehen
- Um die Telomere zu verlängern:
  - Astragalus: 300 Milligramm zum Frühstück
  - Vitamin E: 400 I.U. zum Frühstück
- Als Antioxidantien:
  - Selen: 100 Mikrogramm zum Frühstück
  - Vitamin A: 5000 I.U. zum Frühstück
  - Vitamin C: 1 Gramm zum Frühstück
- Als Entzündungshemmer:
  - Curcumin: 1 Gramm zum Frühstück
  - DL-Phenylalanin (DLPA): 750 Milligramm zum Frühstück
  - Quercetin: 500 Milligramm am Tag
- Für die Gehirnfunktion und das Gedächtnis:
  - Vinpocetin: jeweils 10 Milligramm zum Frühstück, Mittagessen und Abendessen
  - Phosphatidylserin-Komplex: jeweils 500 Milligramm zum Frühstück, Mittagessen und Abendessen
  - Piracetam: jeweils 1200 Milligramm zum Frühstück und Abendessen
  - Omega-3-Fettsäuren (Krillöl): 2 Gramm täglich
- Um besser zu schlafen (ich versuche, mindestens drei Stunden vor dem Schlafengehen zu essen):
  - Winterkirsche: 500 bis 1000 Milligramm vor dem Schlafengehen (eine Tablette oder ein Teelöffel in einer Tasse warmer Kokosmilch)
  - Melatonin: 5 Milligramm
  - L-Theanin: 450 Milligramm

Außerdem nehme ich bioidentische Hormone nach Bedarf und entsprechend meinem Hormonprofil ein. Das mache ich zusätzlich zu den 50 Milligramm DHEA, die ich immer einnehme.

Ich versuche, mindestens dreimal in der Woche in die Sauna zu gehen. Um nicht zuzunehmen, nutze ich das Intervallfasten nach einer der bereits beschriebenen Methoden:

- Ich faste 24 Stunden, das heißt, ich esse nichts zwischen zwei Abend-mahlzeiten – ich lasse also am folgenden Tag das Frühstück und das Mittagessen aus.
- Ich esse nur zwischen 11 und 19 Uhr.
- Ich esse nichts zwischen 20 und 8 Uhr am folgenden Tag oder zwischen 21 und 9 Uhr oder zwischen 22 und 10 Uhr.
- Ich esse an fünf Tagen normal (Paläo-Kost) und an zwei Tagen nur 500 Kalorien – zum Beispiel vier Eier und zwei Salate zum Mittag- und Abendessen.

NACHWORT

Nachdem Sie dieses Buch von Anfang an gelesen haben, fühlen Sie sich jetzt vielleicht besser informiert – oder Sie sind ein wenig verwirrt und fragen sich: Kann ich alle Ratschläge und Vorschläge in diesem Buch befolgen?

- Macht das Leben noch Spaß, wenn ich auf all das verzichte, wovon dieses Buch abrät?
- Kann ich die Luft in meiner Umwelt einatmen und trotzdem gesund bleiben?
- Ist jetzt mit dem Leben Schluss?

Ich verstehe alle diese Fragen. Deshalb möchte ich dieses Buch mit ein paar aufmunternden Worten beenden.

Manche Leserinnen und Leser sind vielleicht so diszipliniert, dass sie sich nach dem Motto »Das Unterbewusstsein sorgt für alles, was das Bewusstsein beschließt« verhalten. Diese Disziplin hilft natürlich, Lebensgewohnheiten in der Hoffnung auf ein besseres Leben zu ändern. Andere werden sich aus verschiedenen – nicht nur finanziellen – Gründen gegen meine Ratschläge sträuben oder sich die notwendigen Umstellungen nicht zutrauen. Beide Gruppen können meiner Meinung nach gut altern, sofern sie ein paar Grundregeln befolgen

1. Ändern Sie einige Ernährungsgewohnheiten.
   - Ihre Mahlzeiten sollten zu zwei Dritteln aus Biogemüse und -obst der Saison bestehen. Bevorzugen Sie basenbildende Produkte.
   - Ein Drittel Ihrer Kost sollte aus Fleisch von grasgefütterten Tieren und/oder aus Bio-Fisch und Bio-Eiern bestehen.
   - Essen Sie so wenig Zucker wie möglich.
   - Meiden Sie Gluten und Kasein.

- Meiden Sie schlechte Kohlenhydrate und industriell verarbeitete Nahrungsmittel.
- Verwenden Sie Kokos- und Olivenöl anstatt eines Pflanzenöls (Rapsöl, Maisöl, Sonnenblumenöl, Sojaöl und so weiter).
- Trinken Sie eineinhalb Liter alkalisches Wasser täglich (pH-Wert über 7,3).
- Trinken Sie keine Limonaden und kohlensäurehaltigen Getränke.
- Trinken Sie nur destillierte alkoholische Getränke. Gegen ein Glas Rotwein am Tag ist nichts einzuwenden, sofern es Ihr Arzt erlaubt.
- Trinken Sie weißen, grünen oder roten Tee.

2. Bewegen Sie sich mindestens drei- oder viermal wöchentlich 30 Minuten lang intensiv: 5 Minuten aufwärmen, 20 Minuten Sport, 5 Minuten Dehnen.

3. Ersetzen Sie unter ärztlicher Aufsicht Hormone, die Ihnen laut Hormonprofil fehlen, mit bioidentischen Hormonen.

4. Nehmen Sie einige wichtige Supplemente ein:

   - Nehmen Sie täglich mindestens 5000 I.U. »Vitamin« D3 ein und lassen Sie Ihren D_3-Blutspiegel alle drei Monate überprüfen.
   - Nehmen Sie täglich 500 Milligramm Magnesiumcitrat ein (oder Magnesiumdimalat, wenn Sie schlecht schlafen).
   - Nehmen Sie ein gutes Antioxidans ein: zum Beispiel Resveratrol, Astaxanthin, Pycnogenol, Selen, Zink, Vitamin A, Vitamin C und Vitamin E.
   - Nehmen Sie die Vitamine B_1, B_2, B_6 und B_{12} sowie Folat ein.
   - Nehmen Sie ein gutes Präbiotikum und ein gutes Probiotikum ein.
   - Nehmen Sie Omega-3-Fettsäuren ein, am besten Krillöl.

5. Fasten Sie regelmäßig – am wirksamsten ist Intervallfasten.

6. Rauchen Sie nicht.

7. Am wichtigsten ist: Verbessern Sie Ihre Einstellung. Sorgen Sie für eine angenehme Umgebung. Achten Sie auf eine gute Körperhaltung und atmen Sie korrekt (am besten durch die Nase). Seien Sie zufrieden mit dem, was Sie haben. Versuchen Sie, Ihre Situation zu relativieren, selbst wenn sie Ihnen unangenehm vorkommt. Und bemühen Sie sich, die folgenden drei Persönlichkeitszüge zu entwickeln:

- Selbstlosigkeit
- Die Fähigkeit, dankbar zu sein
- Die Fähigkeit, nicht nachtragend zu sein. Es geht nicht darum, ob die Menschen, die Ihnen Unrecht getan haben, Ihre Vergebung verdienen – *Sie* verdienen das Gefühl des Friedens, der Befreiung und der Zufriedenheit, die dieser Entschluss Ihnen sofort vermitteln wird!

Auf Ihre Gesundheit!
Manuel Pinto Coelho

TIPPS FÜR ALLE, DIE GUT ALTERN UND JUNG BLEIBEN WOLLEN

- Denken Sie positiv und bleiben Sie geistig fit.
- Achten Sie auf gute Haltung und atmen Sie durch die Nase.
- Treiben Sie regelmäßig Sport.
- Achten Sie auf ausreichenden, guten Schlaf.
- Sorgen Sie für eine gesunde Umwelt.
- Ernähren Sie sich gesund.
- Nehmen Sie Nahrungsergänzungsmittel ein.
- Ersetzen Sie fehlende Hormone.

ERFAHRUNGSBERICHTE

Als ich einen Termin mit Dr. Pinto Coelho vereinbarte, war bei mir eben eine Schilddrüsenunterfunktion diagnostiziert worden. Obwohl ich meinen Hausarzt und einen Endokrinologen konsultierte, ließen meine Symptome nicht nach. Ich war übergewichtig und chronisch müde, konnte mich schlecht konzentrieren und hatte wenig Selbstachtung ... Außer der Schilddrüsenunterfunktion leide ich an Asthma und vor sechs Monaten fing ich an zu husten und wurde kurzatmig, wann immer ich mich körperlich anstrengte. Eine Zeit lang wurde ich bei jedem Wechsel der Jahreszeiten krank. Ich war dauernd apathisch und extrem mutlos.

Fünfzehn Tage nach dem Termin und nachdem ich die Empfehlungen des Arztes genau befolgt hatte, hörte ich auf zu husten und hatte keine Atemnot mehr. Ich wurde allmählich heiterer und hatte mehr Energie und seltsamerweise bin ich seither nicht mehr krank gewesen. Keine Kurzatmigkeit, keine Hustenanfälle mehr. Nichts.
Joana Reis Lourenço da Chão

Als ich 80 Jahre alt war, verlor ich meine Partnerin, nach einer ungewöhnlich glücklichen fünfzigjährigen Ehe. In den folgenden beiden Jahren fiel ich in die tiefste Depression. Eines Tages, ich war 83 Jahre alt, traf ich eine Frau, die 30 Jahre jünger war als ich. Es funkte sofort zwischen uns und einige Zeit später zogen wir zusammen. Im ersten Jahr war unser Sexleben gut (dank Viagra). Dann begann mein Sexualtrieb nachzulassen und ich erreichte beim Sex keinen Höhepunkt mehr. Das war wirklich verstörend. Eines Tages las ich einen Artikel von Dr. Pinto Coelho, in dem er die Probleme erwähnte, die sich im Alter einstellen. Ich recherchierte im Internet und vereinbarte einen Termin mit ihm. Er empfing mich freundlich und ich erfuhr von ihm eine Menge über meinen Zustand. Ich unterzog mich mehreren Bluttests und begann mit der empfohlenen Behandlung. Schon nach einem Monat fühlte ich mich viel besser und meine sexuelle Leistung verbesserte sich. Ich habe mich nicht mehr so wohl gefühlt, seit ich in meinen Fünfzigern oder Sechzigern war. Es war wie eine Neugeburt. Ich bin Dr. Pinto Coelho so dankbar.

João Geraldes

Anstatt eine Krankheit zu behandeln, würde ich lieber Geld für meine Gesundheit ausgeben. Als ich Fibromyalgie hatte, war ich sehr eingeschränkt. Jetzt merke ich es, wenn mir das Knie weh tut – einfach weil ich keine Schmerzen mehr im ganzen Körper habe. Ich hätte nie gedacht, dass ich ohne Antidepressiva und Schmerzmittel leben kann, nachdem ich sie 40 Jahre lang eingenommen hatte. Ich bin so glücklich, dass ich beschlossen habe, meine Essgewohnheiten zu ändern und mehr auf meine Gesundheit zu achten, für meine Familie und für mich.

Maria Febronia Covas

Wir verstehen das Wunder des Lebens nur, wenn etwas Unerwartetes geschieht. Ich danke Dr. Manuel Pinto Coelho dafür, dass er mir half, meinen Lupus zu behandeln, und dass er mir neuen Lebensmut gab. »Der beste Arzt ist derjenige, der jene Patienten annimmt, die von allen anderen in die Irre geführt wurden.«

Marta dos Santos Frade

LITERATURVERZEICHNIS

Aird, W. (2007): *Endothelial Biomedicine*. Cambridge University Press, USA

Alawi A., Alsheikh-Ali; Maddukuri, Prasad V.; Han, Hui; Karas, Richard H. (2007): »Effect of the Magnitude of Lipid Lowering on Risk of Elevated Liver Enzymes, Rhabdomyolysis, and Cancer«. *Journal of the American College of Cardiology* 50/5

Alexander, G. M.; Swerdloff, R. S.; Wang, C. et al. (1988): »Androgen-behavior correlations in hypogonadal men and eugonadal men. II. Cognitive abilities«. *Hormones and Behavior* 33/2: 85–95

Alternatif bien être (2015), unter: www.santenatureinnovation.com

American Journal of Epidemiology, vor dem Druck online veröffentlicht, DOI: 101093/aje/kwn409

American Journal of Epidemiology (2007), 166/12: 1409–1419

American Journal of Clinical Nutrition (2007), 85/6: 1586–1591

Anderson, K. M.; Castelli W. P.; Levy, D. (24. April 1987): »Cholesterol and mortality. 30 years of follow-up from the Framingham study«. *J.A.M.A.* 257/16: 2176–2180

Arinell, K et al. (2012): »Brown Bears (Ursus arctos) Seem Resistant to Atherosclerosis Despite Highly Elevated Plasma Lipids during Hibernation and Active State«. *Clinical and Translational Science* 5/3: 269–272

Arnal, M. (2010): *Cómo beber água de mar*. Aqua Maris, Firgas. Spanien

Aseem, M. (2013): »Saturated fat is not the major issue. Let's bust the myth of its role in heart disease«. *BMJ,* 347:f6340, DOI: 101136/bmj.f6340 (veröffentlicht am 22. Oktober 2013)

Barefoot, R. R. (2008): *The disease conspiracy*. Unter: www.BarefootsCureAmerica.com

Benatar, J. R. »Trans fatty acids and coronary artery disease«. Green Lane Cardiovascular Service, Auckland City Hospital, Auckland, New Zealand

Barrett-Connor, E. et al. (Oktober 1999): »Endogenous sex hormones and cognitive function in older men«. *Journal of Clinical Endocrinology and Metabolism* 84/10: 3681–3685

Boothby, L. A.; Doering, P. L.; Kipersztok, S. (Mai–Juni 2004): »Bio-Identicals: Sorting Myths from Facts«. *Menopause* 11/3: 356–367

Bowles, J. T.: *The miraculous results of extremely high doses of sunshine hormone vitamin D3.* Jeff T. Bowles Publishing LLC. Amazon.co.uk, Ltd., Marston Gate, GB

Brewer, S. (2010): *The essential guide to vitamins, minerals and herbal supplements.* Right Way, London, GB

British Medical Association (2008): *New Guide to Medicines & Drugs.* Dorling Kindersley Limited, London, GB

British Medical Journal (Juli 2008): »Is sun exposure a major cause of melanoma? No.«

Brown, D.; Gordon, G. (2009): *Detox with Oral Chelation: Protecting Yourself from Lead, Mercury, & Other Environmental Toxins.* Smart Publications, USA

Burrel, B.: *The replacement of the replacement in menopause: hormone therapy, controversies, truth and risk.* University of Otago, Christchurch 8140, Neuseeland

Cambien, F.; Ducimetiere, P.; Richard, J. (1980): »Total Serum Cholesterol and Cancer Mortality in a Middle-Aged Male Population«. *American Journal of Epidemiology* 112/3

Cancer Research 68 (Oktober 2008), 8031–8038

Chandrasekhar, K. (Juli–September 2012): »A Prospective, Randomized Double-Blind, Placebo-Controlled Study of Safety and Efficacy of a High-Concentration Full-Spectrum Extract of Ashwagandha Root in Reducing Stress and Anxiety in Adults«. *Indian Journal of Psychological Medicine* 34/3: 255–262

Chen, C.-L.; Tetri, L. H.; Neuschwander-Tetri, B. A. et al.: *A mechanism by which dietary trans fats cause atherosclerosis. Department of Biochemistry and Molecular Biology.* Saint Louis University School of Medicine, Daisy Research Center, St. Louis, MO 63104, USA

Chenoy, R.; Hussain, S.; Tayob, Y. (19. Februar 1994): »Effect of oral gamolenic acid from evening primrose oil on menopausal flushing«. *BMJ* 308/6927: 501–503

Chang, Chih-Ching; Ho, Shu-Chen; Chiu, Hui-Fen; Yang, Chun-Yuh (2011): »Statins Increase the Risk of Prostate Cancer: A Population-Based Case-Control Study«. *Prostate* 71: 1818–1824

Coelho, M. P. (26. Juli 2015): »O mito do cholesterol«. *Jornal Público*, 256

Coelho, M. P. (12. September 2015): »Colesterol: quem constitui perigo para a saúde pública?«. *Jornal Expresso*

Cohen, M. M. (Oktober–Dezember 2014): »Tulsi – Ocimum sanctum: A herb for all reasons«. *Journal of Ayurveda and Integrative Medicine* 5/4: 251–259

Cordain, L. (2015): *A dieta do paleolítico.* Lua de papel/Leya, Alfragide

Correia, L. G. (27. August 2010): »Diabetes: Factos & Números. PREVADIAB – SPD, Tratamento OND – Ajustado à distribuição da população estimada; First Diabetes prevalence study in Portugal: PREVADIAB study«. *Diabetic Medicine* 27/8: 879–881

Curcio, J. J. et al. (2006): »Is Bio-Identical Hormone Replacement Therapy Safer than Traditional Hormone Replacement Therapy? A Critical Appraisal of Cardiovascular Risks in Menopausal Women«. *Treatments in Endocrinology* 5/6: 367–374

Damásio, A. (2010): *O livro da consciência, construção do cérebro consciente.* Círculo Leitores, Lissabon, Portugal

Dean, C. (2007): *The magnesium miracle.* Ballantine Books, New York, USA

de Souza, R. J.; Mente, A. et al. (2015): »Intake of saturated and trans unsaturated fatty acids and risk of all cause mortality, cardiovascular disease, and type 2 diabetes: systematic review and meta-analysis of observational studies«. *BJM* 351, h3978

DSM-IV-TR (2002): *Manual de Diagnóstico e Estatística das Perturbações Mentais.* Climepsi Editores, Lissabon, Portugal

Foidart, J. et al. (1998): »Estradiol and progesterone regulate the proliferation of human breast epithelial cells«. *Fertil Steril* 69/59: 963–969

Enders, G. (2014): *A vida secreta dos intestinos.* Lua de Papel/Leya, Alfragide, Portugal

Expert Review of Clinical Pharmacology 8/2 (März 2015), 189–199

Ferreira, P. C.; Cortez-Dias, N.; Marques, J. S.; Silva, D.; Jorge, C.; Magalhães, A.; Diogo, A. N.; Brito, D. (15. Mai 2012): »Very elderly patients in a cardiologic ward: clinical features and mortality predicting factors«. *Circulation* 125/19

Fugas C et al (2013): *Coletânea de Textos, Apresentação da Terapia Sintónica.* Lugar da Manhã. Setúbal. Portugal

Fugas, C.; Eloca, N. (2014): *Audiência Parlamentar, Comissão de Saúde, Nr. 115-CS-XII, Terapia Sintónica, técnica psicoterapêutica concebida em Portugal.* Assembleia da República, Lissabon, Portugal

Fugas, C. (294/2013): »Enfrentar os males do stress«. *Público*, Lissabon, Portugal

Fugas, C. (47/2013): »Os bebés e a crise«. *Público*, Lissabon, Portugal

Fugh-Berman, A. et al.: *Bioidentical Hormones for Menopausal Hormone Therapy: Variation on a The-me*. Department of Physiology and Biophysics, Georgetown, University School of Medicine, Washington DC, USA

Gofman, J. W.; Lindgren, F.; Elliot, H. et al. (1950): »The role of Lipids and Lipoproteins in athero-sclerosis«. *Science* 111: 166–186

Gouras, G. K. et al. (1. Februar 2000): »Testosterone reduces neuronal secretion of Alzheimer's beta-amyloid peptides«. Proceedings of the National Academy of Science of the United Sta-tes of America 97/3, 1202–1205

Gracia, A. (2009): *La dieta del Delfin*. Resident Alien Books, Miami, USA

Gundry, S. (2008): *Dr. Gundry's Diet Evolution: Turn Off the Genes That Are Killing You and Your Waistline*. Three Rivers Press, New York, USA

Gurven, M.; Kaplan, H. (2007): »Longevity Among Hunter-Gatherers: A Cross-Cultural Exami-nation«. *Population and Development Review*, Wiley Online Library

Harman, D. (1956): »Aging: a theory based on free radical and radiation chemistry«. *Journal of Gerontology* 11, 298–300

Harman, D. (1972): »The biological clock: The mitochondria«. *Journal of the American Geriatrics Society* 20/4, 145–147

Hertoghe, T. (Mai 2011): »Bio-identical hormones«. *Anti Aging Med Ther*

Hertoghe, T. (Mai 2010): *The Hormone Handbook*. International Medical Books

Hertoghe, T. (2004): *The hormone solution*. Three Rivers Press, New York, USA

Hertoghe, T.; Enrico, M. (2010): *Le régime hormone*. Thierry Souccar

Hertogue, T.; Nabet, J.-J. (2000): *Comment rester jeune*. Albin Michel, Paris

Holick, M. F. (2011): *The vitamine D solution*. Plume-Penguin Group, USA

Holick, M. F.; Jenkins, M. (2003): *The UV advantage*. Ibooks, New York

Holtkamp, K.; Peters-Wallraf, B. et al. (2002): »Methylphenidate-related growth impairment«. *Journal of Child and Adolescence Psychopharmacology*, 12/1, 55–61

Hopkins, P. N.; Williams, R. R. (1981): »A survey of 246 suggested coronary risk factors«. *Athero-sclerosis* 40, 1–52

http://circ.ahajournals.org/content/early/2013/11/11/01.cir.0000437738638537a

http://andologoexisto.pt.vu/

http://www.lanutrition.fr/les-news/les-femmes-appliquent-515-substanceschimiques-sur-leur-corps-chaque-jour.htm

http://www.medscape.com/viewarticle/814152

http://www.menopause.org; The North American Menopause Society revised 2015

http://www.fpcardiologia.pt/dia-nacional-doente-coronario/

https://www.ncbi.nlm.nih.gov/pubmed/17217322

http://trendy.pt/2015/05/11/becel-pro-active-ajuda-a-reduzir-o-colesterol-no-mes-do-cora-cao/?

http://trendy.pt/2015/05/11/becel-pro-active-ajuda-a-reduzir-o-colesterol-no-mesdo-coracao/?

http://activa.sapo.pt/belezaesaude/saude/2013/05/03/a-campanha-do-colesterol-e-omaior-escandalo-medico-do-nosso-tempo?utm_source=newsletter&utm_medium=mail&utm_campaign=newsletter&utm_content=2013-05-05

Institute of Science in Society (24. März 2015)

Jameson, J. Larry; Fauci, Anthony S.; Kasper, Dennis L.; Hauser, Stephen L.; Longo, Dan L.; Loscalzo, Joseph (1998): *Harrison's Principles of Internal Medicine*. McGraw-Hill, USA

Journal of Clinical Investigation 113 (2004), 1253–1255

Kalani, A.; Bahtiyar, G.; Sacerdote, A. (17. September 2012): »Ashwagandha root in the treatment of non-classical adrenal hyperplasia«. *BMJ Case Rep*

Kalcker, A. L. (2013): *CDS La salud es posible.* Voedia

Khan, V.; Najmi, A. K. (Januar–März 2012): »A pharmacological appraisal of medicinal plants with antidiabetic potential«. *Journal of Pharmacy & Bioallied Science* 4/1, 27–42

Knopp, R., Retzlaff, B. (2004) »Saturated fat prevents coronary artery disease? An American paradox«. *American Journal of Clinical Nutrition* 80, 1102–1103

Korenman, S. G.; Morley, J. E.; Mooradian, A. D. et al. (1990): »Secondary hypogonadism in older men: its relationship to impotence«. *Journal of Clinical Endocrinology and Metabolism* 71, 963–969

Institut National du Cancer (2015): »Les canceurs de la peau«. *Qu'ést-ce qu'un cáncer de la peau?* 27/5

La lettre du docteur Thierry Hertoghe. SNI Editions (2015), unter: www.santenatureinnovation. com

La lettre du Professeur Joyeux. SNI Editions (2015), unter: www.santenatureinnovation.com

Lancet (Februar 2004): »Is there more than one road to melanoma?«

Lancet 361/9374 (14. Juni 2003), GB

L'Hermite, M.; Simoncini, R.; Fuller, S.; Genazzani, A. R. (Juli–August 2008): »Could transdermal estradiol + progesterone be a safer postmenopausal HRT? A review«. *Maturitas* 60/3–4, 185–201

Les dossiers de santé & nutrition. SNI Editions (2015), unter: www.santenatureinnovation.com

Lichenstein, A. H. (8. Juni 2014): »Dietary Trans Fatty Acids and Cardiovascular Disease Risk: Past and Present«. Current Atherosclerosis Report, New York, USA

Lichten, E. M. (2014): *Textbook of Bio-Identical Hormones.* U.S. Doctors Resources, L.L.C., USA

LifeExtension.com (2013): *Disease prevention and treatment 5E.* Graphic World, Inc., USA

LifeExtension.com (2015): *Rick Rosner - world genius reveals his longevity strategy.* USA

Life, J. S. (2012): *The Life Plan: How Any Man Can Achieve Lasting Health, Great Sex, and a Stronger, Leaner Body.* Atria Books, USA

Mahmud, K. et al. (2010): »Natural hormone therapy for menopause. Innovative Directions in Health«. *Gynecological Endocrinology*, Minneapolis, MN, USA

McKully, K. S. (2005): »Hyperhomocysteinemia and arteriosclerosis: historical perspectives«. *Clinical Chemistry and Laboratory Medicine* 4310: 980–986

Mercola, J. (2015): *Effortless healing.* Harmony Books, New York, USA

Mercola.com Health Resources (1997-2015). LLC, 3200 W. Higgins Rd., Hoffman Estates, IL 60169, USA

Moskowitz, D. (11. September 2006): »A comprehensive review of the safety and efficacy of bioidentical hormones for the management of menopause and related health risks. Bioidentical hormones review«. *Alternative Medicine Review* 3, 208–223

Murkes, D.; Lalitkumar, P. G.; Leifland, K.; Lundström, E.; Söderqvist, G. (Oktober 2012): »Percutaneous estradiol/oral micronized progesterone has less-adverse effects and different gene regulations than oral conjugated equine estrogens/medroxyprogesterone acetate in the breasts of healthy women in vivo«. *Gynecological Endocrinology* 28/2, 12–15

Ogata, N.; Shibata, T. (2008): »Protective effect of low-concentration chlorine dioxide gas against influenza A virus infection«. *Journal of General Virology* 89, 60-67, DOI: 101099/vir.083393-0

Panda, S.; Kar, A. (September 1998) »Changes in thyroid hormone concentrations after administration of ashwagandha root extract to adult male mice«. *Journal of Pharmacy and Pharmacology* 50/9, 1065–1068

Perlmutter, D. (2015): *Brain Maker: the power of gut microbes to heal and protect your brain – for Life.* Little, Brown and Company, USA

Perricone, N. (2004): *The Perricone Prescription: A Physician's 28-Day Program for Total Body and Face Rejuvenation.* Harper Collins Publishers, USA

Phillip, B. (1999): *Body for life.* Harper Collins Publishers, USA

Pu, H.; Guo, Y.; Zhang, W.; Huang, L.; Wang, G. (September 2013): »Omega-3 polyunsaturated fatty acid supplementation improves neurologic recovery and attenuates white matter injury after experimental traumatic brain injury«. *Journal of Cerebral Blood Flow and Metabolism* 33/9, 1474–1484

Quinton, R. (1904): *L'eau de mer, milieu organique.* Libraires de L'Academie de Médecine, Paris: Masson et Cᵃ, Éditeurs, Frankreich

Ramsden et al. (2016): »Re-evaluation of the traditional diet-heart hypothesis: analysis of recovered data from Minnesota Coronary Experiment (1968–73)«. *BMJ* 353, i1246

Ranabir, S.; Reetu, K. (Januar–März 2011): »Stress and hormones«. *Indian Journal of Endocrinology and Metabolism* 15/1, 18–22

Rath, M.; Pauling, L. (1992): »A Unified Theory of Human Cardiovascular Disease Leading the Way to the Abolition of this Disease as a Cause for Human Mortality«. *Journal of Orthomolecular Medicine* 71, 5–15

Ravnskov, U.; McCully, K.; Rosch, P. (2011): »The statin-low-cholesterol-cancer-conundrum«. *QJM*, DOI: 101093/qjmed/hcr243, Commentary, Oxford University Press on behalf of the Association of Physicians, GB

Reis, A. H. (2016): »On the etiology of cardiovascular diseases: A new framework for understanding literature results«. *Medical Hypotheses* 92, 94–99

Ribeiro, L. (2002): *Emagreça comendo – depende só de você.* Prestígio, Brasilien

Ribeiro, L. (2005): *É tempo de viver mais e melhor.* Leitura, Brasilien

Rittenberg, D.; Schoenheimer, R. (1937): »Deuterium as an indicator in the study of intermediary metabolism: further studies on the biological uptake of deuterium into organic substances, with special reference to fat and cholesterol formation«. *Journal of Biological Chemistry* 121, 235

Roberts, A. J.; O'Brien, M. E.; Subak-Sharpe, G. J. (2001): *Nutraceuticals: The Complete Encyclopedia of Supplements, Herbs, Vitamins, and Healing Foods.* G P Putnam's Sons, USA

Rogers, S. A. (2002): *Detoxify or Die.* USA

Saadat, P.; Latiffah, A. (2013): »Supplementary Health Benefits of Linoleic Acid by Improvement of Vaginal Cornification of Ovariectomized Rats«. *Advanced Pharmaceutical Bulletin* 3/1, 31–36

Santé Nature Innovation (2015): *Alternatif bien être*

Sarrel, P. (1998): »Cardiovascular aspects of androgens in women«. *Seminars in Reproductive Endocrinology* 16/2, 1221–1228

Science 308/5725 (20. Mai 2005), 1119–1120

Sears, B. (2005): *The Anti-Inflammation Zone: Reversing the Silent Epidemic That's Destroying Our Health (The Zone).* Regan Books, USA

Segura, G. (Juli–August 2010): »MMS: Miracle Mineral Solution or Trojan Horse? Your Body and DNA Decide«. *The Dot Connector Magazine*

Shea, M. K. (2007): »Vitamin D Status: Associations with Inflammatory Markers in the Framingham Offspring Study«. *American Journal of Epidemiology.* Veröffentlicht online vor dem Druck, DOI: 101093/aje/kwm306

Simeons, A. T. W. (2008): »Pounds and inches: a new approach to obesity«. *Medical Veritas* 5, 1797–1825

Simpson, G.; Sinatra, S. T.; Suárez-Menéndez, J. (2004): *Spa medicine, Your gateway to the ageless zone.* Basic Health Publications, Inc., GB

Simpson, G. (2010): *Well man, live longer by controlling inflammation.* Basic Health Publications, GB

Smith, M. A. (2014): *The supplement pyramid.* Basic Health, Laguna Beach, CA, USA

Smith, P. W. (2008): *What You Must Know About Vitamins, Minerals, Herbs & More: Choosing the Nutrients That Are Right for You.* Square One Publishers, New York, USA

Somers, S. (2008): *The Sexy Years: Discover the Hormone Connection: The Secret to Fabulous Sex, Great Health, and Vitality, for Women and Men.* Random House, New York, USA

Strigner, A. (2008): *The food fallacy.* MME&T Publications, Devon, GB

Suzuki, M. (1995): »Centenarians in Japan«. *Nakayamshoten*, Tokio (Japan), 64–67

Tan, R. S. (März 2003): »A pilot study on the effects of testosterone in hypogonadal aging male patients with Alzheimer's disease«. *Aging Male* 6/1, 13–70

Tantillo, M.; Kesick, C. M. et al (Februar 2002): »The effects of exercise on children with attention deficit hyperactivity disorder«. *Medicine and Science in Sports and Exercise* 34/2, 203–212

Taubes, G. (2008): *Good Calories, Bad Calories: Fats, Carbs, and the Controversial Science of Diet and Health.* Anchor Books, USA

The Lancet Oncology (20. März 2015)

Timóteo, A. T.; Ferreira, F.; Miranda, F.; Oliveira, J. A.; Ferreira, M. L.; Ferreira, R. C. (2011): »LDL–Cholesterol Paradox In Patients Admitted With An Acute Coronary Syndrome«. Cardiology Department, Santa Marta Hospital, CHLC, EPE, Lissabon, Portugal

Track, N. S. (9. Februar 1980): »The gastrointestinal endocrine system«. *CMAJ* 122/3, 287–292

US News (20. März 2015)

Valenstein, E. S. (1988): *Blaming the brain.* The Free Press, New York, USA

Vinogradova, Y.; Coupland, C.; Hippisley-Cox, J. (2011): »Exposure to statins and risk of common cancers: a series of nested case-control studies«. *BMC Cancer* 11409, GB

Watson, B. (2008): *The Detox Strategy: Vibrant Health in 5 Easy Steps.* Free Press, New York, USA

Wellness wave: www.wellnesswave.com. Jumeira Lake Towers, Dubai, VAE

White, B. P.; Becker-Blease, K. A. et al. (März–April 2006): »Stimulant medication use, misuse, and abuse in an undergraduate and graduate student sample«. *Journal of American College Health* 54/5, 261–268

Wilber, K. (2006): *Integral Spirituality: A Startling New Role for Religion in the Modern and Postmodern World.* Integral Books, New York, USA

Willett, W. C.; Stampfer, M. J.; Manson, J. E.; Colditz, G. A.; Speizer, F. E.; Rosner, B. A.; Sampson, L. A.; Hennekens, C. H. (6. März 1993): »Intake of trans fatty acids and risk of coronary heart disease among women«. *Lancet* 341, 581–585

Wolf, R. (2010): *The Paleo Solution: The Original Human Diet.* Victory Belt Publishing, USA

Wright, J.; Lenard, L. (2011): *Stay young & sexy.* Smart Publications, Petaluma, USA

www.grassrootshealth.net: *Pain Level vs Serum Level.* GrassrootsHealth

QUELLEN

Kapitel 1: Anti-Aging-Medizin

1   Gurven, M.; Kaplan, H. (2007): »Longevity Among Hunter-Gatherers: A Cross-Cultural Examination«.

2   Arnal, M. (2010): Cómo beber água de mar. Aqua Maris, Firgas, Spanien.

3   Wenn Meerwasser den Verdauungstrakt passiert, entwässert das Salz den Körper, sodass er jedes mehr oder weniger stagnierende Wasser absorbiert, das er findet. Diese Reinigungswirkung ist sehr gesund, weil sie Toxine und alte Verwachsungen entfernt (Mariano Arnal).

4   Hochreaktive Atome und Moleküle, die eine unpaarige Zahl von Elektronen in ihrer Elektronenhülle enthalten. Zu viele freie Radikale führen zu vorzeitiger Alterung und fördern Herzkrankheiten, grauen Star und bestimmte Krebsarten.

5   Tests auf Nahrungsmittelunverträglichkeiten sind nicht ganz zuverlässig.

6   Harman, D. (1956): »Aging: a theory based on free radical and radiation chemistry«. Journal of Gerontology, 11, 298–300

7   Harman, D. (1972): »The biological clock: The mitochondria«. Journal of the American Geriatrics Society, 20 (4), 145–147

8   Journal of Clinical Investigation (2004), 113, 1253–1255

9   Science (2005), 308/5725, 1119–1120

10 In unserer Klinik haben wir Patienten geholfen, mit der hCG-Therapie und einer geeigneten Diät etwa 15 Kilogramm in 45 Tagen und 30 Kilogramm in drei Monaten abzunehmen. Diese Patienten waren schwer fettleibig (BMI über 40).

11 Dieser Text wurde zwei Meinungsartikeln entnommen, die ich geschrieben und in den portugiesischen Zeitungen Público (26.7.2015) und Expresso (12.9.2015) veröffentlicht habe.

12 Expert Review of Clinical Pharmacology (2015), 8 (2), 189–199

13 Siehe »New Cholesterol Guidelines Abandon LDL Targets« unter www.medscape.com/viewarticle/814152

14 Sie können die Guidelines hier herunterladen: http://circ.ahajournals.org/content/early/2013/11/11/01.cir.0000437738638537a/

15 Timóteo, Ana Teresa; Ferreira, Filipa; Miranda, Fernando; Oliveira, José Alberto; Ferreira, Maria Lurdes; Ferreira, Rui Cruz (2011): »LDL – Cholesterol Paradox in Patients Admitted with an Acute Coronary Syndrome«. Kardiologische Abteilung des Krankenhauses Santa Marta, CHLC, EPE, Lissabon

16 Carrilho Ferreira, Pedro; Cortez-Dias, Nuno; Silva Marques, João; Silva, Doroteia; Jorge, Cláudia; Magalhães, Andreia; Nunes Diogo, António; Brito, Dulce (2012): »Very elderly Patients in a cardiologic ward: clinical features and mortality predicting factors«. Circulation, 125/19

17 »Patienten müssen die von Ärzten verordnete Therapie fortsetzen«. Veröffentlicht am 2.8.2015 in der portugiesischen Zeitung Público

18 Nachweise zum Beispiel in folgenden Studien:
    Chang, Chih-Ching; Ho, Shu-Chen; Chiu, Hui-Fen; Yang, Chun-Yuh (2011): »Statins Increase the Risk

of Prostate Cancer: A Population-Based Case-Control Study«. Prostate 71, 1818–1824

Vinogradova, Yana; Coupland, Carol; Hippisley-Cox, Julia (2011): »Exposure to statins and risk of common cancers: a series of nested case-control studies«. BMC Cancer, 11409

Ravnskov, U.; McCully, K. S.; Rosch, P. J. (2011); »The statin-low cholesterol-cancer conundrum«. QJM. DOI: 101093/qjmed/hcr243

Effect oft the Magnitude of Lipid Lowering on Risk of Elevated Liver Enzymes, Rhabdomyolysis, and Cancer (2007), Journal of the American College of Cardiology, Bd. 50, Nr. 5.

Alsheik-Ali, Alawi A.; Maddukuri, Prasad V.; Han, Hui; Karas, Richard H.; Cambien, F.; Ducimetiere, P.; Richard, J. (1980): »Total Serum Cholesterol and Cancer Mortality in a Middle-Aged Male Population«. American Journal of Epidemiology, 112/3

19   Es handelt sich um die Studie »European Prospective Investigation into Cancer and Nutrition«, die im American Journal of Clinical Nutrition veröffentlicht wurde.

20   Shea, M. K. (2007): »Vitamin D Status: Associations with Inflammatory Markers in the Framingham Offspring Study«. American Journal of Epidemiology. Vorabveröffentlichung im Internet, DOI: 101093/aje/kwm306

21   Diabetes Care (2008), 31/11, 2092–2096 (Vorabveröffentlichung am 12.8.2008)

22   »Okinawa Centenarian Study« (eine Studie mit Hundertjährigen)

23   Spurenelemente sind Mineralien, die der Körper nur in winzigen Mengen braucht.

24   Lancet (14. Juni 2003), 361/9374

25   American Journal of Epidemiology (Vorabveröffentlichung), DOI: 101093/aje/kwn409

26   Cancer Research (Oktober 2008), 68, 8031–8038.

27   https://www.passeportsante.net/fr/Solutions/PlantesSupplements/Fiche.aspx?doc=selenium_ps

28   Seine Derivate regen das Immunsystem noch stärker an: Androstendiol (100-mal stärker) und Androstentriol (300-mal stärker).

29   Quelle: D*action, eine amerikanische Organisation, der auch »Vitamin«-D₃-Experten angehören, die den Ehrgeiz haben, die heutige D₃-Mangel-Epidemie, von der 85 Prozent der Bevölkerung betroffen sind, zu beseitigen.

30   Cícero Gali Coimbra, S. Paulo, 15.1.2013

31   »Qu'est-ce qu'un cancer de peau?«. Les canceurs de la peau (27.5.2015), Institut National du Cancer.

32   Ebd.

33   Ebd.

34   »Is there more than one road to melanoma?« Lancet (Februar 2004)

35   Ebd.

36   »Is sun exposure a major cause of melanoma? No.« British Medical Journal (Juli 2008)

37   Siehe sein Interview »Daily Sunlight Can Keep Cancer Away«

38   American Journal of Clinical Nutrition (2007), 86/6, 1586–1591

39   American Journal of Epidemiology (2007), 166/12, 1409–1419

40   »Sun Exposure Benefits May Outweigh Risks Say Scientists«. Medical News Today

41   »Pain Level vs. Serum Level«. GrassrootsHealth unter www.grassrootshealth.net

42   Dupuis, Jean-Marc: »Was die Menschen am Sonnenlicht nicht verstehen«. Sante Nature Innovation

43   www.lanutrition.fr/les-news/les-femmes-appliquent-515-substances-chimiques-sur-leur-corps-chaque-jour.htm.

44 Hier sind die Prozentsätze, die eine neuere Studie ermittelt hat. Sie untersuchte die Schwermetallausscheidung nach einer oralen Tagesdosis EDTA: Aluminium 229 %, Arsen 661 %, Kadmium 276 %.

45 The Lancet Oncology (20.3.2015), US News (20.3.2015), Institute of Science in Society (24.3.2015)

46 GMO sind Produkte der Gentechnik. Ihre Befürworter behaupten, sie seien ungefährlich und sogar nützlich für die industrielle Landwirtschaft und sie förderten die globale Nachhaltigkeit. In Wahrheit ist die Gentechnik nicht ungefährlich – ganz im Gegenteil. Aus allen oben genannten Gründen gehören GMO derzeit zu den größten Bedrohungen für das Leben auf unserem Planeten.

47 http://w2.vatican.va/content/francesco/de/encyclicals/documents/papa-francesco_20150524_enciclica-laudato-si.html

48 Ebd.

Kapitel 2: Neue Hoffnung bei neurodegenerativen Krankheiten

1 Die spanische Gesundheitsbehörde verbot das »Miracle Mineral Supplement« (MMS) und ordnete am 14.5.2010 an, dass es vom Markt genommen wird. Auch das deutsche BfArM stuft MMS als bedenklich ein.
Segura, G. (Juli/August 2010) »MMS: Miracle Mineral Solution or Trojan Horse? Your Body and DNA Decide«. The Dot Connector Magazine
Ogata, N., Shibata, T. (2008): »Protective Effect of low-concentration chlorine dioxide gas against influenza A virus infection«. Journal of General Virology 89, 60–67, DOI: 101099/vir.083393-0

2 Mehrere medizinische Berichte darüber sind verschwunden. Das ist sonderbar, denn Malaria tötet in Afrika immerhin rund eine Million Menschen im Jahr, darunter auch Kinder.

3 http://ec.europa.eu/health/documents/community-register/2013/20130619126156/dec_126156_de.pdf

Kapitel 3: Autoimmunkrankheiten – Diagnose, Vorbeugung, Behandlung

1 Gluten verursacht viele Probleme. Menschen können empfindlich darauf regieren, ohne an Zöliakie zu erkranken. Einer von fünf Menschen verträgt Gluten schlecht. Eine Störung der Enzymbildung in der Leber ist mitunter das einzige Zöliakiesymptom. Ein negativer Glutentest schließt Zöliakie nicht aus, er ist nur negativ für die 33 Peptide der Analyse. Die meisten Zöliakiepatienten führen ein normales Leben, wenn sie Gluten meiden. Fast jede Leberkrankheit hängt mit Zöliakie zusammen, ebenso 57 Prozent der neurologischen Krankheiten. Für das Gehirn ist Gluten besonders schädlich, deshalb arbeitet es bei Menschen, die Gluten schlecht vertragen, nicht besonders gut. Zudem kann Zöliakie das Risiko für psychische Krankheiten und Verhaltensstörungen vergrößern. Cholecystokinin ist für die Kontraktion der Harnblase verantwortlich, aber Zöliakiepatienten verfügen nur über ein Fünftel der normalen Cholecystokininmenge. Trotz glutenfreier Ernährung kann der Glutengehalt des Blutes und des Darmes hoch bleiben; nur 8 bis 20 Prozent der Patienten profitieren von einer histologischen Normalisierung, wenn sie eine strenge glutenfreie Diät einhalten. Trotzdem kann eine Entzündung zurückbleiben. Der Zwölffingerdarm normalisiert sich durch eine glutenfreie Diät nur selten. Aber genau dort werden B-Vitamine resorbiert. Deshalb leiden Zöliakiepatienten immer an einem Vitamin-B-Mangel.

2 Die Diagnose »Insulinresistenz« hilft uns verstehen, warum wir an Diabetes, Fettleibigkeit und Herz- und Stoffwechselkrankheiten leiden. Der Insulinspiegel steigt rasch und der Blutzuckerspiegel fällt jedesmal, wenn wir zuckerhaltiges Essen zu uns nehmen. Dadurch steigt der Appetit auf mehr Zucker, was eine weitere Reaktion des Pankreas auslöst, die mehr Insulin ins Blut abgibt – und so weiter. Wenn dieser »Auf-und-ab-Zyklus« sich ständig wiederholt, verlieren die erschöpften Zellen allmählich ihre

Insulinsensitivität und es wird immer mehr Insulin benötigt, um Glukose in die Zellen zu schleusen. Diesen Vorgang nennt man Insulinresistenz; er ist die Hauptursache der Herz- und Stoffwechselkrankheiten.

3   Nach einem Meinungsartikel, den ich am 4.1.2015 in Público, einer portugiesischen Zeitung, veröffentlicht habe.

4   Germano de Sousa Laboratories

Kapitel 4: Der gesunde Darm – unser »zweites Gehirn«

1   Die beste Methode, diese Bakterien aus dem Darm zu entfernen und die Zellen zu ersetzen, die die Darmwand verloren hat, besteht darin, mehr glutaminreiche Fleischbrühe (diese Zellen lieben Glutamin) und weniger Kohlenhydrate zu essen. Empfehlenswerte Supplemente sind Quercetin, Zink und Omega-3-Fettsäuren.

2   »Bacteria May be Remaking Drugs in Sewage«. Zitiert im Mercola Newsletter (3.6.2015)

3   https://articles.mercola.com/sites/articles/archive/2015/05/17/gut-bacteria-brain-health.aspx

Kapitel 5: Moderne Krankheiten und neue Behandlungsmethoden

1   Diesen Meinungsartikel habe ich am 3.2.2015 in der portugiesischen Zeitung Público veröffentlicht.

2   White, B. P., Becker-Blease, K. A. et al. (März/April 2006): »Stimulant medication use, and abuse in an undergraduate and graduate student sample«. Journal of American College Health, 54/5, 261–268

3   Holtkamp, K., Peters-Wallraff, B. et al. (Frühjahr 2000): »Methylphenidate-related growth impairment«. Journal of Child and Adolescence Psychopharmacology, 12/1, 55–61

4   Gardete Correia, Luís (2014): »Diabetes: Facts & Numbers«. Observatório Nacional da Diabetes. Bereinigt um die geschätzte Bevölkerungsverteilung. Erste Prävalenzstudie in Portugal (27.8.2010): »PREVADIAB Study«. Diabet Med., 8: 879–881

ÜBER DEN AUTOR

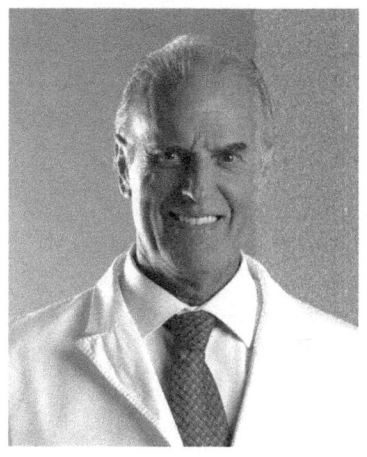

Prof. Dr. Manuel Pinto Coelho ist seit 1970 als Arzt tätig und spezialisierte sich 2010 auf Anti-Aging. Heute ist er der bekannteste portugiesische Experte zu dem Thema und Mitglied der World Society of Anti-Aging Medicine. Sein erstes Buch, das 2015 erschien, befindet sich bereits in der 32. Auflage und wurde in mehrere Sprachen übersetzt.

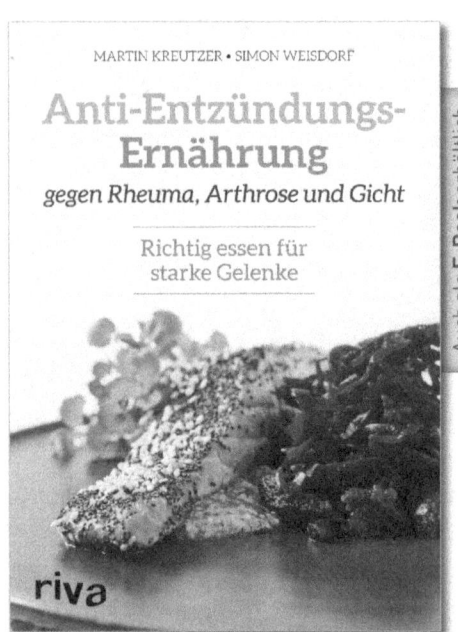

288 Seiten
19,99 € (D) | 20,60 € (A)
ISBN 978-3-7423-0499-5

Martin Kreutzer
Simon Weisdorf

Anti-Entzündungs-Ernährung gegen Rheuma, Arthrose und Gicht

Richtig essen für starke Gelenke

Chronische Gelenkentzündungen wie Rheuma, Arthrose, Gicht und Co. sind auf dem Vormarsch, doch man kann ihnen mit einer bestimmten Ernährungsweise erfolgreich entgegenwirken. Hier erfahren Sie, welche Lebensmittel man vermehrt zu sich nehmen und welche man meiden sollte, um neuen Entzündungen vorzubeugen oder bestehende einzudämmen. Mit der richtigen Nahrung und regelmäßiger Bewegung kann man die Gelenke »schmieren«, Schmerzen lindern und oft sogar ganz auf Medikamente verzichten. Mit über 50 unkomplizierten und alltagstauglichen Rezepten sowie einem für jedermann geeigneten Trainingsprogramm für starke und bewegliche Gelenke können Sie wieder durchstarten!

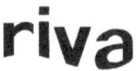